U0807053

儿童意外伤害与中毒

主编◎李　博　宫德鸿　王忠元
孔宾宾　徐　喆　宫德卿

天津出版传媒集团
天津科技翻译出版有限公司

图书在版编目(CIP)数据

儿童意外伤害与中毒 / 李博等主编 . -- 天津 : 天津科技翻译出版有限公司 , 2025. 7. -- ISBN 978-7-5433-4762-5

Ⅰ. R720.597; R725.9

中国国家版本馆 CIP 数据核字第 2025J4E902 号

儿童意外伤害与中毒
ERTONG YIWAI SHANGHAI YU ZHONGDU

出　　版：天津科技翻译出版有限公司
出 版 人：方艳
地　　址：天津市和平区西康路35号
邮政编码：300051
电　　话：(022)87894896(发行科)　(022)87895660(营销部)
网　　址：www.tsttpc.com
印　　刷：固安兰星球彩色印刷有限公司
经　　销：新华书店
版本记录：787 mm ×1092 mm　16 开本　20.75 印张　356 千字
　　　　　2025 年 7 月第 1 版　2025 年 7 月第 1 次印刷
　　　　　定价：98.00 元

编 者 名 单

主　编：李　博　枣庄市立医院

宫德鸿　枣庄市立医院

王忠元　枣庄市峄城区人民医院

孔宾宾　枣庄市立医院

徐　喆　枣庄市市中区人民医院

宫德卿　枣庄市山亭区人民医院

副主编：曹建平　枣庄市立医院

前　　言

儿童因其生理发育尚未成熟、认知能力有限，成为意外伤害与中毒的高发群体。此类事件不仅威胁儿童生命健康，更可能造成终身伤残，给家庭和社会带来沉重负担。当前，儿童意外伤害与中毒的预防、急救及康复仍存在认知不足、处置不规范等问题，亟需一部系统整合理论与实践的专业著作提供指引。

本书分为五篇，基础篇解析儿童生理与认知特点对伤害及中毒风险的影响；意外伤害篇详述创伤、热力、异物、游戏玩具、中暑溺水、动物咬伤等伤害的机制、诊断、急救及预后；中毒篇涵盖药物误服、食物中毒、环境毒物接触等的中毒原理、处理规范与康复；急救方法篇介绍心肺复苏、外伤急救等核心技术；预防篇从家庭、学校、社会层面提出防控策略，为医护人员、家长及教育工作者提供全链条指导。

感谢所有参与编写、审校的同仁，他们的专业积淀与实践经验为本书奠定了坚实基础。书中若有疏漏，恳请读者批评指正，共同助力儿童安全保障体系的完善。

编者

2025年7月

目　录

第一篇　基础篇

第二篇　儿童意外伤害篇

第三篇　儿童中毒篇

第四篇　急救方法篇

第五篇　预防篇

第一篇　基础篇

第一章　绪论

在儿科领域的漫长探索旅程中，儿童的安全与健康始终是学者关注的重中之重。本章节将深入剖析这些问题，从基础的危害与现状梳理，到深层次探究其研究意义与目的。笔者期望借由严谨的阐述，唤醒各界对儿童安全防护的重视，为后续精准施策、筑牢儿童安全防线提供坚实支撑。

第一节　儿童意外伤害的危害与现状

儿童意外伤害是指外来、突发、非本意、非疾病的使儿童身体受到伤害的客观事件，它涵盖了儿童在生活中可能遭遇的各种身体和心理方面的意外情况。在现代社会，儿童意外伤害已成为一个严峻的公共卫生问题，其发生率在世界范围内都颇为惊人。

相关数据显示，全球每年约有90万儿童因意外伤害死亡，占儿童死亡率的20%以上，同时，数以千万计的儿童因意外伤害受伤，其中许多留下了终身残疾。在我国，意外伤害也是0～14岁儿童死亡的首要原因，每年有超过5.4万名儿童死于意外伤害，平均每天有148名儿童因此离世，且这一数字仍呈上升趋势。从年龄段分布来看，不同年龄段的儿童面临的意外伤害类型和发生概率有所不同。例如，0～4岁的幼儿常见的意外伤害包括溺水、窒息、跌落等，其中溺水在这个年龄段的致死率较高；5～14岁的儿童则更多地面临交通事故、运动伤害等风险，交通伤害在这一阶段的意外伤害中占比较大。

儿童意外伤害对身体造成的危害是多方面且严重的。以交通伤害为例，其可能导致儿童骨折、颅脑损伤、内脏破裂等，骨折可能影响儿童的肢体发育和运动功能，颅脑损伤则可能引发智力障碍、癫痫等后遗症；溺水可造成缺氧性脑损伤、肺水肿等，严重时会导致死亡或植物人状态；窒息可能引起脑部缺氧，造成不可逆的神经损伤，影响儿童的认知、语言和运动能力发展；跌落伤可能导致颅脑损伤、骨折、内脏出血等，如从高处跌落可能造成严重的颅脑损伤，危及生命。

除了身体上的创伤，儿童意外伤害还会给其心理层面带来深远的不良影响。经历意外伤害的儿童可能会出现恐惧、焦虑、抑郁等情绪问题，对特定的场景或事物产生恐惧心理，如经历溺水的儿童可能会对水产生极度恐惧，不敢靠近水域。这些情绪问题可能会影响儿童的性格塑造，使其变得胆小、内向、孤僻，缺乏自信和安全感。在社交方面，他们可能会出现退缩行为，不愿意与他人交往，难以融入集体生活，从而影响其人际关系和社会适应能力的发展。例如，一个因交通事故受伤的儿童，可能会在康复后害怕乘坐交通工具，对出行感到焦虑，在学校里也可能因为身体的伤痛或心理的阴影而不愿与同学交流互动，导致社交圈子狭窄，性格逐渐变得内向孤僻。

对于家庭而言，儿童意外伤害无疑是沉重的打击。首先是经济负担的加重，医疗费用、康复费用等可能使家庭陷入经济困境。一次严重的意外伤害，如颅脑损伤的治疗和康复，可能需要花费数十万元甚至更多，这对于许多家庭来说是难以承受的。家庭成员的心理压力也会剧增，家长往往会陷入自责、愧疚和焦虑之中，担心儿童的生命安全和未来发展。这种心理压力可能会影响家庭成员之间的关系，引发夫妻之间的矛盾和冲突，甚至导致家庭破裂。例如，一个儿童因意外坠楼受伤，家长可能会不断自责自己没有照顾好儿童，在照顾儿童康复的过程中，夫妻双方可能因为经济压力和心理负担而产生争吵，家庭氛围变得紧张压抑。

儿童意外伤害对社会也造成了显著的负担。大量因意外伤害受伤的儿童需要占用公共医疗资源，包括医院的床位、医护人员的精力等，这可能会影响其他患者的就医需求和医疗服务质量。从长远来看，儿童是社会的未来和希望，他们因意外伤害导致的残疾或死亡，会使社会失去潜在的劳动力和人才资源，从而影响社会生产力的发展和社会的进步。

第二节　儿童意外伤害的研究意义与目的

儿童意外伤害研究具有极其重要的意义与目的，其涵盖了儿童健康保障、医疗急救体系完善、安全教育推进、政策法规制定，以及社会重视程度提升等多个关键领域，为全方位守护儿童安全提供了科学依据与实践指导。

首先，深入开展儿童意外伤害研究对提升儿童健康保障水平起着核心推动作用。通过系统探究意外伤害的发生原因、特点及内在规律，能够精准识别各类潜在危险因素，进而制订出极具针对性的预防与干预策略，有效减少意外伤害的发生。例如，研究发现儿童在特定年龄段对危险的认知与判断能力不足，易发生诸如误触危险物品、在交通道路上冒险行为等意外。基于此，可开展分年龄段的安全教育活动，增强儿童的安全意识与自我保护能力，为其营造安全的成长环境，从源头上降低意外伤害的发生率，保障儿童的身体健康与生命安全。

其次，该研究对于完善我国医疗急救体系意义非凡。详尽的研究成果能够助力优化针对意外伤害儿童的急救流程，显著提高急救成功率。例如，通过对大量儿童意外伤害案例的深入分析，明确不同类型伤害的最佳急救处理方式与时间窗，如溺水后的黄金救援时间一般为事发后的4～6分钟，心肺复苏的正确操作流程等。这不仅可以为医疗急救人员提供科学、精准的操作指南，还能促使急救资源的合理配置与高效利用。此外，研究还能推动医院建立专门针对儿童意外伤害的快速救治通道与多学科协作机制，确保受伤儿童在最短时间内得到全面、专业的救治，最大程度减少伤害的进一步恶化与并发症的发生，为儿童的生命健康筑就坚实的医疗防线。

再者，儿童意外伤害研究在推动安全教育工作开展方面发挥着关键引领作用。借助对不同地区、年龄段、家庭背景及社会环境下儿童意外伤害发生情况的全面研究，能够为制订切实可行、高效的安全教育策略提供科学依据。例如，研究表明农村地区儿童因户外活动场地设施简陋、监护人安全意识淡薄等因素，意外伤害发生率较高。据此，可制订具有地域特色的安全教育方案，如在农村地区开展安全知识普及讲座与现场示范活动，重点加强对监护人的安全培训，增强其对儿童的监管意识与能力；在学校教育中，根据不同年龄段儿童的认知特点与行为习惯，设计个性化的安全教育课程，融入生动有趣的案例与互动体验环节，增强儿童的学习兴趣与参与度，培养其良好的安全习惯与自我保护技能。同时，研究成果还能促进家庭、学校与社会在安全教育方面的紧密合作与协同育人，形成全方位、多层次的安全教育网络，有效提升家长、教师及社会各界的安全防范意识，共同为儿童的安全成长保驾护航。

此外，该研究对制定相关政策法规具有重要的参考价值。政府部门在完善儿童安全保障政策、加强公共设施安全管理等工作中，亟需科学、翔实的研究数据作为支撑。例如，研究发现某些公共游乐设施因设计不合理、缺乏定期维护与安全监管，导致儿童意外伤害频发。基于此，政府可制定严格的公共设施安全标准与监管制度，明确设施建设、维护、检查与使用的规范要求，加强对生产厂家与运营管理方的监管力度，确保公共设施的安全性与可靠性。又如，通过对儿童交通事故的深入研究，为交通法规中关于儿童交通安全条款的制定与修订提供依据，如强制推行使用儿童安全座椅、规范校车运营管理、设置儿童交通安全警示标识与防护设施等，从政策法规层面为儿童创造安全的出行环境，减少交通事故对儿童的伤害。

最后，儿童意外伤害研究对提高社会整体对儿童意外伤害的重视程度具有积极的促进意义。研究成果的广泛传播能够引起社会各界对这一问题的高度关注与深刻反思，促使家庭、学校、社区、企业及社会组织等各方力量积极行动起来，共同参与到预防儿童意外伤害的行动中来。例如，媒体可通过报道研究成果与典型案例，引发公众对儿童意外伤害问题的广泛讨论与深入思考，提高社会关注度与舆论压力，推动相关部门采取有效措施加以应对；企业可在产品研发与生产过程中，更加注重儿童用品的安全性与质量标准，开发设计出符合儿童身心特点与安全需求的产品；社会组织可开展形式多样的公益活动与志愿服务，如安全知识宣传、社区安全隐患排查、为贫困家庭儿童提供安全防护用品与安全教育支持等，营造全社会关心儿童安全、重视儿童健康成长的良好氛围。

第三节 儿童中毒的危害与现状

儿童中毒是指由于各种有毒物质进入儿童体内，导致机体生理功能紊乱或器质性损害的过程。这些有毒物质可包括化学药物、食物中毒素、有毒气体、重金属等。其中，医源性中毒可能源于医疗过程中的用药错误、药物不良反应或医疗器械相关感染等；食物中毒常因摄入被细菌、寄生虫、毒素污染的食物，或食用有毒动植物所致；药物中毒则多由儿童误服、成人过量给药或错误用药引起。不同类型的中毒在发生场景上各有特点，医源性中毒主要发生在医疗场所，食物中毒常见于家庭饮食、学校食堂或外出就餐等环境，药物中毒大部分发生在家中，儿童可能因好奇而误服药物。

从发生频率和趋势来看，儿童中毒在儿童意外伤害中占据重要地位。据全球儿童安全组织《儿童用药安全报告（中国）》和《儿童药物中毒专题报告（中国）》的统计数据显示，我国86.4%的儿童中毒发生在家中，儿童中毒的发生率在5大类的伤害（溺水、中毒、烧烫伤、机动车车祸、跌倒/坠落）中排名第二，仅次于烧烫伤，且儿童中毒造成的伤害程度在这5大类伤害中位居第二，仅次于溺水。在药物中毒方面，其占所有中毒就诊儿童的比例逐年上升。从地区分布看，不同地区因环境、饮食习惯、医疗条件及家庭对儿童的监管差异，儿童中毒发生率有所不同。例如，在一些工业发达地区，可能因环境污染导致儿童重金属中毒风险增加；农村地区因农药存放不当、误食野生有毒动植物等引发中毒事件较多。从年龄段分布而言，幼儿期和学龄前期儿童由于好奇心强、认知能力有限且缺乏自我保护意识，更容易发生误服中毒；而学龄期儿童则可能因学业压力、心理问题等导致药物滥用或接触有毒化学品中毒。

儿童中毒对身体各脏器损害严重。肝脏作为人体的解毒器官，中毒时首当其冲。许多毒物，如药物、乙醇、毒蘑菇中的毒素等，需经肝脏代谢，在这个过程中，肝脏细胞可能受损，引发肝功能异常，出现转氨酶升高、黄疸等症状。长期或严重的中毒还可能导致肝纤维化、肝硬化等不可逆病变。例如，对乙酰氨基酚过量服用可引起严重的肝损伤，甚至急性肝衰竭。肾脏也是易受毒物侵害的器官，毒物及其代谢产物可通过肾脏排泄，在此过程中损害肾小管、肾小球等结构和功能。重金属，如铅、汞等可在肾脏内蓄积，影响肾脏的滤过、重吸收和排泄功能，导致蛋白尿、血尿、肾功能减退等，严重时可引发肾衰竭。

儿童中毒对神经系统的危害同样不容忽视。一些毒物，如铅、汞、有机磷农药等可直接损害神经细胞，影响神经递质的合成、释放与传递，导致儿童出现神经系统症状。急性中毒时，可能表现为头痛、头晕、乏力、抽搐、昏迷等；慢性中毒则可能影响儿童的智力发育、认知功能、行为和情绪。例如，铅中毒可导致儿童注意力不集中、多动、烦躁、脾气大，严重时可出现攻击性行为，还会影响生长发育，造成生长发育迟缓、视力下降、失眠等。

儿童中毒还会对心血管系统、呼吸系统、消化系统等造成不同程度的损害。某些毒物可引起心律失常、心肌损伤，影响心脏泵血功能；一些刺激性毒物可导致呼吸道黏膜损伤、呼吸困难、肺水肿等；消化系统方面，中毒可引发恶心、呕吐、腹痛、腹泻等症状，严重时可导致胃肠道出血、穿孔等并发症。

在生长发育方面，儿童中毒所造成的阻碍极为显著。身体发育迟缓是常见后果之一，中毒可能影响儿童对营养物质的吸收、代谢和利用，致使生长激素分泌异常，进而出现身高、体重增长缓慢，骨骼发育不良等情况。例如，慢性铅中毒会干扰钙、铁、锌等微量元素的吸收和利用，影响骨骼的正常生长和矿化。智力发展受影响更是令人担忧，中毒对神经系统的损害可导致儿童认知功能下降、学习能力减退、记忆力降低等。尤其在儿童大脑发育的关键时期，中毒可能造成不可逆的神经损伤，阻碍智力的正常发育，影响儿童的学业成绩和未来发展。

对家庭来说，儿童中毒事件无疑是沉重的负担。具体而言，经济上，中毒后的医疗费用高昂，包括急救、住院治疗、药物费用、特殊检查（如血液净化治疗时的相关监测）等，可能使家庭陷入经济困境。例如，某些严重的中毒病例可能需要长期的康复治疗和特殊护理，费用动辄数万甚至数十万元。心理上，家长承受着巨大的痛苦和压力，他们往往陷入自责和焦虑之中，不断反思自己的监管疏忽，担心儿童的生命安危和未来健康。照顾中毒儿童需要耗费大量的时间和精力，家长可能需要长时间陪伴儿童就医、康复训练，这对家庭的正常生活和工作产生严重干扰，家庭成员之间的关系也可能因此变得紧张。此外，家长还会对儿童的未来生活充满担忧，担心中毒留下的后遗症影响儿童的学习、社交、就业等，这种心理负担可能在儿童康复后仍长期存在。

第四节 儿童中毒的研究意义与目的

儿童中毒的研究涵盖了精准医疗、预防体系完善、社会意识提升，以及公共政策制定等多个关键维度，为全面保障儿童健康免受中毒威胁提供了坚实的科学依据与实践指导。

首先，深入探究儿童中毒有助于精确识别中毒源头与种类，这是实施有效急救和治疗的基础。儿童中毒的源头广泛，包括药物、食物、化学品等，且不同毒物的毒性机制与作用靶点各异。通过细致研究，能够深入了解各种毒物在儿童体内的代谢过程、毒性作用的时间进程及对不同脏器的特异性损害。例如，某些药物中毒可能主要影响肝脏的药物代谢酶系统，而某些重金属中毒则可能优先在肾脏蓄积并损害肾小管功能。基于这些精准的研究成果，医护人员能够迅速制订出极具针对性的治疗方案，如选择特效解毒剂、确定合适的血液净化治疗方式等，从而显著提高救治成功率，最大限度减轻中毒对儿童身体的损害，降低致残率和死亡率。

其次，儿童中毒研究对完善中毒监测网络意义非凡。在当今数字化时代，构建一个全面、高效的中毒监测网络对于及时掌握儿童中毒的动态变化至关重要。通过多中心、大样本的研究，可以收集到儿童中毒丰富数据的地域分布、季节规律、年龄与性别差异，以及毒物种类变迁趋势等。例如，研究发现某些地区在特定季节因农药使用频繁而导致儿童农药中毒事件高发，或新型药物上市后，与之相关的儿童误服中毒案例逐渐增多。这些信息能够为监测网络提供敏锐的预警信号，使相关部门提前做好防范准备，如在农药使用高峰期加强对农村地区儿童的安全教育与监管，对新型药物的包装设计提出更严格的儿童安全防护要求等，从而有效预防大规模儿童中毒事件的发生，保障儿童群体的安全。

再者，该研究在指导家长、医护人员等正确应对儿童中毒事件方面具有不可估量的价值。家长作为儿童日常生活的主要守护者，其对中毒知识的掌握程度和应急处理能力在很大程度上决定了儿童中毒后的预后情况。研究可以为制订科学合理、易于操作的家庭急救指南提供依据，如明确在不同中毒场景下（如误食、吸入、接触中毒等）应采取的首要急救措施，如正确催吐、洗胃的时机与方法、皮肤和眼睛接触毒物后的冲洗要点等。同时，对于医护人员而言，深入的中毒研究能够提升其在临床实践中的诊断准确性和治疗有效性。例如，通过对中毒综合征的研究，医护人员可以根据患儿的临床表现（如意识状态、瞳孔变化、生命体征异常等）快速推断可能的中毒类型，从而有针对性地开展进一步检查和治疗，避免误诊和延误治疗时机的情况发生。此外，研究成果还可为专业培训提供丰富的教学资源，帮助医护人员不断更新知识体系，提高应对复杂儿童中毒病例的能力，确保在关键时刻能够为患儿提供及时、精准的医疗服务。

此外，儿童中毒研究对优化药品、化学品等管理具有强大的推动作用。明确各类中毒的风险因素是从源头上减少儿童中毒发生的关键。研究能够揭示出药品在包装设计、储存条件、使用说明等方面存在的安全隐患，以及化学品在生产、运输、销售和使用环节中的管理漏洞。例如，某些药品包装容器容易被儿童开启，导致误服事件频发；部分化学品在家庭或学校环境中存放不当，增加了儿童接触中毒的风险。基于这些研究发现，相关部门可以制定更为严格的药品和化学品管理法规与标准，如强制要求药品采用儿童安全包装设计，规范化学品的储存场所和标识要求，加大对销售渠道的监管力度等，从而有效降低儿童中毒的潜在风险，为儿童营造一个更为安全的生活和学习环境。

最后，儿童中毒研究对提升社会对儿童中毒的防范意识具有积极而深远的影响。通过广泛传播研究成果，如发布科普报道、开展公益宣传活动、利用媒体平台进行案例分享等，可以让家庭、学校、社区等社会各界充分认识到儿童中毒问题的严重性和普遍性。在家庭层面，家长能够更加重视儿童的安全教育与监管，如妥善存放药品和危险化学品、教育儿童识别常见毒物等；学校可以将中毒预防知识纳入安全教育课程体系，培养学生的自我保护意识和应急处理能力；社区则可以组织开展中毒预防宣传活动，增强居民的整体防范意识，并加强对社区环境中潜在毒物的排查与管理。这种全社会共同参与的防范模式能够形成强大合力，不仅能有效减少儿童中毒事件的发生，还能促进社会的和谐稳定发展。

综上所述，儿童意外伤害与中毒问题不容小觑。危害层面，无论是对儿童的身体和心理，还是对家庭、社会，都带来了巨大冲击。而深入研究这些问题意义非凡，从提升健康保障、完善医疗急救，到推动安全教育、助力政策法规制定，全方位为儿童成长保驾护航。

第二章　儿童生理特点与常见急性中毒和伤害的关系

儿童时期是身体快速生长发育的阶段，各系统发育具有独特的特点，这些特点与儿童常见急性中毒和伤害的发生、发展及预后密切相关。

第一节　儿童身体各系统发育特点

一、运动系统

儿童的骨骼在生长过程中，有机物含量相对较多，这使得骨骼韧性强、弹性大，但硬度小，不易骨折却容易弯曲变形。例如，在日常生活中，儿童可能因轻微的外力碰撞或摔倒，就导致骨骼出现弯曲，如青枝骨折较为常见。骨膜较厚且血管丰富，再生能力强，5岁前骨髓全部为红骨髓，造血功能强。然而，这也意味着儿童在受到伤害时，虽然恢复潜力大，但受伤的风险也相对较高。

婴儿颅骨的骨化尚未完成，前颅12～18个月闭合，后颅2～4个月闭合，胸骨还没有完全结合，幼儿若缺乏维生素D或钙、患有呼吸系统疾病，以及存在不正确坐姿等，可造成胸骨畸形，到20～25岁才能愈合成一个整体。脊柱生理弯曲随着动作发展而逐渐形成，但在儿童期还未完全定型。腕骨还未钙化好，负重能力差，10～13岁才完全骨化。骨盆尚未定型，髋骨由髂骨、坐骨、耻骨借助软骨连结而成，没有愈合，直到20～25岁才能完全愈合。

关节窝较浅，关节面软骨相对较厚，关节囊和韧带的伸展性大，所以关节的活动范围比成人大。但关节囊和韧带较松弛，肌肉纤维比较细长，力量差，所以关节的牢固性较差，若外力作用不当，容易发生脱臼。比如，儿童在玩耍时，过度牵拉手臂就可能导致肘关节脱臼。

幼儿肌肉水分多，蛋白质及储存的糖原较少，故肌肉柔嫩，收缩力差，力量小，易疲劳。不过，幼儿新陈代谢旺盛，疲劳后恢复较快。婴幼儿时期，支配大肌肉群活动的神经中枢发育较早，故大肌肉动作发育较早，躯干及上下肢活动能力较强；支配小肌肉群活动的神经中枢发育较晚，手部腕部小肌肉群活动能力较差，难以完成精细的动作。这导致儿童进行需精细操作的活动时，可能因动作不协调或不准确而引发意外伤害，如在使用剪刀等工具时容易受伤。

二、呼吸系统

儿童的鼻腔相对短小狭窄，随着面部颅骨、上颌骨的发育，鼻道逐渐加长、增宽，到4岁时，下鼻道才完全形成。鼻腔黏膜柔嫩，血管丰富，缺少鼻毛，阻挡灰尘和细菌的能力差，因此很容易受到感染。感染时鼻黏膜充血、肿胀，分泌物增多，导致鼻腔堵塞，致使幼儿张口呼吸。儿童鼻窦发育不完善，出生时，上颌窦及筛窦已形成但极小，额窦及蝶窦则完全未发育。随着年龄的增长，面颅骨和上颌骨逐渐发育，鼻窦也逐渐发育完成。因此，小儿虽然容易发生上呼吸道感染，但极少出现鼻窦炎。鼻中隔的前下部血管密集、表浅，称为鼻易出血区，常因高热、鼻外伤、鼻腔异物或急性传染病等而引起出血。鼻泪管较短，瓣膜发育不全，如果上呼吸道感染，病菌可以通过鼻泪管侵入泪囊、结膜，引发泪囊炎、结膜炎等。

咽腔相对较狭窄，容易发生咽喉部感染，如咽炎、扁桃体炎等。咽部淋巴组织丰富，具有一定的免疫功能，在儿童时期，腺样体（咽扁桃体）和腭扁桃体在4～10岁时达发育高峰，这一年龄组小儿很容易患扁桃体炎。咽鼓管短、粗、位置平直，易患中耳炎。当幼儿上呼吸道感染时，细菌会由咽部经过耳咽管到中耳，引起中耳炎。

喉部软骨柔软，发育尚未成熟，较成人柔软，容易发生喉部感染或水肿。喉腔相对狭窄，呈漏斗形，软骨柔软，黏膜柔嫩，血管和淋巴组织丰富，如果感染，可因黏膜充血、肿胀使喉腔更狭窄，导致呼吸困难。如患急性喉炎时，因喉的通路被阻塞，吸气时明显费力，以致要端肩、张嘴来帮助喘气。会厌软骨不能及时盖住喉口而易使食物呛入气管。由于神经系统对会厌软骨的调节能力较差，喉头反应迟钝，导致会厌软骨不能及时盖住喉口，因此，在吃食物时说笑哭泣，食物容易呛入气管，造成气管异物而危及生命。幼儿声门较窄，声带短而且薄，不够坚韧，所以幼儿声调比成人高而尖。但声门肌肉娇嫩，容易疲劳，易充血肿胀变厚，造成声音嘶哑，发音时间过长，发音不得法或经常哭闹等都可能引发。

气管及支气管管腔窄小，管壁柔软且缺乏弹性组织。毛细支气管无软骨，平滑肌发育不完善。其黏膜柔嫩、血管丰富，但黏液腺发育不良，分泌黏液不足故而较为干燥。黏膜纤毛运动差，清除吸入的微生物作用不足。因此，不仅易感染，而且易引起呼吸道狭窄与阻塞。气管位置较成人高，由于右侧支气管较直，故支气管异物多见于右侧，引起右侧肺段不张或肺气肿。

小儿的肺弹性纤维发育较差，肺泡数量少（肺泡数直到8岁时才达到成人水平）容量也小，但间质组织比较多，血管丰富，毛细血管和毛细淋巴管的间隙比成人宽，导致整个肺脏含气量少而含血多，故易于感染，炎症时也易蔓延。肺泡壁的弹性纤维少，致使肺泡的扩张与回缩功能差，易发生肺不张和肺气肿。

三、循环系统

儿童的血量相对比成人多，年龄越小，比例越大。例如，新生儿血量约占体重的10%，高于成人的7%～8%。且血浆含水分多、凝血物质少，这致使新生儿出血后凝固时间相对较长，如新生儿出血要凝固需8～10分钟，而成人仅需3～4分钟。红细胞的数目和血红蛋白量不稳定，在整个婴儿期，红细胞数量和血红蛋白浓度会发生变化，不像成人相对稳定。白细胞中中性粒细胞比例较小，机体抵抗力相对较弱，例如出生时中性粒细胞比例为60%～65%，之后逐渐下降，在4～6岁时达到成人水平（约65%），这期间儿童抵御病原体的能力相对较低，易发生感染，在中毒或伤害后感染的风险也更高，且一旦发生感染，病情可能进展较快。

儿童的心脏相对大于成人，新生儿的心脏约占体重的0.8%，成人为0.5%。心肌纤维细，弹性少，心排血量少，所以儿童不能进行时间过长或剧烈的运动，否则容易导致心脏疲劳。这是因为儿童心率较快，且年龄越小，心率越快，新生儿心率可达120～140次/分，1岁以内110～130次/分，2～3岁100～120次/分，4～7岁80～100次/分，这是由于其新陈代谢旺盛、生长发育迅速对氧和营养物质需求量高。在中毒或伤害发生时，心率的变化可能更为明显，也更容易出现心律失常等问题，如某些毒物可能影响心脏的传导系统，导致心律失常，而儿童由于本身心率调节机制不稳定，可能会使病情加重。血管弹性较好，但随着年龄增长逐渐发生变化，儿童时期血管对血压的调节能力相对较弱，在失血或其他循环系统应激情况下，血压波动可能较大，影响身体各器官的血液灌注，进而影响中毒或伤害后的恢复。

四、消化系统

儿童口腔黏膜柔嫩且血管丰富，因而易受损伤。唾液腺唾液分泌量少，导致口腔黏膜干燥，且婴儿在3～4个月前唾液淀粉酶活性较低，对淀粉类食物的消化能力有限，之后逐渐增强，2岁达成人水平。例如，过早添加淀粉类辅食可能导致消化不良。牙齿在儿童时期逐渐生长发育，乳牙在出生后6～8个月开始萌出，2～2.5岁出齐，共20颗。乳牙的牙釉质薄，牙本质松脆，容易发生龋齿。若龋齿严重，可能导致牙髓感染、根尖周炎等，甚至影响恒牙的发育。

食管相对短且窄，黏膜柔嫩，管壁肌肉发育不完善，蠕动弱，食管下括约肌发育不成熟、控制力差，容易出现食物反流，如婴儿在喂奶后容易吐奶。胃呈水平位，胃底及胃体接近横位，胃容量较小，随着年龄增长逐渐增大。例如，新生儿胃容量为30～60 mL，1～3个月时为90～150 mL，1岁时为250～300 mL。胃内容物排空快，对毒物吸收迅速，故发病急骤且病势凶险。胃黏膜柔嫩，血管丰富，但胃酸和胃蛋白酶分泌相对较少，消化能力较弱，对某些毒物的分解和中和能力有限，致使毒物在胃内停留短，吸收入血更快，吸收后更快地进入血液循环，加重中毒症状。

小肠是儿童消化和吸收的主要场所，肠管相对较长，有利于食物的消化和吸收。但肠黏膜屏障功能尚不完善，通透性较高。在婴儿期，小肠上皮细胞渗透性高，另有利于母乳中免疫球蛋白的吸收，但也会增加异体蛋白（如牛奶蛋白、鸡蛋蛋白）、毒素、微生物及未完全分解代谢产物的吸收机会，从而引发过敏或肠道感染，在中毒情况下，也可能使更多的毒物进入体内。消化酶的发育有一定过程，如胰蛋白酶在出生后1周其活性增加，1个月时已达成人水平；胰淀粉酶发育较差，3个月后活性逐渐增高，2岁达成人水平；脂肪酶活性在2～3岁后达成人水平。因此，儿童在不同年龄段对不同营养物质的消化能力不同，对毒物的代谢也可能受到影响，如某些需要特定消化酶分解的毒物，在儿童体内可能因缺乏相应酶而代谢缓慢，延长中毒时间。

大肠的长度相对较短，盲肠和阑尾的位置相对较高且活动度大，容易发生阑尾穿孔等疾病。直肠较短，黏膜娇嫩，血管丰富，容易发生直肠脱垂等问题，在便秘或腹泻等情况下，肠道黏膜损伤可能增加毒物吸收的风险，如腹泻时肠道黏膜通透性增加，一些原本不易吸收的毒物可能更容易进入体内。肝脏是人体重要的解毒器官，儿童肝脏相对较大，在1岁和12～15岁两个阶段发育迅速，但其肝脏发育不完善，解毒功能欠佳，对某些毒物代谢能力不足。例如，一些药物或化学毒物的解毒酶系统尚未完全成熟，易致毒物在体内蓄积，加重中毒损害。胆囊较小，胆汁分泌量相对较少，对脂肪的消化与吸收有一定影响，也可能影响脂溶性毒物的代谢。

五、泌尿系统

儿童肾脏相对成人更大，于1岁和12～15岁两个阶段发育迅速，但其肾脏发育不完善，浓缩尿及排泄毒物的功能较差。例如，儿童对水水电解质的调节能力较弱，在脱水或中毒导致肾脏负担加重时，容易出现水电解质紊乱。输尿管相对成人宽而弯曲，管壁肌肉和弹力组织发育不全，容易导致尿流不畅或尿潴留，引发尿道感染，如先天性输尿管狭窄的儿童，更容易出现泌尿系统感染，在中毒导致肾脏功能受损时，泌尿系统感染的风险会进一步升高。

膀胱容量小，储存尿液功能差，然而其新陈代谢旺盛、尿总量多，年龄越小的幼儿，每天排尿次数越多。例如，新生儿每天排尿可达20次左右，1岁时每天约15次，这使儿童接触经尿液排泄的毒物时，毒物可能更快排出，但也可能因短时间内大量毒物经肾脏滤过而加重肾损伤。尿道较短，特别是女童，加上尿道黏膜柔嫩、弹性组织发育不完全，尿道黏膜容易破损，细菌容易上行感染，导致尿道炎、膀胱炎、肾炎等。由于幼儿神经系统尚未发育完善，排尿的调节能力较差，年龄越小越明显，时常出现遗尿的现象，这也可能影响对泌尿系统疾病或中毒相关症状的判断，如尿频可能是遗尿，也可能是泌尿系统感染或中毒后的表现。

六、内分泌系统

儿童时期内分泌系统处于不断发育和成熟的过程中。甲状腺是人体重要的内分泌腺，在儿童生长发育过程中起着关键作用，甲状腺激素分泌不足可导致儿童生长发育迟缓、智力低下等，如先天性甲状腺功能减退症（呆小病）。甲状腺激素对新陈代谢有广泛的调节作用，影响物质的氧化分解、能量代谢等，在中毒或伤害发生时，甲状腺功能的稳定与否可能影响儿童身体的应激反应和恢复能力，如在中毒导致代谢紊乱时，甲状腺激素可能参与调节机体的代谢平衡，但其调节能力在儿童可能相对有限。

垂体是内分泌系统的重要枢纽，分泌多种激素，如生长激素，对儿童骨骼生长和身体发育至关重要。生长激素分泌异常会导致儿童生长发育异常，如生长激素缺乏可引起侏儒症，分泌过多则可导致巨人症。在儿童遭受急性中毒或伤害后，垂体-肾上腺轴等内分泌调节轴可能被激活，分泌皮质醇等应激激素，以应对身体的应激状态，但儿童内分泌系统的这种应激调节能力可能不如成人健全，长时间或严重的中毒和伤害可能干扰内分泌系统的正常功能，影响儿童的生长发育和身体恢复，例如长期使用糖皮质激素治疗中毒性疾病可能抑制儿童自身生长激素的分泌，影响身高增长。

肾上腺分泌肾上腺素、皮质醇等激素，在应激反应中发挥重要作用。儿童在面临急性中毒或伤害等应激情况时，肾上腺髓质分泌肾上腺素增多，致使心率加快、血压升高、血糖上升等，以提升机体应激能力。但儿童肾上腺皮质激素分泌的调节功能相对较弱，在长期应激或严重中毒情况下，可能出现皮质醇分泌不足或紊乱，影响机体的免疫功能、水电解质平衡等。在严重创伤或中毒性休克时，儿童可能因皮质醇分泌不足而导致病情加重，恢复困难。性腺在儿童时期发育相对缓慢，在青春期前，性激素分泌量较少。但性腺分泌的少量性激素对儿童的性器官发育和第二性征的初步形成仍有一定作用，在某些特殊情况下，如接触环境内分泌干扰物等毒物，可能影响性腺的正常发育和功能，导致性发育异常等问题，如一些含有雌激素类似物的污染物可能导致儿童性早熟。

七、神经系统

儿童的大脑皮层发育尚未完善，神经细胞的兴奋性较高，抑制过程较弱，大脑皮层对皮层下中枢的控制能力较差，容易出现兴奋泛化现象。这使得儿童在受到外界刺激时，容易产生全身性的反应。例如，儿童在中毒或受伤后，可能出现惊厥等症状。神经髓鞘形成不完全，神经冲动的传导速度相对较慢，这在一定程度上影响了儿童的神经反射和协调能力，表现为儿童运动协调性较差，躲避危险时不够敏捷，易发生意外伤害，在中毒导致神经系统损伤时，神经功能的恢复也可能相对较慢。

小儿的脊髓相对较长，下端位置较低，在胎儿期脊髓下端位于第2腰椎下缘，4岁时上移至第1腰椎。这使得儿童在施行腰椎穿刺等操作时，需特别留意穿刺部位，以免损伤脊髓。脊髓的反射功能在儿童时期也在不断发育成熟，一些原始反射，如握持反射、拥抱反射等，在出生后逐渐减弱或消失；而一些新的反射，如腹壁反射、提睾反射等，则逐渐出现并完善，在神经系统发育过程中，若受到毒物或伤害影响，反射功能的发育可能受到干扰，进而导致反射异常，如某些神经毒物可能导致儿童出现如巴宾斯基征等病理反射。

周围神经的发育与儿童的运动和感觉功能密切相关。儿童在婴幼儿时期，大肌肉群的运动神经发育相对较早，小肌肉群的精细运动神经发育较晚，这使得儿童在不同年龄段的运动能力和受伤风险有所不同。例如，幼儿早期可能因大肌肉群运动不协调而容易摔倒受伤，随着年龄增长，在进行使用文具等精细操作时，又可能因小肌肉群控制能力不足而发生刺伤等伤害。儿童的感觉神经在发育过程中也逐渐完善，对疼痛、温度、触觉等刺激的感知渐趋敏锐。然而，婴儿期疼痛定位能力较差，在受伤或中毒时，可能表现出哭闹不安，却难以准确表述疼痛部位和性质，给诊断和治疗造成一定困难。

第二节　免疫系统与防御机制

儿童的免疫系统在结构和功能上与成人存在显著差异，这些差异深刻影响着儿童对急性中毒和伤害的易感性及恢复能力。

儿童免疫系统由免疫器官、免疫细胞和免疫分子构成。免疫器官方面，胸腺是T淋巴细胞分化成熟的重要场所，在儿童期，胸腺相对较大，但随着年龄增长，青春期后逐渐萎缩。骨髓既是造血器官，又是B淋巴细胞发育成熟的部位。儿童骨髓造血功能活跃，但免疫细胞的发育成熟过程仍在逐步完善。例如，新生儿出生时，免疫器官虽已具备基本结构，但其中的免疫细胞功能尚未完全成熟，T、B淋巴细胞的免疫应答能力相对较弱。

免疫细胞主要包含淋巴细胞、吞噬细胞等。其中，淋巴细胞又可分为T淋巴细胞和B淋巴细胞。在儿童时期，T淋巴细胞的数量与功能持续发展。例如，在刚出生时，T淋巴细胞的免疫辅助与免疫杀伤功能相对有限，随着年龄增长，儿童对病原体的识别及攻击能力逐渐增强。B淋巴细胞产生抗体的能力也在逐步完善，胎儿和新生儿有产生IgM的B细胞，但产生IgG和IgA的B细胞分别于2岁和5岁时才达到成人水平。吞噬细胞，如中性粒细胞，在儿童体内的功能也有其特点。新生儿期中性粒细胞数量在出生后12小时最多，随后下降，且其趋化和黏附分子以及FC受体表达不足，尤其是早产儿，出生后2周才能达成人水平，这使得新生儿在面对病原体入侵时，吞噬和清除病原体的能力相对较弱，易患化脓性感染。

免疫分子主要包括免疫球蛋白（Ig）等。IgG是唯一能通过胎盘的免疫球蛋白，可在胎儿期为婴儿提供一定的抗感染能力，但这种来自母体的IgG在婴儿出生后6个月左右逐渐减少，而此时婴儿自身产生IgG的能力尚未完全成熟，导致这一时期婴儿对感染的抵抗力相对较低。IgM个体发育最早，不能通过胎盘，脐血含量极低，新生儿脐血IgM过高提示宫内感染。一般来说，其在儿童期的含量随着年龄增长逐渐上升，男孩在6～8岁、女孩在6岁左右达到成人水平，在这之前，儿童对革兰氏阴性杆菌感染的抵抗力较弱。IgA不能通过胎盘，新生儿含量极低，可从母乳中获得分泌型IgA，4～6个月后血液中可出现IgA，2～4岁达成人水平，分泌型IgA对呼吸道等黏膜局部抗感染作用至关重要，在其未达到成人水平前，儿童呼吸道等黏膜易受病原体侵袭。

免疫系统起着防御外来病原体入侵的作用。儿童的皮肤和黏膜作为首道防线，相较于成人更为娇嫩、薄弱。儿童皮肤的角质层较薄，黏膜柔嫩，如鼻腔黏膜、呼吸道黏膜等，这使得病原体更容易突破第一道防线侵入机体。例如，儿童鼻腔相对短小狭窄，黏膜柔嫩，血管丰富且缺少鼻毛，阻挡灰尘和细菌的能力差，在相同的环境暴露下，儿童比成人更容易发生呼吸道感染。在第二道防线中，吞噬细胞功能的不完善也削弱了儿童对病原体的清除能力。当病原体突破第一道防线侵入体内后，吞噬细胞无法像成人那样迅速有效地吞噬和消灭病原体，进而致使感染容易扩散。

在适应性免疫方面，由于T淋巴细胞和B淋巴细胞功能尚未完全成熟，儿童对特定病原体的免疫记忆建立相对较慢，再次遇到相同病原体时，免疫应答的速度和强度都不如成人强，这使得儿童容易反复感染某些疾病。例如，在儿童接种疫苗后，其产生的抗体水平和免疫保护效果可能不如成人稳定和持久，需要多次加强接种来增强免疫效果。

免疫系统在维护内环境稳定方面起着重要作用。在儿童阶段，其表现出一定的特殊性。对于中毒引发的代谢废物清除，儿童肝脏和肾脏的发育不完善影响了这一功能的有效发挥。肝脏是重要的解毒器官，儿童肝脏虽然相对较大，但解毒酶系统尚未完全成熟，对毒物的代谢能力有限。例如，某些药物或毒物在儿童体内的半衰期可能延长，导致毒物在体内蓄积，加重对身体的损害。肾脏对代谢废物和毒物的排泄功能也较弱，儿童肾脏浓缩尿及排泄毒物的功能较差，对水和电解质的调节能力不稳定，在中毒导致肾脏负担加重时，容易出现水电解质紊乱，进一步影响内环境的稳定。

在炎症反应调节方面，儿童的免疫系统也存在不足。当发生感染或中毒引发炎症反应时，儿童的炎症反应可能相对较轻，但恢复也较慢。这是因为儿童的免疫细胞分泌的炎症调节因子不如成人协调，可能导致炎症持续时间延长，对组织造成慢性损伤。

免疫系统还具有监控并清除异常细胞的功能。而当儿童遭遇中毒、伤害后，免疫系统对受损细胞的处理能力则相对较弱。例如，若儿童受到毒物损伤导致细胞突变或受损时，免疫系统中的免疫监视细胞，如自然杀伤细胞（NK细胞）等的识别和清除这些异常细胞的效率低于成人。这可能增加儿童在中毒或伤害后发生肿瘤等疾病的风险。儿童暴露于这些化学毒物后，可能导致体内细胞的DNA损伤，由于免疫系统的监控和清除功能不完善，这些受损细胞可能有更多机会逃脱免疫监视，进而发生恶变。

药物、疫苗等免疫调节手段在儿童身上的应用具有特殊性。疫苗接种是预防儿童感染性疾病的重要措施，但由于儿童免疫系统的特点，疫苗接种的效果和安全性需要特别关注。例如，在接种减毒活疫苗时，由于儿童免疫功能尚未完全成熟，可能存在疫苗毒力恢复而引发疾病的风险，但同时也因为其免疫记忆建立不完善，又需要接种疫苗来刺激免疫系统产生免疫应答。对于免疫抑制剂等药物，在儿童自身免疫性疾病或器官移植等情况下使用时，会进一步抑制儿童本来就不完善的免疫系统，增加感染的风险。因此，在使用免疫抑制剂期间，需要更加谨慎地评估疫苗接种的必要性和时机，权衡药物治疗与预防感染之间的利弊。在某些特殊健康状态儿童预防接种专家共识中，就针对免疫抑制剂使用儿童的疫苗接种提出了具体的指导意见，如部分接受免疫抑制剂的肾病综合征患者接种麻疹、风疹、水痘和腮腺炎减毒活疫苗后，虽然有一定比例的抗体产生，但也需要密切监测不良反应的发生。

第三节　儿童认知和行为特点对中毒与伤害风险的影响

儿童的认知和行为特点在不同年龄段呈现出独特的表现，这些特点与儿童常见急性中毒和伤害的发生紧密相关，深刻影响着中毒与伤害的风险水平。

在幼儿期及学龄前期，儿童的认知发展尚处于初级阶段，存在着显著的局限性。他们好奇心极为旺盛，对周围的世界充满了探索欲望，然而其分辨能力却很差。在这个时期，儿童往往难以区分什么是安全的物品，什么是危险的物品，尤其是对毒物或危险物品的外观、气味等缺乏足够的认知和辨别能力。例如，他们可能会将色彩鲜艳的药品、清洁剂、农药等误认为是美味的糖果或饮料，从而产生触摸和品尝的冲动，这种误判行为极易导致误服毒物而引发中毒事件。幼儿可能会被家中放置的带有香味的洗衣液瓶子吸引，由于其外观和气味类似于他们熟悉的某种食物，在缺乏成人监管的情况下，可能会打开瓶子并尝试饮用，进而造成中毒。

此年龄段的儿童模仿能力较强，但缺乏对行为后果的预见能力。他们喜欢模仿成人的举动，在日常生活中，如果看到成人服用药物、使用化学品等行为，可能会在没有理解其目的和危险性的情况下进行模仿，从而增加了中毒或受伤的风险。例如，儿童看到家长使用喷雾式清洁剂打扫卫生，可能会在家长不注意时拿起清洁剂玩耍，甚至对着自己或他人喷射，导致清洁剂进入眼睛、口腔或呼吸道，引起灼伤、中毒等伤害。

学龄期及青春期的儿童，虽然认知能力有了一定的发展，但心理行为仍不稳定。在面对学习压力、人际关系问题、家庭矛盾等挫折时，他们可能会出现情绪波动较大的情况。其中一些儿童可能会缺乏有效的应对方式，在极端情况下，产生有意中毒、自伤等行为。例如，有的儿童在考试成绩不理想、遭受同学欺凌或与父母发生激烈争吵后，可能会出于发泄情绪、寻求关注或逃避现实等目的，故意服用家中的药物或接触有毒物质，或者采取割腕、撞头、烧烫伤等自伤行为。这背后的原因主要包括心理发育尚未成熟，情绪管理和自我调节能力较弱，以及在面对复杂的社会环境和内心冲突时，缺乏足够的心理支持和正确的引导。

家庭环境、监护人教育程度及看护情况等对儿童的认知行为发展有着深远的影响，进而与儿童发生中毒、遭受伤害的风险密切相关。家庭环境方面，如果家庭氛围和谐、稳定，家长注重安全教育，能够为儿童提供一个安全、有序的生活空间。若将危险物品妥善存放并设置明显的警示标识，那么儿童发生中毒及意外伤害的风险相对较低。反之，如果家庭环境混乱，家长对危险物品的管理不善，如将药品、清洁剂等随意放置在儿童容易触及的地方，且缺乏对儿童的安全教育和监管，儿童就更容易接触到危险物品，从而增加中毒和受伤的可能性。

监护人的教育程度也在一定程度上影响着儿童的安全状况。教育程度较高的监护人往往更注重儿童的全面发展，包括安全教育和自我保护能力的培养。他们能够更好地理解和传授安全知识，引导儿童正确认识危险，并教会他们如何避免危险。而教育程度较低的监护人可能对儿童安全教育的重视程度不够，或者缺乏有效的教育方法，在危险物品的管理和儿童的监管方面可能存在不足，这无疑增加了儿童面临中毒和伤害的风险。

看护情况也是影响儿童安全一个关键因素。若儿童在日常生活中获专人悉心看护，看护人能时刻关注其行为，及时发现并制止危险举动，那么儿童意外发生的概率将大大降低。然而，在一些情况下，如家长工作繁忙、忽视对儿童的照顾，或者儿童处于无人看管的状态，如对于留守儿童，他们可能会在缺乏监管的环境中自由探索，更容易陷入危险境地，误服毒物或遭受意外伤害的风险显著升高。

针对不同年龄段儿童的认知和行为特点，可以采取一系列具有针对性的预防中毒、减少意外伤害的有效措施及教育引导策略。对于幼儿期及学龄前期的儿童，家长和监护人应着重加强对危险物品的管理。将药品、清洁剂、农药等危险物品放置在儿童无法触及的高处或专门的锁柜中，并确保存放区域有明显的警示标识，如“儿童勿碰”“有毒危险”等字样或图案，让儿童在看到这些标识时能产生直观的警示感。同时，采用简单易懂的方式对儿童进行安全教育，如通过生动有趣的绘本、故事、儿歌等形式，向儿童传授基本的安全知识，如“不能随便吃陌生人给的东西”“药品不是糖果，不能乱吃”等，帮助他们初步建立对危险物品的认知和防范意识。在日常生活中，家长要以身作则，规范自己的行为，避免在儿童面前随意使用或存放危险物品，减少儿童模仿危险行为的机会。

对于学龄期及青春期的儿童，学校和家庭应共同努力，加强心理健康教育和挫折教育。学校可开设专门的心理健康课程，教导儿童如何识别和表达自己的情绪，掌握有效的情绪管理和压力应对方法，如通过深呼吸、运动、倾诉等方式缓解不良情绪。同时，开展丰富多彩的课外活动，培养儿童的兴趣爱好与团队合作精神，提升他们的自信心，强化心理韧性。家庭方面，家长要与儿童保持良好的沟通，关注儿童的心理变化，及时发现并解决儿童在学习和生活中遇到的问题，给予他们足够的关爱、支持与鼓励。当儿童面临挫折时，引导他们正确看待失败，鼓励他们从挫折中吸取经验教训，培养积极乐观的心态。此外，继续强化安全教育，提高儿童对中毒和意外伤害的警惕性，教会他们在遇到危险时如何正确自救和互救。

学校、社会等外部环境在弥补儿童认知行为不足、降低中毒与伤害风险方面也发挥着不可或缺的作用。学校是儿童接受教育的重要场所，除了传授文化知识外，还应高度重视安全教育。通过系统的安全教育课程，向学生详细讲解各种常见危险物品的性质、危害及正确使用方法，如化学实验用品、电器设备等。定期组织安全演练，模拟火灾、地震、中毒等突发情况，让学生在实践中掌握正确的逃生和应急处理技能，提高他们的自我保护能力和应急反应能力。例如，开展火灾逃生演练，教导学生如何用湿毛巾捂住口鼻、低姿前行、迅速有序地撤离到安全地带；进行中毒应急演练，让学生学会如何识别中毒症状、拨打急救电话及在等待救援过程中采取基本的急救措施，如催吐（但需注意并非所有中毒情况都适合催吐，应根据具体毒物进行指导）。

在社会层面上，政府需加强对公共环境安全的管理与监督。例如，在社区、公园等儿童高频活动场所，设置安全防护设施，保障游乐设施安全，定期检查维护公共设施，降低儿童因设施故障而受伤的风险。同时，加强对危险化学品的生产、销售和使用的监管，严格把控其流通渠道，防止危险化学品流入儿童可接触范围。媒体同样可发挥积极的宣传作用，通过制作儿童安全教育专题节目、公益广告等形式，向广大儿童及家长普及中毒与伤害预防知识，提升社会公众的安全意识。此外，社会组织可以开展各种形式的安全教育活动，如举办安全知识讲座、亲子安全体验活动等，为儿童和家长提供更多学习安全知识和技能的机会。

第二篇　儿童意外伤害篇

第三章　创伤性伤害

儿童是社会的未来，他们的健康成长至关重要。然而，儿童在日常生活中面临着各种创伤性伤害的风险，如车祸、坠落、跌倒等。这些伤害不仅给儿童的身体带来痛苦，还可能对其心理和未来发展产生长期影响。因此，深入了解儿童创伤性伤害的类型、机制、临床表现、诊断方法、急救原则与技术，以及预后与康复，对于预防和治疗儿童创伤性伤害具有重要意义。本章将详细介绍儿童创伤性伤害的相关知识，为家长、医护人员和社会各界提供参考。

第一节　创伤性伤害的常见类型

一、儿童车祸损伤

儿童在车祸中可能受到多种伤害。在身体伤害方面，儿童可能出现骨折，其中如四肢骨折较为常见，受伤部位会有疼痛、肿胀及功能障碍症状；头部受伤可能引发脑内出血，致使出现神志不清、头痛、恶心、呕吐甚至昏迷等情况；也可能存在内脏损伤，进而引起不同程度的内出血。心理创伤方面，车祸可能给儿童带来恐惧、焦虑等情绪问题，影响其日后的出行和社交活动。

常见的受损身体部位有四肢、头部、内脏等。四肢骨折可能影响儿童的活动能力，若处理不当可能导致畸形愈合，影响生长发育。头部受伤可能导致创伤性颅脑损伤，如颅内出血、颅骨骨折等，严重时可危及生命或留下长期的神经系统后遗症。内脏损伤可能引起内出血，若未及时发现和治疗，也会有生命危险。

二、私家车相关意外创伤

私家车内部环境可能引发儿童的创伤，如儿童可能因安全带使用不当，于急刹车或碰撞时被勒伤。轻微的安全带勒伤可能导致局部皮肤红肿、疼痛，严重的则可能会损伤肌肉、血管和神经。此外，儿童在车内玩耍时，可能被车内的尖锐物品划伤。

此外，私家车行驶过程中的急刹车等情况也可能导致儿童身体前倾，撞击到车内的硬物，如仪表盘、座椅等，造成头部、胸部、腹部等部位的撞伤。头部撞伤可能导致脑震荡、颅骨骨折等；胸部撞伤可能引起肋骨骨折、肺挫伤等；腹部撞伤可能损伤内脏器官。

三、儿童外伤性骨折

不同部位外伤性骨折有不同表现，以手臂骨折、腿部骨折为例。

手臂骨折时，儿童通常会感到剧烈疼痛，受伤部位肿胀明显，活动受限，可能出现畸形。腿部骨折时，儿童会因疼痛而无法行走，腿部肿胀、畸形，有时可触及骨擦感。

儿童外伤性骨折常见原因有摔倒、碰撞、高处坠落等。由于儿童活动量大，好奇心强，在玩耍过程中容易发生意外。此外，交通事故也是导致儿童外伤性骨折的重要原因之一。

四、儿童高空坠落伤

儿童高空坠落常见于在家中阳台、窗户处玩耍时不慎坠落，或者在建筑工地、游乐设施等高处玩耍时失足坠落。伤害程度因坠落高度和着地部位而异，轻者可能仅有擦伤和软组织挫伤，重者可导致全身多处骨折、内脏损伤、颅脑损伤等，甚至危及生命。

高空坠落对身体各个器官都有潜在影响。头部着地可能导致颅骨骨折、颅内出血、脑挫裂伤等，严重影响神经系统功能；胸部着地可能引起肋骨骨折、肺挫伤、心脏损伤等，影响呼吸和循环功能；腹部着地可能损伤肝脏、脾脏、肾脏等内脏器官，引起内出血；四肢着地可能导致骨折，影响肢体功能。

五、儿童跌伤

儿童在日常活动中，如跑步、玩耍、上下楼梯等过程中容易跌伤。常见的跌伤情况有摔倒在平地、从台阶上滚落等。

跌伤后症状主要有局部疼痛、肿胀、皮肤擦伤或破损等。如果只是轻微的皮肤擦伤，可先用清水清洗伤口，再由医生使用碘附消毒，用医用纱布进行包扎。若局部破损程度较深或创面较大，则需立即就诊，配合医师进行清创缝合，定期换药拆线，注射破伤风抗毒素等处理。若出现局部畸形、活动受限等症状，可能有骨折，需立即就诊，完善X线检查等，明确诊断，根据情况选择手法复位固定或手术切开内固定。

六、儿童皮肤撕裂伤与手指外伤

皮肤撕裂伤可分为轻度、中度和重度。轻度皮肤撕裂伤表现为伤口较浅，边缘整齐，出血量少。可先用生理盐水清洗伤口，再用碘附消毒，用医用纱布包扎。中度皮肤撕裂伤伤口较深，边缘不整齐，出血量较多。需要及时就医，由医生进行清创缝合，定期换药。重度皮肤撕裂伤可能伴有肌肉、血管、神经等组织的损伤，需立即送往医院进行紧急处理。

手指外伤常见类型有割伤、刺伤、挤压伤等。割伤时，伤口较整齐，出血较多。应立即用干净的纱布或毛巾按压伤口止血，然后就医。刺伤时，伤口较小但可能较深，容易感染。不要自行拔出刺入物，用纱布固定后尽快就医。挤压伤可能导致手指肿胀、疼痛，严重时可引起骨折。应立即冷敷，减轻肿胀和疼痛，然后就医检查。

七、儿童割伤与刺伤

割伤通常伤口较浅但较长，出血较多。紧急处理是用干净的纱布或毛巾按压伤口止血，然后前往医院进行消毒和缝合。刺伤伤口较小但可能较深，容易伤及深部组织和器官，引发感染的风险较高。紧急处理时不要自行拔出刺入物，用纱布固定后尽快就医。

预防割伤和刺伤感染的方法包括及时清洗伤口、就医进行正确的消毒和处理、注射破伤风抗毒素等。在日常生活中，要教育儿童远离尖锐物品，避免受伤。

八、儿童眼外伤

儿童眼外伤种类有钝挫伤、锐器伤、化学伤等。钝挫伤可能导致眼睑肿胀、淤血、眼球挫伤等，严重时可影响视力。锐器伤可能造成角膜穿孔、虹膜损伤、晶状体损伤等，对视力的影响较大，甚至可导致失明。化学伤可由酸、碱等化学物质引起，会严重损害眼组织，导致视力下降甚至失明。

眼外伤的紧急处理非常重要，如发生化学伤所致的眼外伤，应立即用清水冲洗眼睛，如发生其他眼外伤时用干净纱布轻轻覆盖眼睛，避免压迫眼球，然后尽快就医。后续治疗也至关重要，根据不同的眼外伤情况，可能需要进行手术、药物治疗等，以最大程度地恢复视力和保护眼睛功能。

九、儿童牙外伤

儿童牙外伤的表现形式有牙齿松动、移位、折断等。牙齿松动时，儿童会感到牙齿疼痛，咀嚼困难。牙齿折断可分为冠折、根折和冠根联合折，不同类型的折断表现不同，可能伴有出血和疼痛。

牙外伤的处理方法因损伤情况而异。如果是牙齿松动，可由医生进行固定。牙齿折断时，应尽快就医，医生会根据折断的程度进行相应的处理，如补牙、根管治疗等。牙外伤对后期牙齿发育可能有一定影响，如影响恒牙的萌出、导致牙齿畸形等，需要定期复查和进行后续治疗。

第二节　创伤性伤害的机制

一、骨折的发生原理

儿童的骨骼相较于成人更为柔软，但并非完全脆弱。当受到外力作用时，骨骼会承受不同方向和大小的力。例如，在摔倒或碰撞的情况下，瞬间的冲击力会直接作用于骨骼。如果冲击力沿骨骼的长轴方向，可能会导致压缩性骨折；如果冲击力与骨骼成一定角度，可能会导致斜形骨折或螺旋骨折。此外，扭转力也可能使骨骼发生骨折，尤其是在关节附近。儿童在活动中，如跳跃、奔跑时突然改变方向，可能使肢体受到扭转力，从而引发骨折。

压缩性骨折通常是由于垂直方向的压力作用于骨骼，使骨骼的一部分被压缩。这种骨折常见于脊柱等部位，如儿童从高处坠落，臀部着地，力量沿着脊柱向上传导，可能导致脊柱椎体的压缩性骨折。

斜形骨折多是由于外力以一定角度作用于骨骼，使骨骼在承受剪切力的同时发生断裂。例如，儿童在交通事故中被侧面撞击，肢体受到斜向的外力，容易发生斜形骨折。螺旋骨折则往往是由于扭转力作用，使骨骼像拧麻花一样发生断裂，常见于儿童在玩耍中不慎扭伤肢体。

二、软组织挫伤形成过程

当软组织受到外力冲击时，身体会立即启动一系列生理反应。首先，局部的血管会发生收缩，以减少出血。然而，血管很快会扩张，导致局部充血、红肿。同时，受伤部位的神经末梢会受到刺激，向大脑发送疼痛信号。此外，受伤组织会释放出一些化学物质，如组胺、前列腺素等，这些物质会进一步加重炎症反应，引起疼痛和肿胀。

挫伤后，组织内会出现不同程度的出血和水肿。血液中的红细胞会渗出到周围组织中，形成淤血。水肿则是由于血管通透性增加，导致组织液渗出增多。如果挫伤严重，还可能损伤到肌肉、肌腱、韧带等组织。症状方面，主要表现为疼痛、肿胀、局部压痛和功能障碍。疼痛的程度与受伤的严重程度有关，轻者可能为轻微隐痛，重者则会感到剧烈疼痛。肿胀致使受伤部位体积增大，皮肤紧绷。局部压痛是指在受伤部位按压时会感到疼痛加剧。功能障碍则表现为受伤部位的活动受限，例如，手臂软组织挫伤可能导致手臂无法正常弯曲或伸展。

三、颅脑损伤的成因与危害

儿童的头部相对其身体所占比例较大，且颈部肌肉较弱，因此在受到撞击时更易发生颅脑损伤。头部撞击可以由多种情况引起，如摔倒、碰撞、高处坠落等。当头部受到外力作用时，颅骨可能发生骨折，进而损伤颅内脑组织。此外，外力还可能使脑组织在颅腔内发生移位，引起脑挫裂伤、脑内出血等。

脑震荡是较轻的颅脑损伤类型，通常是由头部受到轻微撞击引起。儿童可能会出现短暂的意识丧失、头痛、头晕、恶心、呕吐等症状。虽然脑震荡一般不会留下明显的后遗症，但如果其多次发生，可能会对儿童的认知和学习能力产生一定影响。

脑挫裂伤则较为严重，系头部受到较大外力作用，致使脑组织发生挫伤和裂伤。儿童可能会出现昏迷、抽搐、偏瘫、失语等症状，严重影响身体功能。此外，脑挫裂伤还可能导致颅内出血、脑水肿等并发症，进一步加重病情。

原发性脑干损伤是极为危险的颅脑损伤类型，通常是由头部受到严重撞击或旋转力作用所致。儿童可能会出现深度昏迷、呼吸节律紊乱、心跳减慢等症状，死亡率较高。即使幸存下来，也可能会留下严重的神经系统后遗症，如瘫痪、智力低下、癫痫等。

颅脑损伤对儿童的智力发育也有严重影响。如前文所述，颅脑损伤可能导致儿童的认知和学习能力下降，出现记忆力减退、注意力不集中、思维迟缓等症状。此外，颅脑损伤还可能影响儿童的情绪和社交能力，使儿童变得易怒、焦虑、孤僻等。

第三节 创伤性伤害的临床表现

一、局部疼痛、肿胀与出血

一般而言，创伤愈严重，疼痛程度往往愈高。例如，轻度擦伤可能仅引起轻微疼痛，儿童尚能忍受，而严重的骨折或软组织挫伤则会带来剧烈疼痛，致使儿童哭闹不止、难以忍受。此外，疼痛的程度还与受伤部位的神经分布有关，神经分布密集的部位受伤后疼痛会更加明显，如手指、脚趾等部位。对于一些特殊的创伤，如眼外伤，即使是较轻的钝挫伤也可能引起较为强烈的疼痛，因为眼睛是人体极为敏感的器官。

肿胀通常由局部出血和炎症反应所致。当身体受到创伤时，局部的血管会破裂，血液渗出到周围组织中，同时身体会启动炎症反应，释放出一些化学物质，导致血管通透性增加，组织液渗出增多，从而引起肿胀。在创伤发生后的初期，肿胀发展较为迅速，受伤部位会逐渐变大、变肿，皮肤紧绷。随着时间的推移，身体会逐渐开始吸收渗出的血液和组织液，肿胀会慢慢消退。如果创伤较为严重，或者没有得到及时正确的处理，肿胀可能会持续较长时间，甚至可能引发感染等并发症。

例如，儿童口腔伤口可能导致脸部肿胀，其原因可能是发生了感染或创伤后反应。若口腔伤口未及时处理，易致细菌滋生、引发感染，进而造成脸部肿胀，同时还可能伴有发热、疼痛、口腔异味等症状。如果是创伤后反应，口腔伤口会导致脸部软组织受损，引起炎症反应和水肿，这种情况通常会随着时间的推移逐渐消退。

宝宝外伤出血主要有三种类型，即毛细血管出血、静脉出血和动脉出血。毛细血管出血量少、色红，找不到明显的出血点，危险性小，常能自动停止。可采用压迫与填塞止血法，在消毒伤口周围皮肤后，在伤口盖上消毒纱布或干净的布片，扎紧就可止血。静脉出血为暗红色的血液，缓慢地从伤口流出，血流逐渐减慢，危险性也较小。止血方法和毛细血管出血基本相同，抬高患肢可以减少出血，在出血部位加压包扎可止血。动脉出血颜色鲜红，出血量多，速度快，危险性大。可用间接指压法止血，不同部位的出血需压迫相应的动脉，如头部前面出血，要压迫颈动脉；面部出血，要压迫面动脉等。此外，还可以采用加垫屈肢止血法和止血带止血法，但止血带止血法只适用于四肢部位血管的出血。

二、骨折的特有体征

骨折部位出现严重肢体畸形，如扭曲、短缩、弯折等情况。例如，手臂骨折时，儿童手臂可能出现明显弯曲或扭曲，与正常手臂形态差异显著；腿部骨折时，肢体可能会出现短缩或弯折，儿童无法正常行走。不同部位的骨折畸形表现形式也会有所不同，如脊柱骨折可能会导致身体弯曲变形等。

骨折部位活动能力差，儿童存在骨折部位无法抬起来的情况；移动受伤部位时会听到骨擦音及骨擦感。骨擦音是骨折断端相互摩擦产生的声音，异常活动是指骨折部位出现不正常的活动，这些都是骨折的特有体征。例如，宝宝手指被夹后，如果出现骨折，可能会出现畸形、异常活动、骨擦音或骨擦感等体征。可依据症状、骨折特有体征，以及相关检查等判断是否骨折，进行影像学检查可明确是否骨折，常用检查包括X线、CT等。

第四节　创伤性伤害的诊断方法

一、详细受伤过程询问

（一）受伤时间、地点与经过了解

准确记录儿童受伤时间对判断病情至关重要。这是因为，不同时间段受伤，可能对应着不同致伤因素的活跃程度，以及身体生理状态的差异。例如，白天在户外受伤可能与玩耍、运动等活动相关，而夜晚受伤可能与意外摔倒或家庭环境中的危险因素有关。受伤早期，身体的应激反应可能相对较轻，随着时间的推移，炎症反应等可能逐渐加重。对于一些需要紧急处理的创伤，如开放性伤口，受伤时间越久，感染的风险就越高。此外，对于可能存在颅内出血等潜在危险的创伤，及时了解受伤时间有助于医生判断病情的进展速度和严重程度，从而采取更准确的治疗措施。

不同的受伤地点会涉及不同的致伤因素。在家庭中，儿童可能因家具摆放不当、地面湿滑等原因导致跌伤、碰撞伤；在学校，可能因与同学玩耍打闹、体育活动等发生意外创伤；在户外，如公园、游乐场等地，可能因游乐设施故障、攀爬高处等导致的高空坠落伤、外伤性骨折等。在道路上，儿童易发生车祸损伤，致伤因素包括车辆速度、撞击角度等。而在建筑工地等场所，儿童可能被掉落的物品砸伤，或者因地形复杂而发生跌伤、扭伤等。了解受伤地点有助于医生推断潜在致伤因素，进而更有针

对性地开展诊断与治疗。

详细询问儿童受伤经过可为确定创伤类型提供关键线索。例如，如果家长描述儿童是在奔跑中突然摔倒，那么可能造成皮肤擦伤或软组织挫伤；如果是从高处跳下后受伤，可能出现高空坠落伤，涉及全身多个部位的损伤风险；如果是在乘坐私家车时发生碰撞，可能出现私家车相关意外创伤，如安全带勒伤、头部撞伤等。对于一些复杂的受伤经过，如儿童在玩耍中被其他物体撞击后又摔倒，医生需要综合考虑多种因素，判断可能的创伤类型，以便进行全面的诊断和治疗。

（二）受伤时周围环境情况

受伤时的周围环境对儿童创伤有着重要的影响。如果受伤环境存在污染，如在建筑工地、垃圾场等场所受伤，伤口易受细菌、灰尘等污染物侵袭而感染，增加了伤口处理的难度和感染的风险。此外，污染的环境可能导致伤口内残留异物，如沙石、金属碎片等，这些异物如果不及时清除，可能会引起炎症反应、组织坏死等并发症。在一些特殊的环境中，如化学实验室、工厂等，儿童可能接触到化学物质，导致化学伤，对眼睛、皮肤等造成严重的损害。

环境因素对儿童创伤的后续治疗也有潜在影响。如果受伤环境温度较高，伤口容易滋生细菌，加速炎症反应，可能需要更频繁地更换敷料和进行伤口消毒。在寒冷的环境中受伤，可能会影响血液循环，导致伤口愈合缓慢，甚至可能出现冻伤等并发症。此外，环境中的湿度也会对伤口愈合产生影响，高湿度环境可能增加伤口感染的风险，而低湿度环境可能使伤口干燥，影响组织的修复。如果受伤环境存在噪声、强光等不良刺激，可能会加重儿童的心理负担，影响其康复过程。

二、体格检查要点

（一）全身各部位损伤检查顺序与重点

对儿童创伤性伤害进行体格检查时，合理的检查顺序可确保不遗漏任何潜在损伤。一般先从头部开始，依次检查面部、颈部、胸部、腹部、脊柱、骨盆、四肢等部位。这样的检查顺序可以系统地覆盖全身各个重要区域，从而避免因随意检查而遗漏关键部位的损伤。具体而言，在检查头部时，要注意观察头皮是否有擦伤、肿胀、血肿等。检查眼睛是否有眼外伤，如钝挫伤、锐器伤、化学伤等，以及耳朵是否有耳部损伤。检查胸腹部时，注意观察有无肋骨骨折、肺挫伤、肝脾破裂等内脏损伤。对于脊柱和骨盆，要注意检查是否有骨折、脱位等损伤。最后，检查四肢时，要注意观察是否有骨折、软组织挫伤、关节脱位等损伤。

不同部位的检查有不同的重点内容和注意事项。在头部检查中，重点观察意识状态、瞳孔大小和对光反射、头部有无畸形、头皮有无破损等。注意事项包括避免用力按压头部，以免加重潜在的颅脑损伤。接着，在颈部检查中，要注意检查颈椎的活动度、有无压痛、气管位置是否居中、颈部有无肿胀等。注意避免过度屈伸颈部，以免加重颈椎损伤。然后，在胸部检查中，重点观察呼吸频率、节律，胸廓有无畸形，胸部有无压痛，听诊呼吸音是否正常等情况。注意避免用力按压胸部，以免加重肋骨骨折或肺挫伤。在腹部检查中，重点观察腹部有无膨隆、压痛、反跳痛、肌紧张，以及肠鸣音是否正常等情况。注意避免用力按压腹部，以免加重内脏损伤。在脊柱检查中，要注意观察脊柱的形态、有无压痛、活动度是否受限等。注意避免强行弯曲或扭转脊柱，以免加重脊柱损伤。在骨盆检查中，要注意观察骨盆的稳定性、有无压痛、会阴部位有无出血等。注意避免用力挤压骨盆，以免加重骨盆骨折。在四肢检查中，重点观察四肢的形态、有无畸形、压痛、活动度是否受限、末梢循环是否良好等。注意避免强行活动受伤的肢体，以免加重骨折或软组织损伤。

（二）生命体征判断与异常发现

生命体征是评估儿童创伤严重程度的重要指标，包括体温、脉搏、呼吸、血压等。正常儿童的体温一般在36.5～37.5℃之间，脉搏随年龄不同而有所变化，新生儿120～140次/分，婴儿110～130次/分，幼儿100～120次/分，学龄前儿童90～110次/分，学龄儿童80～100次/分。呼吸频率也因年龄而异，新生儿40～45次/分，婴儿30～40次/分，幼儿25～30次/分，学龄前儿童20～25次/分，学龄儿童18～20次/分。儿童的血压也随年龄增长而逐渐升高，一般来说，新生儿的收缩压为50～70mmHg（1mmHg≈0.133kpa），舒张压为30～40mmHg；1岁以内婴儿的收缩压为70～90mmHg，舒张压为40～50mmHg；1～3岁幼儿的收缩压为80～100mmHg，舒张压为50～60mmHg；3～7岁儿童的收缩压为90～110mmHg，舒张压为60～70mmHg；7～12岁儿童的收缩压为100～120mmHg，舒张压为70～80mmHg。

异常的生命体征往往具有重要的警示意义，可能提示儿童存在严重的创伤或并发症。例如，体温升高可能是由创伤后感染引起的，也可能是身体的应激反应。若儿童出现高热，伴寒战、精神萎靡等症状，可能提示存在严重感染，如败血症。脉搏增快可能由失血、疼痛、休克等原因所致。如果儿童的脉搏过快，伴有皮肤苍白、湿冷、烦躁不安等症状，可能提示存在休克的风险。呼吸频率加快可能由疼痛、气胸、肺挫伤等原因引起。如果儿童出现呼吸急促、呼吸困难、发绀等症状，可能提示存在呼吸功能障碍，如气胸、血胸、肺挫伤等。血压下降可能是由失血、休克等原因引起的。若儿童血压过低，伴脉搏细弱、皮肤湿冷、意识模糊等症状，可能提示存在严重休克，需要立即开展紧急处理。此外，异常的生命体征还可能提示其他并发症的存在，如颅脑损伤引起的中枢性高热、呼吸节律紊乱等；腹部内脏损伤引起的腹膜炎、休克等；脊柱损伤引起的截瘫、呼吸功能障碍等。

三、辅助检查手段

（一）X 线、CT 等影像学检查在创伤诊断中的应用

X线检查是创伤诊断常用的影像学检查途径之一，具有一定的优势和局限性。X线检查的优势在于操作简单、快速、成本低，可以清晰地显示骨骼的形态、结构和位置，对于骨折、关节脱位等创伤的诊断具有重要价值。例如，对于儿童外伤性骨折，X线检查可以明确骨折的部位、类型、移位情况等，为治疗方案的制订提供依据。此外，X线检查还可以用于观察肺部的情况，如是否有气胸、血胸等。然而，X线检查也存在一定的局限性。它只能呈现骨骼和肺部的情况，对软组织损伤的显示效果欠佳。对于一些复杂的骨折，如粉碎性骨折、螺旋形骨折等，X线检查可能无法准确显示骨折的细节。此外，其对于颅脑损伤、腹部内脏损伤等的诊断价值有限。

CT检查在复杂创伤诊断中具有重要作用。与X线检查相比，CT检查可以提供更详细的图像信息，能够清晰地显示骨骼、软组织、内脏器官等的结构和病变。对于颅脑损伤，CT检查可以准确显示颅骨骨折、颅内出血、脑挫裂伤等病变，为治疗方案的制订提供重要依据。对于腹部内脏损伤，CT检查可以显示肝、脾、肾等内脏器官的破裂、出血等情况，有助于判断损伤的程度和范围。对于复杂的骨折，如脊柱骨折、骨盆骨折等，CT检查可以提供三维图像，更好地显示骨折的细节和移位情况，为手术治疗提供指导。此外，CT检查还可以用于检测创伤后的并发症，如肺部感染、胸腔积液、腹腔积液等。

（二）血液检查评估是否有感染或其他并发症

血液检查是评估儿童创伤后是否有感染或其他并发症的重要手段之一。常见的血液检查指标包括血常规、凝血功能、肝肾功能、电解质等。血常规中的白细胞计数、中性粒细胞比例等指标可以反映是否存在感染。若白细胞计数升高、中性粒细胞比例

增加，则可能提示存在细菌感染。血红蛋白和红细胞计数可以反映是否有失血情况。如果血红蛋白降低、红细胞计数减少，可能提示存在失血或贫血。血小板计数可以反映凝血功能。如果血小板计数降低，可能提示存在凝血功能障碍。凝血功能检查中的凝血酶原时间、活化部分凝血活酶时间、凝血酶时间等指标可以反映凝血功能是否正常。如果这些指标延长，可能提示存在凝血功能障碍。肝肾功能检查中的谷丙转氨酶、谷草转氨酶、肌酐、尿素氮等指标可以反映肝脏和肾脏的功能。如果这些指标异常，可能提示存在肝肾功能损伤。电解质检查中的钾、钠、氯、钙等指标可以反映体内的电解质平衡情况。一般而言，如果这些指标异常，可能提示存在电解质紊乱。

根据血液检查结果可以判断儿童创伤后的并发症风险。如果血常规显示白细胞计数升高、中性粒细胞比例增加，同时伴有发热、局部红肿、疼痛等症状，则可能提示感染风险较高。如果血红蛋白降低、红细胞计数减少，同时伴有血压下降、心率加快等症状，可能提示存在失血过多的风险，需要及时进行输血治疗。如果血小板计数降低，凝血功能检查指标延长，可能提示出血风险升高，需要密切观察伤口出血情况，并采取相应的止血措施。如果肝肾功能检查指标异常，可能提示存在肝肾功能损伤的风险，需要进一步检查和治疗。如果电解质检查指标异常，可能提示存在电解质紊乱的风险，需要及时进行纠正。此外，血液检查还可以用于监测创伤后的治疗效果。例如，在治疗过程中，如果白细胞计数逐渐下降、中性粒细胞比例恢复正常，说明感染得到控制；如果血红蛋白和红细胞计数逐渐升高，说明失血得到纠正。

第五节　创伤性伤害的急救原则与技术

一、现场急救的即刻措施

当儿童发生创伤性伤害时，现场急救的第一步是确保环境安全，避免二次伤害。若在道路上发生车祸等事故，应立即设置警示标志，防止其他车辆靠近。随后迅速判断儿童意识状态，轻拍其肩膀并大声呼喊，观察有无反应。如果儿童没有意识，应立即检查呼吸和心跳，若呼吸心跳停止，即刻进行心肺复苏术。对于存在明显出血的伤口，需立即施行止血措施，可依据出血类型选用适宜的止血方法，如毛细血管出血可采用压迫止血法或填塞止血法，静脉出血和动脉出血可采用加压包扎或指压止血法等。同时，要注意保护受伤部位，避免随意搬动，以免加重损伤。对于骨折的儿童，应尽量保持受伤部位的稳定，不要强行拉直或弯曲肢体。如果是开放性骨折，不要将外露的骨头复位，以免造成更严重的感染。

此外，在积极开展现场急救操作的同时，要尽量稳定患儿的情绪。可以用温和的语气与儿童交流，告诉他们不要害怕，医生正在帮助他们。若儿童哭闹不止，可轻柔抚摸其头部或握住其手，给予他们安全感。对于年龄较小的儿童，可以用他们喜欢的玩具或物品分散他们的注意力，缓解他们的紧张情绪。在整个急救过程中，要保持冷静和镇定，给儿童传递积极的信号，让他们相信自己会很快得到救治。

二、止血方法的正确选择与操作

如前文所述，儿童外伤出血主要有毛细血管出血、静脉出血和动脉出血三种类型。对于毛细血管出血，因其出血量少，可采用压迫止血法或填塞止血法，消毒伤口周围皮肤后，于伤口处覆盖消毒纱布或干净布片，扎紧以止血。静脉出血为暗红色血液，缓慢从伤口流出，可采用与毛细血管出血基本相同的止血方法，即先抬高患肢减少出血，再在出血部位加压包扎止血。动脉出血颜色鲜红，出血量多，速度快，危险性大。可用间接指压法止血，不同部位的出血需压迫相应的动脉，如头部前面出血，可压迫颞浅动脉；面部出血，要压迫面动脉等。此外，还可以采用加垫屈肢止血法和止血带止血法，但止血带止血法只适用于四肢部位血管的出血。

进行止血操作时，首先要保持冷静，迅速判断出血类型。如果是毛细血管出血或静脉出血，可直接用干净的纱布或毛巾按压伤口止血。按压时要用力均匀，不要时松时紧，以免影响止血效果。如果是动脉出血，需精准找到相应的动脉压迫点，用手指或手掌用力按压，直到出血停止。在使用止血带止血时，要注意选择合适的止血带，一般可以使用绷带、布条等，但不能过细或过窄，以免损伤皮肤和神经。止血带应绑在伤口的近心端，即靠近心脏的一端，但不能直接绑在关节处。绑止血带时要松紧适度，以能止住血为宜，同时要在止血带上标明绑的时间，每隔30～60分钟要放松一次，每次放松1～2分钟，以防造成肢体缺血性坏死。

三、包扎伤口以减少感染与出血

包扎伤口的材料可以选择消毒纱布、绷带、三角巾等。对于小伤口，可以用消毒纱布直接覆盖在伤口上，然后用绷带或胶布固定。如果伤口较大或较深，需要用多层纱布进行包扎，先在伤口上覆盖一层无菌纱布，然后用绷带或三角巾进行包扎。包扎时要注意松紧适度，不要过紧或过松。过紧会影响血液循环，导致肢体肿胀；过松则起不到止血和保护伤口的作用。对于头部、面部等特殊部位的伤口，可以使用三角巾进行包扎。

包扎伤口可以起到预防感染和控制出血的作用。一方面，包扎可以隔离伤口与外界环境，减少细菌的侵入，降低感染的风险。另一方面，包扎可以对伤口施加一定的压力，促进血液凝固，减少出血。同时，包扎还可以保护伤口，避免伤口受到外界的摩擦和碰撞，减轻疼痛，促进伤口的愈合。

四、骨折固定的技巧与注意事项

不同部位的骨折固定方法有所不同。对于手臂骨折，可用夹板或石膏，将骨折部位固定于正确位置，以维持稳定。若为上肢骨折，需用吊带将石膏悬吊于胸前。对于腿部骨折，可以用夹板、石膏或支具固定，患者宜经常抬高患肢，以减轻肿胀。对于小儿股骨骨折，如果骨折位置比较好或通过手法复位成功，可以选择支具外固定、夹板外固定、石膏托外固定、持续的骨牵引或皮牵引等方法。如果骨折错位非常严重，手法复位失败，为避免后遗症发生，需要进行切开复位内固定，可选用钢板、螺钉、克氏针、髓内钉等内固定材料。对于锁骨骨折，一般可采取八字固定。

在固定骨折部位时，要注意以下几点，以避免二次损伤。首先，固定前要对骨折部位进行适当的复位，但不要强行拉直或弯曲肢体，以免加重损伤。其次，固定材料要选择合适的尺寸和硬度，不能过紧或过松。过紧会导致夹板或石膏压迫神经，使儿童患肢出现麻木或疼痛的症状；过松则起不到固定的作用，儿童生性好动，随意甩动患肢可导致肿胀或疼痛。再次，固定过程中要注意观察患肢的血液循环和感觉情况，如发现患肢出现肿胀、麻木、疼痛加剧等症状，应及时调整固定的松紧度。最后，在固定期间，要按照医生的要求进行适当的功能锻炼，以防止肌肉萎缩和关节僵硬。同时，要注意饮食搭配，补充维生素、钙和蛋白质，促进骨折的愈合。

第六节　创伤性伤害的急救处理细则

一、不同部位骨折的临时固定与搬运

对于上肢骨折，可使用夹板或三角巾进行临时固定。将夹板放在骨折部位的两侧，用绷带或三角巾包扎固定，固定时需留意松紧适度，以能容纳一根手指为宜。搬运时，可将患肢用三角巾悬挂在胸前，避免患肢晃动。如果没有三角巾，也可以用衣

服或围巾等代替。搬运过程中要注意保护患肢，避免碰撞和挤压。

小儿腿部骨折后，应先对腿部进行简单制动固定，然后尽快到当地医院骨科就诊。小儿下肢骨折后，最好在附近寻找树枝、木板等材料进行临时固定，避免骨折断端移动，刺伤神经和血管。如果有条件，可以用冰袋冰敷患肢，减轻疼痛。如果是开放性骨折，持续流血，应用衣物包裹，若出血呈喷射状且颜色鲜红，怀疑有血管损伤，则需用腰带或绳索在伤口近心端系紧，然后立即送到医院进行治疗。对开放性骨折折端外露的患者，应避免将骨折断端还纳，需在简单的包扎后立即送往医院。在搬运下肢骨折的患儿时，一定要注意，可先用纸壳或夹板，以绷带临时缠绕固定，既能减轻疼痛，又能避免骨折出现更大移位。在搬运患者的时候，一定要整个将其抬起，注意保护骨折部位，同时可以将患肢抬高，腿下垫上东西，促进静脉回流，减轻患者疼痛。

脊柱骨折后不能轻易移动患者，应依照患者伤后的姿势进行就地固定，俯卧位时以工字形方式将竖板紧贴脊柱，把两块横板分别压住竖板，横放于两肩及腰骶部，固定前在脊柱的凸出部位垫上纱布、棉花等软的物品，然后先固定两肩并将三角巾或布带打结于胸前，再固定腰骶部。如事故现场仍有危险必须移动，搬运患者到安全地带时应小心地避免脊柱的弯曲和扭转，绝对禁止一人抬肩一人抬腿的错误做法，迅速转运至有条件的医院进一步检查处理。

二、开放性伤口与闭合性伤口处理区别

对于开放性伤口，如果伤口污染较重，都要进行清创操作，并且在清创之后注射破伤风针，以减少破伤风的感染。在注射破伤风抗毒素之前，患者都要接受皮试，以明确是否有过敏反应。如果出现皮试阳性，就要经过脱敏注射疗法，将药物注射到体内。尽管经过脱敏注射，但仍然有部分患者会出现皮肤瘙痒、局部皮疹等轻微的过敏反应，如果没有喉头水肿、憋气等表现，大多无须特殊处理，随着时间推移，过敏反应通常会在12～24小时内自然消退。如果局部的过敏反应较为严重，可以口服或注射抗过敏药物，以对抗过敏的相关症状。开放性伤口的止血包扎方法，主要包括以下几步：选择在距开放性伤口较近的近心端，通过按压动脉搏动处，以通过压迫止血而起到止血功效；以碘附等消毒伤口后，用无菌纱布加压包扎，然后外用绷带加压包扎以达到直接压迫止血的目的；开放性伤口还需要配合进行X线检查，排除是否伴有骨折等疾病。如果排除了骨折，单纯是开放性伤口，通过以上步骤处理即可，每3天左右

换药，观察伤口情况。如果行X线检查发现有明显的骨折，则需要及时完善相关术前检查，急诊行手术治疗。对于开放伤口引起的骨折必须及时处理，而不能拖延，以避免引起严重的并发症。

闭合性伤口通常有伤口不易察觉、潜在伤害较大、有潜在感染风险等特点。闭合性伤口没有明显的开放性伤口，皮肤表面通常不会有血液溢出或明显挫伤、瘀伤等症状，某些常见闭合性创伤，如软组织挫伤、扭伤等，在临床上因不易察觉容易被忽略或误诊。尽管闭合性创伤表面看似并不严重，却可能引发内出血、气胸、脏器破裂等潜在伤害，需要及时诊断和处理，严重时需通过外科手术来恢复损伤的部位。尽管闭合性创伤表面没有明显的开放性伤口，但伤口下方的组织仍可能遭受损伤与破坏，存在被细菌感染的风险。对于轻微的闭合性创伤，建议患者适当休息，避免吃辛辣刺激的食物。但若身体出现严重不适时，应及时就医，明确病因，对症治疗。儿童闭合性伤口有皮肤脆弱、易受损伤，创面面积小、愈合快速，免疫功能相对较弱、抗感染能力较低，存在起伏不定的心理反应，受家长和教师照护水平影响较大等特点。伤口清洁对于闭合性伤口预防感染至关重要，可选用温和的肥皂水或生理盐水仔细清洗伤口，去除残留的污染物和坏死组织，用无菌棉签轻轻擦拭观察有无感染迹象或渗出物，清洗后用无菌纱布或纸巾轻轻蘸干。常见的伤口清洁剂有过氧化氢、碘酊、氯己定、生理盐水等。生理盐水具有温和、无刺激的特点，可用于反复清洗伤口，保持创面清洁湿润，是首选的伤口清洁剂。伤口愈合过程包括止血、炎症反应、组织修复、重塑与成熟四个阶段，受年龄、营养状况、全身健康状态、伤口面积和深浅等因素影响。要促进儿童闭合性伤口的愈合，可采取保持伤口清洁、保持湿润、补充营养、适度活动，以及缓解心理压力等综合措施。通过观察伤口的颜色和肤色恢复情况、边缘的肿胀程度和疼痛感、分泌物的性质和量度、缝合线的拉力和张力、愈合的速度和程度、周围皮肤的温度和感觉等指标，能及时发现伤口愈合过程中的异常情况，及时采取措施，确保伤口顺利愈合。伤口愈合可能出现感染、瘢痕形成、创面破裂、神经损伤等并发症，可通过合理清洁伤口、正确使用抗菌敷料、加强免疫力、保持伤口处于生理状态等方法预防伤口感染。

第七节 创伤性伤害的预后与康复

一、影响预后的因素分析

（一）伤害严重程度与部位

严重的创伤性伤害可能对儿童身体的多系统功能产生长期而深远的影响。例如，严重的外伤性骨折如果处理不当，可能导致骨骼畸形愈合，影响儿童的肢体生长和运动功能。儿童在成长过程中，骨骼不断发育，畸形愈合的部位可能会限制周围骨骼的正常生长，导致肢体长短不一、关节活动受限等问题。此外，严重的颅脑损伤可能会留下神经系统后遗症，如智力发育迟缓、运动障碍、癫痫等。这些后遗症不仅会影响儿童的日常生活和学习，还可能给家庭带来沉重的负担。

严重的创伤还可能影响儿童的内脏器官功能。例如，腹部严重创伤可能导致肝、脾、肾等内脏器官破裂，即使经过手术修复，也可能会影响器官的正常功能。长期来看，可能会出现肝功能异常、肾功能不全等问题。此外，严重的胸部创伤可能会损伤肺组织和心脏，影响呼吸和循环功能，导致儿童活动耐力下降、易疲劳等。

不同部位的创伤预后存在明显差异。头部创伤，尤其是颅脑损伤，预后往往较为复杂。轻度的脑震荡可能在短期内恢复，但多次发生脑震荡可能会影响儿童的认知和学习能力。严重的颅脑损伤，如脑挫裂伤、原发性脑干损伤等，病死率和致残率较高。即使幸存下来，也可能会留下严重的神经系统后遗症，如瘫痪、智力低下、癫痫等。

四肢创伤的预后相对较好，但如果骨折严重或合并神经、血管损伤，也可能会影响肢体功能。例如，上肢骨折可能会影响儿童的手部精细动作能力，下肢骨折可能会影响儿童的行走和运动能力。如果神经损伤严重，可能会导致肢体麻木、无力等症状，难以完全恢复。并且，四肢骨折合并血管损伤若处理不及时，除可能引发肢体缺血性挛缩外，还可能导致肢体坏死等严重后果。

脊柱创伤的预后取决于损伤的程度和部位。轻度的脊柱骨折可能通过保守治疗恢复，但严重的脊柱骨折可能会导致截瘫等严重后果。此外，脊柱创伤还可能影响儿童的生长发育，导致脊柱畸形等问题。

内脏器官创伤的预后也各不相同。肝、脾等实质性器官破裂如果及时手术治疗，预后相对较好。但如果损伤严重，可能会出现大出血、休克等危及生命的情况。而肾脏创伤可能会导致肾功能不全，需要长期治疗和随访。

（二）急救处理的及时性与规范性

及时有效的急救措施对创伤性伤害的预后至关重要。在创伤发生后，第一时间进行急救可以减少出血、减轻疼痛、防止感染等，为后续的治疗争取时间。例如，对于严重的出血性创伤，如果能够及时进行止血处理，可以避免失血性休克的发生，降低死亡率。对于开放性伤口，如果能够及时进行清创和包扎，可以减少感染的风险，促进伤口愈合。

对于颅脑损伤、脊柱损伤等严重创伤，及时的急救措施可以减轻损伤程度，提高预后。例如，对于颅脑损伤患者，如果能够在受伤后尽快进行心肺复苏、保持呼吸道通畅等措施，可以减少脑缺氧的时间，降低脑损伤的程度。对于脊柱损伤患者，如果能够在现场进行正确的固定和搬运，可以避免脊柱的进一步损伤，降低截瘫等严重后果发生的风险，在对脊柱损伤患者进行搬运时，应至少由三人配合，采用轴向翻身法或平托法，确保脊柱在同一水平线上移动。

不规范的急救措施可能会给创伤性伤害的患者带来不良后果。例如，对于骨折患者，如果在搬运过程中方法不当，可能会导致骨折移位加重，损伤周围的神经、血管等组织，增加治疗难度和并发症的发生风险。对于开放性伤口，如果在清创过程中不彻底或使用了不恰当的药物，可能会导致伤口感染加重，延迟伤口愈合。

对于颅脑损伤患者，如果在急救过程中过度搬动头部或使用不恰当的药物，可能会加重脑损伤的程度。对于脊柱损伤患者，如果在搬运过程中没有保持脊柱的直线状态，可能会导致脊柱的二次损伤，增加截瘫等严重后果的发生风险。

二、康复治疗的重要性与方法

（一）创伤后肢体功能恢复训练

创伤后肢体功能恢复训练通常分为三个阶段。第一阶段是急性期，主要目标是控制疼痛、减轻肿胀、防止肌肉萎缩和关节僵硬。在这个阶段，可以进行一些被动的关节活动和肌肉按摩，以保持关节的活动度和肌肉的张力。第二阶段是恢复期，主要目标是逐渐恢复肢体的力量和运动功能。在这个阶段，可以进行一些主动的关节活动和肌肉力量训练，如屈伸关节、抬腿、握拳、伸指、转腕等。第三阶段是巩固期，主要目标是提高肢体的协调性和运动耐力，恢复日常生活和运动能力。在这个阶段，可以进行一些综合性的训练，如跑步、跳跃、游泳等。

肢体功能恢复训练的方法应根据创伤的类型和程度、患者的年龄和身体状况等因素进行选择。对于轻度的创伤，可以采用一些简单的康复训练方法，如自我按摩、关节活动度训练等。对于严重的创伤，可能需要在专业康复师的指导下进行系统的康复训练，如物理治疗、作业治疗、运动疗法等。

个性化的康复方案制订是提高康复效果的关键。康复师应根据患者的具体情况，制订出适合患者的康复方案，包括训练的内容、强度、频率等。同时，康复师还应定期对患者的康复进展进行评估，根据评估结果调整康复方案，以确保康复训练的有效性和安全性。

（二）心理康复与支持

儿童在经历创伤性伤害后，可能会出现各种心理问题。常见的表现包括恐惧、焦虑、抑郁、愤怒等情绪问题。儿童可能会对创伤事件产生恐惧，害怕再次发生类似的事情。焦虑表现为过度担心、紧张不安、睡眠障碍等。抑郁可能表现为情绪低落、失去兴趣、自责自罪等。愤怒可能表现为脾气暴躁、攻击性行为等。

儿童还可能出现行为问题，如退缩行为、攻击性行为、自我伤害行为等。退缩行为表现为不愿意与人交往、回避社交活动等。攻击性行为可能是对创伤事件的一种反应，也可能是情绪宣泄的方式。自我伤害行为则是儿童在心理压力过大时采取的一种极端方式。

此外，儿童还可能出现学习困难、注意力不集中、记忆力下降等问题。这些问题可能会影响儿童的学习和生活，需要及时进行干预。

心理康复的方法包括心理疏导、认知行为疗法、游戏疗法等。心理疏导是通过与儿童进行交流，了解他们的心理感受和需求，帮助他们释放情绪、缓解压力。认知行为疗法则是通过改变儿童的不良认知和行为模式，常用技术包括认知重建、行为训练等，帮助他们建立积极的心态和应对能力。游戏疗法是利用儿童喜欢的游戏活动，帮助他们表达情感、增强自信心和社交能力。

家庭支持在儿童心理康复中起着至关重要的作用。家庭是儿童最主要的生活环境，家人的关爱和支持可以给儿童带来安全感和信任感。家长应关注儿童的心理变化，给予他们足够的关心和陪伴，鼓励他们积极面对创伤事件。同时，家长还应与学校和专业机构合作，共同为儿童提供心理支持和帮助。

（三）儿童意外伤害后的心理创伤表现

儿童在经历意外伤害后，往往会出现恐惧和焦虑等情绪反应。他们可能会对受伤的场景、物品或人产生恐惧，害怕再次受伤。焦虑表现为过度担心自己的身体状况、未来的生活等。例如，一个儿童在经历了车祸后，可能会对汽车产生恐惧，不敢乘坐汽车。他还可能会担心自己的身体是否会留下后遗症，影响未来的生活。

心理创伤还可能导致儿童的行为发生变化。他们可能会变得胆小、退缩，不愿意参加以前喜欢的活动。也可能会出现攻击性行为，对周围的人发脾气。此外，心理创伤还可能影响儿童的睡眠、饮食等日常生活习惯。例如，一个儿童在经历了火灾后，可能会出现失眠、食欲缺乏等问题。这些行为变化和日常生活习惯的改变会对儿童的身心健康产生不良影响，需要及时进行干预。

（四）心理疏导与干预措施

专业心理疏导是帮助儿童应对心理创伤的重要手段。心理疏导的方法包括个体心理辅导、团体心理辅导、家庭心理辅导等。个体心理辅导是针对单个儿童进行的心理疏导，适用于心理创伤较为严重、问题较为复杂且需要深度个性化辅导的儿童。团体心理辅导则是将多个经历相似创伤的儿童组织在一起，通过分享感受、角色扮演、小组讨论等互动和交流形式，帮助他们共同应对心理创伤。家庭心理辅导则是通过与家长合作，共同为儿童提供心理支持和帮助。

心理疏导的时机也很重要。一般来说，在创伤事件发生后的早期，应尽快进行心理疏导，帮助儿童缓解情绪压力。随着时间的推移，心理疏导的重点可以逐渐转向帮助儿童建立积极的心态和应对方式，促进心理康复。

家庭在儿童心理干预中起着至关重要的作用。家长应给予儿童足够的关爱和支持，帮助他们建立安全感。同时，家长还应与学校和专业机构合作，共同为儿童提供心理支持和帮助。例如，家长可以与学校老师沟通，了解儿童在学校的表现，共同关注儿童的心理变化。家长还可以带儿童参加一些心理辅导课程或活动，帮助他们更好地应对心理创伤。

社会也应承担起相应的责任，为儿童提供心理支持和帮助。例如，社区可以组织一些心理健康宣传活动，提高公众对儿童心理创伤的认识。学校可以开展心理健康教育课程，培养儿童的心理韧性和应对能力。专业机构可以为儿童提供心理咨询和治疗服务，帮助他们尽快恢复心理健康，此外，还可定期接受服务的儿童进行跟踪评估，根据其心理状态变化及时调整干预方案。

总之，儿童创伤性伤害是一个严重的公共卫生问题，需要学者高度重视。通过了解儿童创伤性伤害的类型、机制、临床表现、诊断方法、急救原则与技术，以及预后与康复，可以更好地预防和治疗这些伤害，减少儿童的痛苦和残疾。在日常生活中，家长和监护人应加强对儿童的安全教育和监管，增强儿童的自我保护意识和能力。医护人员应具备专业的知识和技能，及时、准确地诊断和治疗儿童创伤性伤害。社会各界也应共同努力，营造安全的环境，为儿童的健康成长提供保障。

第四章　热力伤害

热力伤害是儿童意外伤害中较为常见且严重的一类，涵盖烧（烫）伤、烧炸伤等多种类型，以及电击伤、雷击伤等电流引发的特殊热力伤害，对儿童的生命健康构成了重大威胁。在日常生活中，儿童因认知能力有限、好奇心强且缺乏自我保护意识，极易遭受此类伤害。深入探究热力伤害的相关知识，包括其常见类型、发生机制、临床表现、诊断方法、急救原则与技术，以及预后与康复等方面，对于及时有效地救治受伤儿童、降低伤害程度、预防并发症的发生，以及促进儿童身心的全面恢复具有重要意义。

第一节　热力伤害的常见类型

一、儿童烧烫伤

儿童烧烫伤在日常生活中较为常见，厨房更是此类伤害的高发地。例如，年幼的儿童可能因好动而不小心拉翻灶台上的热锅、热菜或热粥，导致身体被烫伤；稍大一些的儿童可能会出于好奇爬上柴火灶台，却不慎掉入热水锅中，造成严重烫伤。此外，在家庭用餐时，儿童也可能因撞到正手捧热汤的大人，而使热汤洒在头面颈部，引发烫伤。在卫生间场景中，家长帮儿童洗澡时，若顺序颠倒，先倒热水后倒冷水，儿童可能在未加冷水前就不小心打翻水盆或跌坐其中，致使躯臀会阴等部位被烫伤。家中电热水器管道老化爆炸、偏远山区洗澡时用炭火取暖引发的一氧化碳中毒后跌入炭火盆等意外，也会造成儿童烧伤。客厅里，放置在桌上或茶几上的热茶水容易被儿童打翻，从而导致烫伤。除了热液，儿童触摸电线、插线板导致小手被电击伤。

不同年龄段的儿童面临此类伤害的特点及原因各异。幼儿时期，儿童的活动能力逐渐增强，但对危险的认知几乎为零，且缺乏自我保护能力，好奇心又极为旺盛，这使得他们容易在不经意间接触到热源而受伤。例如，他们可能会被家中色彩鲜艳的热水瓶、电饭锅等吸引，伸手去触摸而被烫伤。随着年龄增长，儿童的活动范围扩大，对周围事物的探索欲更强，但安全意识仍相对薄弱。在厨房中，他们可能想要模仿大人的行为，如帮忙做饭，却因操作不当而引发危险。

二、儿童烧炸伤

儿童烧炸伤主要源于接触鞭炮、烟花等易燃易爆物品，或家中一些存在安全隐患的小型爆炸物。在节日期间或一些特殊场合，儿童可能因好奇而点燃鞭炮、烟花，若操作不当或产品质量不合格，就极易引发爆炸，导致烧炸伤。例如，有的儿童在点燃鞭炮时，未能及时撤离到安全距离，或者将鞭炮拿在手中玩耍，当鞭炮瞬间爆炸时，强大的冲击力和火焰会对儿童的身体造成严重伤害，受伤部位往往集中在手部、面部和眼睛等暴露部位，可能导致皮肤烧伤、眼部损伤甚至失明等严重后果。此外，一些家庭中可能存放有诸如乙醇、汽油等易燃易爆物品，若保管不善，被儿童误触或误玩，也可能引发爆炸事故，造成烧炸伤。

这种伤害具有突发性和严重性的特点。鞭炮、烟花等爆炸物的爆炸瞬间释放出巨大能量，儿童在毫无防备的情况下，身体会受到强烈的冲击和高温灼伤。而且，此类伤害往往会涉及多个部位，不仅有皮肤的烧伤，还可能伴随有骨折、内脏损伤等内部伤害，治疗难度较大，对儿童的身心健康影响深远。

三、儿童遭遇城市火灾伤

在城市环境中，儿童遭遇火灾伤害的情况并不罕见，居民楼火灾、商场火灾等都可能对儿童造成严重的热力伤害。在居民楼火灾中，由于儿童逃生能力相对较弱，火灾发生时可能因未能及时逃离现场而被火焰灼烧，同时，烟雾吸入也是一个极为严重的问题。物质燃烧后产生的大量一氧化碳和其他毒性物质（如二氧化硫、氧化物等），会随着儿童的呼吸进入体内，导致中毒。燃烧过程消耗空气中的大量氧气，使得伤员吸入氧浓度降低，造成早期缺氧。火焰及高热空气和烟雾造成的吸入性损伤还可能使儿童很快并发肺水肿而导致死亡。例如，在一些老旧居民楼中，电线老化、消防设施不完善等问题可能增加火灾发生的风险，一旦起火，儿童可能被困在房间内，遭受火焰和烟雾的双重威胁。在商场火灾中，儿童可能因惊慌失措而迷失方向，难以找到安全出口，从而被烧伤或因吸入浓烟而受伤。

儿童在火灾中的受伤特点主要与其生理和心理发育不成熟有关。儿童的体力有限，在逃生过程中难以长时间奔跑或攀爬，容易被火势追上。他们的心理承受能力较弱，面对火灾时往往会极度恐惧，导致思维混乱，无法正确判断逃生方向。而且，儿童的呼吸道较为敏感和狭窄，吸入烟雾后更容易引发呼吸道痉挛和水肿，导致气道内径变窄，通气阻力增加，进而加重呼吸困难。

四、儿童电击伤

儿童电击伤多发生于因好奇而触碰电源插座、电线等情况。儿童天生具有强烈的好奇心，对周围环境中的事物充满探索欲望，电源插座和电线等对他们来说具有一定的吸引力。例如，年幼的儿童可能会将手指或金属物品插入插座孔中，或者触摸破损的电线，从而引发电击伤。当电流通过身体时，会产生热量，进而造成热力伤害，这种伤害不仅局限于皮肤表面，还可能对身体内部组织造成潜在危害。电流可能会影响心脏的正常节律，导致心律失常，严重时甚至会引发心搏骤停。它还可能损伤神经系统，引起肌肉痉挛、麻木、无力等症状，对儿童的运动功能和感觉功能产生长期影响。此外，电击伤还可能导致烧伤部位的组织坏死、感染，愈合后留下瘢痕，影响儿童的身体外观和心理健康。

五、儿童雷击伤

在户外遭遇雷雨天气时，若儿童缺乏避雷知识，就可能被雷击而受到热力伤害。例如，在空旷的田野、操场或山区等地方，儿童可能因没有及时躲避到安全的建筑物内，而成为雷击的目标。当雷电击中人体时，会释放出巨大的能量，对儿童身体造成多方面的严重伤害。强大的电流会瞬间通过身体，导致心搏骤停、呼吸麻痹等危及生命的情况。雷击还可能造成烧伤，其烧伤程度往往较为严重，涉及皮肤、肌肉甚至骨骼。同时，雷击产生的冲击波可能会使儿童摔倒受伤，造成骨折、颅脑损伤等。此外，雷击伤还可能对儿童的神经系统、听觉系统和视觉系统造成损害，引发听力下降、失明、记忆力减退、精神障碍等长期并发症，严重影响儿童的生活质量和身心健康发展。

第二节　热力伤害的机制

一、热力对皮肤及组织的损伤

热力对皮肤及组织的损伤是一个复杂且逐步进展的过程。当热力作用于皮肤时，首先受到影响的是表皮层。表皮细胞在高温作用下，细胞膜的结构与功能遭到破坏，细胞内的水分迅速蒸发，致使细胞脱水，进而引发细胞皱缩。同时，细胞内的蛋白质受热变性，失去其原有的生物学活性，这一过程会使细胞的代谢功能紊乱，无法正常进行物质交换与能量代谢，最终导致细胞死亡。随着热力的持续作用或温度的进一步升高，损伤会逐渐蔓延至真皮层。真皮层中的胶原蛋白和弹性纤维等重要结构蛋白在热力的侵袭下发生变性，纤维结构紊乱、断裂，使得真皮层的弹性与韧性降低。这不仅会影响皮肤的正常外观，导致皮肤出现皱纹、松弛等现象，还会破坏真皮层的血管、神经等组织。血管壁受热损伤后，通透性增加，血液中的液体成分渗出，形成局部水肿；神经末梢受热力刺激或被破坏，会引发疼痛、麻木等感觉异常。若热力伤害更为严重，还可能穿透真皮层，损伤皮下组织、肌肉甚至骨骼。皮下脂肪组织在高温下会融化，肌肉组织受热后会发生凝固性坏死，表现为肌肉纤维的变性、挛缩，严重影响肌肉的收缩功能。骨骼组织在长时间高温作用下，可能会出现骨质疏松、骨坏死等情况，影响骨骼的强度与稳定性，进而导致肢体功能障碍。

热力的温度高低及作用时间长短对损伤程度起着关键作用。一般而言，温度越高，对皮肤及组织的破坏作用就越强，损伤程度也就越严重。例如，高温火焰瞬间接触皮肤，可能会在极短时间内造成皮肤的深度烧伤，甚至炭化。同样，热力作用时间的延长也会显著加重损伤。即使是相对较低温度的热源，若长时间与皮肤接触，也会导致深部组织的损伤逐渐累积。如长时间接触中等温度（44～50℃）的热水袋，可能引发低温烫伤，起初可能仅表现为皮肤的轻微红肿，但随着时间推移，热力会逐渐渗透至真皮深层及皮下各层组织，造成渐进性损害，严重时可深达骨质，形成“口小肚大”的烧瓶状创面，且往往久治不愈或因治疗不当迁延成慢性溃疡。这是因为随着时间的延长，细胞持续处于高温环境中，蛋白质变性、细胞脱水等损伤过程不断加剧，同时身体的炎症反应也会逐渐增强，进一步加重组织的损伤与破坏。

二、不同热源导致的伤害差异

不同热源传递热量的方式各异，作用于人体时的特点也大不相同，从而造成的热力伤害在症状表现、损伤范围等方面存在明显差异。火焰是一种常见的热源，其主要通过热辐射和热对流的方式传递热量。火焰燃烧时产生的高温辐射波能迅速传播到周围环境，当人体暴露在火焰附近时，皮肤表面会在短时间内吸收大量热量，导致皮肤表层迅速受热升温，造成烧伤。火焰周围的热空气形成对流，进一步加剧热量的传递，使烧伤的深度和范围扩大。火焰导致的烧伤通常较为严重，受伤部位的皮肤往往呈现出不同程度的炭化、焦痂形成，这是由于火焰的高温使皮肤组织迅速脱水、蛋白质变性并炭化。烧伤的深度可从浅度烧伤累及表皮层和部分真皮层，表现为皮肤红肿、水疱形成，到深度烧伤累及真皮深层及皮下组织，甚至肌肉、骨骼，此时皮肤呈现苍白、炭化，感觉减退或消失，严重时会导致肢体功能障碍甚至危及生命。

热水和热蒸气造成的烫伤主要是通过热传导的方式。热水接触皮肤时，热量从水传递到皮肤表面，使皮肤细胞受热损伤。由于水的比热容较大，能够携带较多的热量，且在接触皮肤时会迅速释放热量，所以热水烫伤的程度与水的温度和接触时间密切相关。一般来说，水温越高、接触时间越长，烫伤越严重。例如，开水烫伤往往会导致皮肤红肿、水疱形成，严重时可深及真皮层以下。热蒸气烫伤则更为复杂，因为蒸气遇冷会液化成水，这个过程中会释放出大量的潜热，使得烫伤的热量传递过程不仅包括蒸气接触皮肤时的热传导，还有蒸气液化时的二次放热。因此，相同温度下，热蒸气烫伤比热水烫伤更为严重，受伤部位的皮肤可能出现更广泛的红肿、水疱，深度烫伤的比例也更高，且烫伤后的炎症反应往往更为剧烈，愈合过程相对较慢，容易留下瘢痕。

电击伤是由电流通过人体时产生的热量引起的热力伤害。电流在通过人体组织时，由于人体组织具有一定的电阻，会产生焦耳热，使局部组织温度迅速升高。这种热量的产生与电流的强度、通过人体的路径以及接触时间有关。电流强度越大、通过的路径越长、接触时间越长，产生的热量就越多，对组织的损伤也就越严重。电击伤的特点是伤口往往较小，但内部组织损伤范围可能较大。电流入口和出口处会出现烧伤，表现为皮肤的炭化、焦化，周围组织可能因电流的传导而受到广泛损伤，包括肌肉的痉挛、坏死，血管的破裂、血栓形成，神经的损伤导致感觉和运动功能障碍等。电击伤还可能引发心搏骤停、心律失常等心血管系统并发症，以及肾功能损害等其他系统的问题，这是因为电流对心脏和肾脏等重要器官的电生理功能产生干扰和破坏。此外，电流通过人体时还会产生电化学效应，破坏细胞内的离子平衡，干扰神经-肌肉细胞膜电位，进一步加重组织损伤。

雷击伤是一种极为严重的热力伤害，由雷电产生的强大电流和极高的温度瞬间作用于人体。雷电的电流可高达上百千安培，电压最高可达几兆至几百兆伏特，放电电流呈陡前沿、单极性脉冲的形状。当雷电击中人体时，巨大的电流通过身体，会在极短时间内产生大量热量，使人体组织迅速受热、炭化。雷击伤的症状表现多样且严重，除了皮肤的深度烧伤，可能出现大面积的炭化、撕裂，还会对多个系统造成严重损害。强大的电流可导致心搏骤停、呼吸麻痹，直接危及生命；神经系统可能遭受重创，引起意识丧失、记忆力减退、精神障碍等；听觉系统和视觉系统也可能受损，导致听力下降、失明等长期并发症。此外，雷击产生的强大冲击波还可能造成骨折、颅脑损伤等机械性损伤，进一步加重身体的创伤程度，对儿童的身心健康和生活质量产生毁灭性的影响。

第三节 热力伤害的临床表现

一、皮肤红斑、水疱及不同程度损伤

热力伤害发生后，皮肤会依据热力作用的强度、时长，以及受创部位的不同，呈现出一系列具有特征性的损伤表现。在损伤初期，皮肤通常会先出现红斑，这是由于热力致使皮肤表层的血管扩张，血液循环加快，血液中的炎性介质渗出到周围组织，引发局部的炎症反应。一般而言，Ⅰ度烧伤仅累及表皮层，其典型症状便是皮肤出现红斑，且伴有轻微的疼痛和局部发热感。这种红斑在按压时会褪色，松开后又迅速恢复红色，这是因为表皮层的轻微损伤导致神经末梢受到一定刺激，但尚未对皮肤的深层结构造成实质性破坏。

随着热力作用的持续增强或时间的延长，皮肤损伤会进一步发展，形成水疱。浅Ⅱ度烧伤伤及基底层和真皮乳头层，丰富的神经末梢受刺激，导致皮肤感觉过敏，局部疼痛剧烈。此时，热力使表皮与真皮之间的连接结构受损，血管通透性增加，血浆渗出到表皮下形成水疱。水疱内的液体通常较为清亮，疱壁较薄，周围皮肤红肿明显。若热力伤害更为严重，达到深Ⅱ度烧伤，伤及真皮网状层，神经末梢部分被毁，皮肤一般感觉迟钝，局部疼痛减轻。这一阶段形成的水疱相对较小，疱液可能略显浑浊，因为真皮层的损伤导致渗出液中含有更多的蛋白质和细胞成分。同时，由于真皮层的部分结构被破坏，水疱周围的皮肤可能呈现出红白相间的色泽，这是由血管受损程度不一，血液供应受到影响所致。

在最为严重的热力伤害情况下，如Ⅲ度烧伤，伤及皮肤全层甚至皮下脂肪、肌肉和骨骼，皮肤会出现焦痂。这是因为高温使皮肤组织迅速脱水、蛋白质变性并碳化，形成一层坚硬的黑色或褐色痂皮。此时，神经末梢全部被毁，皮肤感觉迟钝，常规表现为无痛或仅轻微疼痛。焦痂下的组织可能因热力的深度侵袭而发生坏死，严重影响肢体功能，甚至可能引发全身性的感染和并发症，对患者的生命健康构成极大威胁。例如，在一些严重的火灾事故中，伤者的皮肤可能大面积出现焦痂，不仅需要进行复杂的创面处理和抗感染治疗，还可能面临多次手术修复和长期的康复治疗。

二、疼痛与感染风险表现

热力伤害引发的疼痛机制较为复杂，主要与皮肤及组织中的神经末梢受到刺激和损伤有关。在烧伤的不同阶段，疼痛具有不同的特点。在烧伤初期，尤其是浅度烧伤时，由于神经末梢直接暴露于热力刺激下，疼痛往往较为剧烈。例如，浅Ⅱ度烧伤患者常因丰富的神经末梢受刺激而感到局部剧痛，这种疼痛呈尖锐、刺痛样，且随着创面的暴露和局部环境的变化而加重。在烧伤的急性感染期，创面暴露、水分丢失，以及结痂干燥等因素会导致患者主诉持续性钝痛。这是因为感染引发的炎症反应刺激神经末梢，同时痂皮的形成和收缩对周围组织产生牵拉和压迫，进一步加重了疼痛感受。在创面修复期，患者除了感到持续疼痛外，还可能因翻身、换药、烤灯植皮或其他医源性操作，以及长期卧床限制体位等原因突发剧痛。这是由于这些操作直接刺激创面或改变了局部的力学环境，使神经末梢再次受到强烈刺激。而在康复期，多见于深Ⅱ度烧伤患者，创面愈合后数天至数周，由于瘢痕增生挛缩，患者会主诉剧痛奇痒，有灼热、发痒感。这是因为瘢痕组织的形成过程中，纤维组织增生并收缩，对周围的神经和血管产生挤压和牵拉，同时新生的血管和神经末梢在瘢痕组织内生长和分布异常，导致疼痛和瘙痒感并存。

热力伤害破坏了皮肤的天然屏障功能，使得细菌容易入侵，从而显著增加了感染的风险。皮肤作为人体的第一道防线，正常情况下能够有效阻挡外界细菌的侵入。然而，热力伤害后，皮肤的完整性遭到破坏，创面的存在为细菌提供了直接入侵的途径。尤其是在烧伤面积较大、深度较深的情况下，皮肤的防御功能几乎丧失殆尽，细菌可在创面上大量繁殖。例如，金黄色葡萄球菌、绿脓杆菌等常见致病菌容易在烧伤创面定植并引发感染。感染发生时，创面会出现红肿、发热、疼痛加剧等症状，渗出物增多且可能变得浑浊、有异味。随着感染的进展，细菌可能侵入更深层的组织，引发全身性感染，导致患者出现发热、寒战、心率加快、血压下降等脓毒症表现，严重时可危及生命。此外，烧伤后的创面愈合过程也会因感染而受到阻碍，延缓愈合时间，增加瘢痕形成的风险，进一步影响患者的预后和生活质量。

第四节 热力伤害的诊断方法

一、详细受伤过程询问

（一）受伤时间、地点与经过了解

准确记录儿童热力伤害的时间对判断伤害程度、推测后续病情发展具有极为重要的意义。不同时间段受伤，所涉及的热源与环境因素可能大相径庭，进而影响对伤害程度的判断与后续治疗方案的制订。例如，在白天，儿童可能因户外活动时接触到高温的金属器械或滚烫的路面而受伤；而在夜晚，可能由于家中照明不足，误触未完全熄灭的炉灶或取暖设备而遭受热力伤害。若伤害发生在夏季，环境温度较高，热力伤害可能导致伤口更容易感染，且身体散热功能受到一定影响，加重炎症反应；冬季受伤时，低温环境可能影响血液循环，延缓伤口愈合，甚至增加冻伤等并发症的风险。准确记录受伤时间能够为医生提供线索，判断可能的致伤因素及其作用时长，有助于更精准地评估病情。

儿童热力伤害的发生地点多种多样，不同地点的致伤因素也各有特点。在家庭环境中，厨房是热力伤害的高发区域，热汤、热水、热锅等热液，以及炉灶火焰等都可能导致儿童烧伤或烫伤。卫生间里，热水器水温过高、浴霸等取暖设备使用不当也可能引发伤害。客厅中，放置不当的取暖器、热茶杯等同样存在安全隐患。在学校，实验室中的化学试剂、体育活动中的器材设施等都可能成为热力伤害的源头。而在户外，儿童可能因接触到暴晒后的金属游乐设施、篝火、烟花等而受伤。了解受伤地点有助于医生迅速锁定可能的致伤因素，有针对性地进行检查与诊断，如在厨房受伤可能更关注热液烫伤和火焰烧伤的情况，在实验室受伤则需考虑化学物质灼伤的可能性。

详细了解受伤经过是确定热力伤害类型的关键。如果儿童是主动触碰高温物体，如好奇地伸手触摸热水壶（高温液体导致烫伤）或火焰（高温气体、固体导致烧伤），可能导致局部的烫伤或烧伤，受伤部位多为手部或面部等接触部位。若儿童是因意外情况被热液溅到，如在厨房中家长不慎打翻热汤洒到儿童身上，受伤面积可能相对较大，且受伤部位与热液溅落的路径有关。若是因火灾等事故导致受伤，儿童可能不仅

有火焰烧伤，还可能伴有吸入性损伤，因为在火灾环境中，烟雾和热气的吸入会对呼吸道造成严重损害。对于电击伤，了解受伤时儿童是否接触到电器设备、电线等，以及接触的方式和时长，有助于判断电流的路径和可能对身体内部造成的损伤。

（二）受伤时周围环境情况

受伤时的周围环境状况对热力伤害的伤口状况有着重要影响。若环境存在污染，如在工厂、建筑工地等场所受伤，伤口可能被灰尘、泥土、金属碎屑等污染物污染，增加感染的风险。这些污染物中的细菌和异物可能进入伤口，导致伤口发炎、化脓，延缓愈合。在有化学物质泄漏的环境中受伤，化学物质可能与皮肤接触，造成化学烧伤，加重组织损伤，并且可能引发中毒反应，对身体多个系统造成损害。例如，强酸、强碱等化学物质接触皮肤后，会迅速破坏皮肤组织的蛋白质结构，导致皮肤深度灼伤，同时化学物质可能被吸收进入体内，影响肝肾功能、心血管系统等。

环境因素对热力伤害的后续治疗也存在诸多潜在影响。环境温度过高时，伤口容易滋生细菌，因为高温有利于细菌的繁殖，可能导致伤口感染加重，炎症反应加剧。此时，医生可能需要更频繁地更换敷料、加强伤口清洁消毒，并密切监测伤口有无感染迹象。相反，在寒冷环境中，受伤儿童的血液循环会受到影响，血管收缩，减少了伤口部位的血液供应，从而延迟伤口愈合。低温还可能导致局部组织冻伤，进一步加重组织损伤。例如，在寒冷的户外受伤后，如果未能及时采取保暖措施，伤口周围的皮肤可能会出现冻伤，表现为皮肤苍白、麻木、水疱等。环境湿度也不容忽视，高湿度环境容易使伤口保持湿润，有利于细菌生长，增加感染风险；低湿度环境则可能导致伤口干燥，影响新生组织的生长，使伤口愈合过程受阻。此外，嘈杂、强光等不良环境刺激会加重儿童的心理负担，使其产生恐惧、焦虑等情绪，不利于治疗和康复。在医院治疗过程中，应尽量为儿童提供安静、舒适、光线适宜的环境，减轻其心理压力，促进身心恢复。

二、体格检查要点

（一）全身各部位损伤检查顺序与重点

对儿童热力伤害进行体格检查时，遵循合理的检查顺序至关重要，这样能够全面、系统地检查全身各个部位，避免遗漏重要损伤。通常按照先头部、颈部，再依次检查胸部、腹部、脊柱、骨盆、四肢的顺序进行。从头部开始检查，因为头部是人体重要器官的集中区域，热力伤害可能导致头皮烧伤、颅骨骨折、脑损伤等严重后果。

检查头皮是否有红肿、水疱、焦痂等烧伤表现，同时注意头发是否有烧焦迹象，这可能提示头部受到高温作用的程度。检查眼睛时，观察有无眼周烧伤、角膜损伤、视力障碍等，热力伤害可能导致眼部组织的蛋白质变性，影响视力。检查耳朵时，注意外耳道是否有烧伤、鼓膜是否穿孔，因为热力可能通过外耳道损伤中耳和内耳结构。接着检查颈部，查看有无颈部皮肤烧伤、颈椎损伤等。颈部的烧伤可能影响颈部活动，而颈椎损伤可能导致神经损伤、瘫痪等严重并发症，检查时需谨慎操作，避免过度活动颈部。然后检查胸部和腹部，观察胸部皮肤有无烧伤、肋骨是否骨折、心肺功能是否受到影响。腹部检查要注意有无腹壁烧伤、腹腔内脏器是否受损，如肝脾破裂、肠穿孔等，这些损伤可能导致内出血、腹膜炎等严重后果，但早期症状可能不明显，需要仔细检查。脊柱和骨盆的检查也不容忽视，脊柱骨折可能压迫脊髓，导致肢体麻木、无力甚至瘫痪；骨盆骨折可能影响下肢的活动和血液循环。最后检查四肢，查看有无肢体皮肤烧伤、骨折、关节脱位等。四肢的烧伤可能影响肢体功能，骨折和关节脱位则需要及时复位和固定，以促进愈合。

不同身体部位的检查重点和注意事项各异。在头部检查中，重点关注意识状态，因为热力伤害可能导致颅脑损伤，引起意识障碍，如嗜睡、昏迷等。观察瞳孔大小和对光反射，这有助于判断是否有颅内压增高、脑疝等严重情况。检查头部有无畸形，头皮有无破损、出血、水疱、焦痂等，同时注意头皮下是否有血肿形成。在检查过程中，动作要轻柔，避免用力按压头部，尤其是有颅骨骨折或颅内损伤疑似症状时，以免加重颅脑损伤。颈部检查时，重点检查颈椎的活动度，查看是否有颈椎骨折或脱位导致的活动受限。检查有无压痛，这可能提示颈椎损伤的部位。观察气管位置是否居中，若气管偏移，可能是颈部血肿或其他占位性病变压迫所致。同时注意颈部有无肿胀，肿胀可能是由烧伤后的组织水肿或颈部血管损伤引起。检查时避免过度屈伸颈部，防止颈椎损伤加重。胸部检查重点观察呼吸频率、节律，热力伤害可能导致胸部疼痛，影响呼吸功能，出现呼吸急促、呼吸困难等症状。查看胸廓有无畸形，如肋骨骨折可能导致胸廓塌陷或变形。检查胸部有无压痛，尤其是肋骨部位，压痛可能提示肋骨骨折。听诊呼吸音是否正常，有无减弱、消失或异常呼吸音，这有助于判断肺部是否有损伤，如气胸、血胸、肺挫伤等。检查时避免用力按压胸部，以免加重肋骨骨折或肺挫伤。腹部检查重点观察腹部有无膨隆，膨隆可能是由于腹腔内出血、肠胀气或其他脏器损伤导致。检查有无压痛、反跳痛、肌紧张，这些体征提示可能存在腹膜炎，如腹腔内脏器破裂、穿孔等。听诊肠鸣音是否正常，肠鸣音减弱或消失可能提示肠道蠕动功能障碍，多见于肠麻痹、肠梗阻等情况；肠鸣音亢进可能是肠道受到刺激后的反应。检查时避免用力按压腹部，防止加重内脏损伤。脊柱检查要注意观察脊柱的形态，有无侧弯、后凸等畸形，这可能是脊柱骨折或脱位的表现。采用适当手法触诊，检查有无压痛，尤其是脊柱的棘突和椎旁部位，压痛有助于定位损伤部位。观察活动度是否受限，脊柱损伤可能导致活动受限或疼痛加剧。检查过程中避免强行弯曲或扭转脊柱，以免损伤脊髓。骨盆检查重点观察骨盆的稳定性，可通过双手轻柔且稳定地适度挤压骨盆两侧来检查，若有不稳定感，可能提示骨盆骨折。检查有无压痛，特别是耻骨联合、髂骨等部位。注意会阴部位有无出血，这可能是骨盆骨折合并尿道或直肠损伤的表现。检查时避免用力挤压骨盆，防止加重骨折。四肢检查重点观察四肢的形态，有无畸形，如骨折后的肢体短缩、成角畸形等。检查有无压痛，确定骨折或软组织损伤的部位。观察活动度是否受限，评估关节和肌肉的功能。检查末梢循环是否良好，观察手指或脚趾的颜色、温度、毛细血管充盈时间等，判断是否有血管损伤导致的血液循环障碍。检查时避免强行活动受伤的肢体，以免加重骨折或软组织损伤。

（二）生命体征判断与异常发现

儿童正常的生命体征范围是评估其健康状况的重要依据（详情见第三章，第四节）。血压反映了心血管系统的功能状态，维持正常血压对于保证身体各器官的血液灌注至关重要。

热力伤害可能导致儿童生命体征出现异常，这些异常具有重要的警示意义，可能提示存在严重的并发症。体温升高是常见的异常表现之一，可能是由热力伤害引发的炎症反应，身体的免疫系统被激活，释放炎性介质，导致体温调节中枢紊乱，出现发热；也可能是伤口感染所致，细菌在伤口内繁殖，产生毒素，刺激身体发热。如果儿童出现高热，伴有寒战、精神萎靡等症状，可能提示存在严重的感染，如败血症等。败血症是一种全身性感染疾病，常见的致病菌，如金黄色葡萄球菌、大肠埃希菌等，细菌进入血液循环并大量繁殖，产生毒素，可导致多个器官功能障碍，严重威胁生命。脉搏增快可能由热力伤害导致的失血、疼痛、休克等引起。当身体失血时，心脏需要加快泵血频率以维持血液循环；疼痛刺激会使身体处于应激状态，导致交感神经兴奋，脉搏加快；休克时，有效循环血量减少，心脏为了保证重要器官的血液供应，会代偿性地加快跳动。此外，贫血等因素也可能导致脉搏增快。如果儿童的脉搏过快，伴有皮肤苍白、湿冷、烦躁不安等症状，可能提示存在休克的风险。休克是一种危急状态，若不及时治疗，可导致器官衰竭甚至死亡。呼吸频率加快可能是由疼痛、气胸、肺挫伤等原因引起。热力伤害导致的胸部疼痛会使儿童呼吸变浅、加快；气胸是指气体进入胸腔，破坏胸腔内的压力平衡，导致肺组织受压，影响呼吸功能；肺挫伤则是肺部组织受到外力损伤，引起呼吸困难。如果儿童出现呼吸急促、呼吸困难、发绀等症状，可能提示存在呼吸功能障碍，如气胸、血胸、肺挫伤等。发绀是由于血液中还原血红蛋白增多，导致皮肤和黏膜呈现青紫色，是缺氧的表现。血压下降可能是由失血、休克等原因引起。大量失血会导致血容量不足，血压下降；休克时，血管扩张，血液淤积在血管床，有效循环血量减少，也会引起血压降低。如果儿童的血压过低，伴有脉搏细弱、皮肤湿冷、意识模糊等症状，可能提示存在严重的休克，需要立即进行紧急处理。此外，异常的生命体征还可能提示其他并发症的存在，如颅脑损伤引起的中枢性高热、呼吸节律紊乱等；腹部内脏损伤引起的腹膜炎、休克等；脊柱损伤引起的截瘫、呼吸功能障碍等。中枢性高热是由于颅脑损伤影响了下丘脑的体温调节中枢，导致体温调节失常，出现高热，且体温不易受外界环境影响。呼吸节律紊乱可能是颅脑损伤导致呼吸中枢受损，表现为呼吸深浅不一、频率不规则等。腹部内脏损伤导致的腹膜炎会引起严重的腹痛、腹肌紧张，炎症刺激还可能导致休克。脊柱损伤严重时可能损伤脊髓，导致截瘫，影响肢体运动和感觉功能，同时也可能影响呼吸肌的功能，导致呼吸功能障碍。

三、辅助检查手段

（一）X 线、CT 等影像学检查在创伤诊断中的应用

X线检查在诊断儿童热力伤害中具有一定的优势，操作相对简便、快速，能够在较短时间内完成检查，且成本较低，适合大规模的初步筛查。它能够清晰地显示骨骼的形态、结构和位置，对于判断有无骨折具有重要价值。在儿童热力伤害中，如烧伤或烫伤后摔倒导致的骨折，X线检查可以明确骨折的部位、类型、移位情况等。对于手部烧伤的儿童，如果怀疑有指骨骨折，X线检查可以清晰地显示骨折线的位置、骨折端的形态及是否有移位，为治疗方案的制订提供依据。它还可以用于观察肺部的情况，如是否有气胸、血胸等。当热力伤害伴有胸部损伤时，如火焰烧伤导致的吸入性损伤，可能引发气胸或血胸，X线检查能够显示胸腔内气体或液体的积聚情况，帮助

医生判断病情的严重程度。然而，X线检查也存在局限性，它主要侧重于骨骼和肺部的检查，对于软组织的损伤显示效果较差。对于热力伤害导致的皮肤、肌肉等软组织的烧伤深度、范围及软组织内的异物残留等情况，X线检查难以提供准确的信息。对于一些复杂的骨折，如粉碎性骨折、螺旋骨折等，X线检查可能无法全面、准确地显示骨折的细节，容易遗漏一些微小的骨折碎片或骨折线的走向，从而影响治疗方案的精准制订。此外，X线检查对于颅脑损伤、腹部内脏损伤等的诊断价值相对有限，对于这些部位的损伤，需要结合其他检查方法进一步明确诊断。

CT检查在复杂热力伤害诊断中发挥着重要作用。与X线检查相比，CT检查能够提供更详细、更精确的图像信息，不仅可以清晰地显示骨骼的结构，还能对软组织、内脏器官等进行全面的观察。在颅脑损伤的诊断中，CT检查可以准确地显示颅骨骨折的位置、形态和程度，同时能够清晰地呈现颅内出血、脑挫裂伤等病变的范围和位置。对于儿童热力伤害导致的头部烧伤并伴有颅脑损伤的情况，CT检查能够帮助医生及时发现颅内的微小出血灶和脑组织的损伤情况，为治疗方案的制订提供关键信息。在腹部内脏损伤的诊断方面，CT检查可以清晰地显示肝、脾、肾等内脏器官的形态、大小和结构，对于判断是否有内脏破裂、出血等情况具有重要意义。例如，在儿童腹部热力伤害后，CT检查能够准确地发现肝脏或脾脏的包膜下血肿、破裂出血等病变，以及肾脏的损伤程度和范围，有助于医生及时采取相应的治疗措施。对于复杂的骨折，如脊柱骨折、骨盆骨折等，CT检查可以提供三维图像，从不同角度全面展示骨折的细节和移位情况，为手术治疗提供精确的指导。在脊柱骨折的诊断中，CT三维重建能够清晰地显示骨折椎体的形态、骨折块的移位方向及是否有椎管内占位等情况，帮助医生制订最佳的手术方案。此外，CT检查还可用于检测热力伤害后的并发症，如肺部感染、胸腔积液、腹腔积液等。通过CT检查，可以及时发现肺部炎症的范围和程度、胸腔或腹腔内积液的量和位置，为并发症的治疗提供依据。需要注意的是，CT检查存在一定的辐射剂量，对于儿童患者，应严格掌握检查适应证，避免不必要的检查。

（二）血液检查评估是否有感染或其他并发症

血液检查中的多种常见指标在评估儿童热力伤害后是否存在感染、失血、凝血问题、脏器功能损伤，以及电解质紊乱等方面具有重要意义。血常规是常用的检查项目之一，其中白细胞计数、中性粒细胞比例等指标可以反映是否存在感染。当儿童热力伤害后发生感染时，身体的免疫系统会被激活，白细胞计数通常会升高，中性粒细胞比例也会增加，这是因为中性粒细胞是机体抵御细菌感染的主要细胞成分，在感染时会大量聚集到感染部位，发挥吞噬和杀菌作用。血红蛋白和红细胞计数可以反映是否有失血情况。热力伤害导致皮肤烧伤、血管破裂等情况时，可能会引起失血，如果血红蛋白降低、红细胞计数减少，可能提示存在失血或贫血。血小板计数则与凝血功能密切相关，降低时可能提示凝血功能障碍，源于热力伤害导致的血小板破坏增加或骨髓造血功能抑制。凝血功能检查中的凝血酶原时间、活化部分凝血活酶时间、凝血酶时间等指标可以全面反映抗体的凝血状态。

第五节　热力伤害的急救原则与技术

一、烧伤与烫伤急救处理

儿童烧伤、烫伤发生瞬间，应立即采取通用急救措施。首先要尽快脱离热源，这是减轻伤害的关键第一步。例如，迅速将儿童带离火源现场，或小心移除被热水浸湿的衣物等，避免热力继续损伤皮肤及深部组织。若为火焰烧伤，需立即让儿童就地打滚，压灭火焰，或者用厚重的衣物、毛毯等覆盖灭火，但要注意避免因拍打而导致火势蔓延。对于热液烫伤，应尽快倒掉或移开热液容器。

二、冲淋降温的正确时长与水温

冲淋降温是热力伤害急救中极为重要的手段。其原理在于通过流动的凉水带走受伤部位的热量，从而减轻热力对皮肤及组织的进一步损伤，缓解疼痛，减少水疱形成，并降低感染风险。合适的冲淋时长依据伤害程度而定。对于轻度烧伤烫伤，冲淋15～30分钟通常可有效降低皮肤温度，减轻损伤。而中度和重度烧伤烫伤，冲淋时间应延长至30分钟以上，确保深部组织的热量也能充分散发。但在实际操作中，还需根据具体情况灵活判断，以离开冷水后受伤部位无明显痛感为准。例如，若冲淋30分钟后仍有疼痛，可继续冲淋直至疼痛缓解。

适宜的水温选择也至关重要。水温不宜过冷或过热，过冷的水可能导致血管收缩，影响局部血液循环，进而加重组织损伤，延缓伤口愈合；过热的水则无法起到降温作用，反而会加重热力伤害。一般建议水温控制在15～20℃之间。在夏季，可直接使用自来水进行冲淋；冬季水温较低时，可适当兑入适量热水调节水温，但需注意测量，确保水温在合适范围内。对于儿童娇嫩的皮肤，更要谨慎控制水温，避免因水温不当而造成二次伤害。例如，可使用水温计测量水温，或者先用手感受水的温度，以不烫手为宜。在冲淋过程中，要确保水流均匀、轻柔地覆盖受伤部位，避免水流过急冲击创面，造成水疱破裂或加重疼痛。冲淋时，不要使用冰块直接接触创面，以免造成局部组织冻伤。

三、去除受伤部位衣物的要点

在儿童热力伤害后，去除受伤部位衣物时需遵循特定原则。动作务必轻柔，这是因为热力伤害可能导致皮肤与衣物粘连，强行撕扯易加重皮肤损伤，甚至造成皮肤撕裂、出血，增加感染风险。若衣物与皮肤粘连情况较轻，可尝试用剪刀小心剪开衣物，尽可能贴近皮肤表面，但注意不要剪破皮肤。在剪开过程中，要固定好受伤部位，避免因晃动而加重疼痛或损伤。若衣物与皮肤粘连紧密，切勿强行剥离，应保留粘连部分，待就医后由专业医生在无菌条件下进行处理。例如，对于烫伤后水疱破裂，创面与衣物粘连的情况，强行去除衣物可能会将水疱皮一并撕下，导致创面暴露，增加感染概率。在去除衣物时，还应注意保护周围未受伤的皮肤，避免其被衣物沾染的热源或污染物二次伤害。可在去除衣物前，先用干净的纱布或毛巾覆盖周围皮肤；或把受伤部位连同衣物一起浸泡在凉水中，待衣物与皮肤分离后，再小心去除衣物。

第六节　热力伤害的急救处理流程

一、轻度、中度与重度烧伤的处理差异

儿童热力伤害的严重程度不同，其处理方式也存在明显差异。轻度烧伤，如仅累及表皮层的I度烧伤，现场急救时应立即用大量流动的凉水冲洗受伤部位15～30分钟，以迅速降低皮肤温度，减轻热力对组织的进一步损伤，缓解疼痛。随后，可轻轻脱去受伤部位的衣物，若衣物与皮肤粘连，切勿强行撕扯，可用剪刀小心剪开。局部可涂抹烫伤膏等药物，保持创面清洁，避免摩擦和受压，一般数日后可自行愈合。在送医前，需密切观察患儿的精神状态、创面变化等，若出现红肿加重、疼痛加剧或发热等症状，应及时就医。就医后，医生通常会对创面进行进一步检查，确认无感染迹象后，可能会给予一些促进创面愈合的药物，并嘱咐家长做好日常护理。

中度烧伤，伤及真皮层的浅Ⅱ度和深Ⅱ度烧伤，现场急救同样要先进行长时间的凉水冲淋，至少30分钟，以降低皮肤及深部组织的温度。冲淋后，用干净的纱布或毛巾轻轻覆盖创面，避免水疱破裂。若水疱较小，尽量保持其完整，让其自行吸收；若水疱较大或已破裂，需用碘附等消毒液轻轻擦拭周围皮肤进行消毒，然后用无菌纱布包扎，避免感染，并尽快送往医院。送医途中，要注意观察患儿的生命体征，如呼吸、脉搏、血压等。到达医院后，医生会对患儿进行全面评估，包括烧伤面积、深度、有无并发症等。对于浅Ⅱ度烧伤，可能会进行清创、包扎处理，并给予抗感染药物预防感染；此外，还可能会根据情况考虑是否需要植皮手术。在治疗过程中，需密切关注创面愈合情况，定期换药，同时注意患儿的营养支持，以促进创面愈合。一般愈合时间相对较长，需根据具体情况判断。

重度烧伤，伤及皮肤全层甚至皮下组织、肌肉和骨骼的Ⅲ度烧伤，情况极为严重。现场急救时，要迅速脱离热源，用干净的纱布或毛巾覆盖创面，避免污染和再次损伤，立即拨打急救电话送往医院。在送往医院途中，必须密切监测患儿的生命体征，一旦出现呼吸心搏骤停，应立即进行心肺复苏术，按压深度约为胸部前后径的1/3（一般5 cm左右），按压频率为100～200次/分，按压与勇气比例为30：2。到达医院后，患儿会被迅速送入重症监护室，医生会立即进行全面的检查和评估，包括血常规、凝血功能、肝肾功能、电解质等血液检查，以及X线、CT等影像学检查，以确定烧伤的程度、范围，以及有无合并其他损伤。治疗上，首先要补充血容量，纠正休克，通过静脉输液给予大量的液体、电解质和营养物质，维持患儿的生命体征稳定。同时，要积极防治感染，使用强效的抗生素，并对创面进行严格的清创、消毒和包扎处理。对于Ⅲ度烧伤，由于皮肤全层受损，自行愈合困难，往往需要进行手术植皮治疗。医生会根据患儿的具体情况制订合适的植皮方案，如自体皮移植、异体皮移植或人工皮覆盖等。在整个治疗过程中，还需要关注患儿的心理状态，给予心理支持和疏导，帮助其渡过难关。

二、烫伤后水泡的处理方法

儿童烫伤后出现水泡是较为常见的情况，其处理方法需根据水泡的大小、是否破损等因素而定。对于较小的水泡，直径在0.5 cm以下，通常不需要特殊处理，可让其自行吸收。在水泡自行吸收期间，要保持创面清洁，避免摩擦和受压，可涂抹一些烫伤膏，如湿润烧伤膏等，以减轻疼痛、促进愈合，在涂抹时应注意薄涂，避免涂抹过厚影响创面散热。同时，要密切观察水泡的变化，若水泡逐渐变大或出现红肿、疼痛加剧等症状，应及时就医。

对于较大的水泡，直径超过0.5cm，或者水泡已破损，处理时应更加谨慎。首先，用碘附等消毒液轻轻擦拭水泡周围的皮肤，进行消毒处理，注意不要将消毒液直接接触水泡内的创面，以免引起疼痛和刺激。然后，用无菌注射器在水泡的低位将水泡液抽出，尽量保持水泡皮的完整，因为水泡皮对创面具有一定的保护作用，可减少感染的风险。抽液后，用无菌纱布或凡士林纱布覆盖创面，轻轻包扎，定期换药。若水泡破损后创面较大、较深或伴有明显的红肿、疼痛、渗液等感染迹象，应及时送往医院，由医生进行专业的清创、消毒和包扎处理，并根据情况给予抗感染药物治疗。在处理烫伤水泡的过程中，家长要安抚好患儿的情绪，避免其因疼痛或恐惧而哭闹不止，以免加重病情或导致创面再次受损。同时，要注意患儿的饮食，给予富含蛋白质、维生素等营养物质的食物，以促进创面愈合。

第七节 热力伤害的预后与康复

一、影响预后的因素分析

（一）伤害严重程度与部位

儿童热力伤害的严重程度，主要依据烧伤面积、深度等指标进行划分，是影响预后的关键因素。一般而言，烧伤面积越大、深度越深，预后越差。轻度烧伤，如Ⅰ度烧伤，仅累及表皮层，通常在一周左右便可自愈，且很少留下瘢痕，对儿童身体功能和外观的影响极为有限。然而，中度烧伤，如浅Ⅱ度烧伤波及真皮乳头层，愈合时间可能延长至2～3周，且愈合后可能会有色素沉着，对皮肤外观产生一定影响；深Ⅱ度烧伤累及真皮网状层，其愈合过程可能需要3～4周甚至更久，往往会留下瘢痕，影响皮肤的美观和弹性，还可能导致皮肤功能障碍，如局部皮肤感觉异常、皮肤挛缩等。重度烧伤，如Ⅲ度烧伤伤及皮肤全层甚至皮下组织、肌肉和骨骼，不仅治疗过程漫长且复杂，可能需要多次手术植皮、长期的抗感染治疗和康复训练，而且预后不良，常伴有严重的瘢痕增生、肢体畸形、功能障碍等问题，严重影响儿童的生活质量和未来发展。

伤害发生的部位也对预后有着重要影响。若烧伤发生在面部、颈部、手部、关节等特殊部位，即使是轻度烧伤，也可能引发严重的后果。面部烧伤可能导致毁容，给儿童带来心理创伤，影响其社交和心理健康发展；颈部烧伤可能引起瘢痕挛缩，限制颈部活动，影响吞咽和呼吸功能；手部烧伤会影响手部的精细动作和抓握功能，对日常生活和学习造成极大不便；关节部位的烧伤容易导致关节僵硬、活动受限，严重时可造成肢体残疾，影响儿童的运动能力和身体发育。例如，手部Ⅲ度烧伤可能损伤手部的肌腱、神经和血管，即使经过治疗，也可能出现手指挛缩、关节畸形，使手部功能难以完全恢复，儿童在写字、拿取物品等日常活动中会遇到困难。

（二）急救处理的及时性与规范性

急救处理是否及时、操作是否规范，对儿童热力伤害的预后起着决定性作用。在热力伤害发生后的第一时间进行正确的急救处理，能够显著降低伤害的进一步发展，减少并发症的发生，为后续治疗创造有利条件，大大提高康复的成功率。例如，在烧伤后的最初几分钟内，迅速用流动的凉水冲洗受伤部位，可以有效降低皮肤温度，减轻热力对组织的损伤深度和范围，缓解疼痛，减少水疱形成，降低感染风险。如果能在伤后立即进行规范地冲淋降温处理，持续30分钟以上，对于浅度烧伤可能会使其损伤程度减轻，促进创面愈合；对于深度烧伤，也能在一定程度上减少组织坏死，为后续的手术治疗提供更好的条件。

相反，如果急救处理不及时或操作不当，会导致病情恶化，增加治疗难度和并发症的发生率，严重影响预后。若未能及时脱离热源，热力将持续作用于皮肤和组织，使烧伤深度加深，面积扩大。在冲淋降温时，如果水温过低或过高，时间过短，都无法达到理想的降温效果，可能导致组织损伤加重。去除受伤部位衣物时，若动作粗暴强行撕扯，会造成皮肤破损、出血，增加感染机会，破坏创面愈合的微环境，容易引发感染，导致创面愈合延迟，瘢痕增生明显。例如，因急救时未正确处理水疱，使其破裂后引发感染，可能导致烧伤创面加深，愈合时间延长，甚至可能引发全身性感染，如败血症，危及生命。

二、康复治疗的重要性与方法

（一）烧伤后的皮肤修复与瘢痕预防

烧伤后的皮肤修复是一个复杂的过程，需要采取多种措施来促进愈合和预防瘢痕形成。可以通过涂抹经临床验证有效的抑制瘢痕增生的药膏来预防瘢痕增生。芦荟胶具有一定的保湿和舒缓作用，可在医生指导下辅助使用。在局部皮肤受到伤害后，要及时地做好相应部位的清洁和护理工作，防止细菌感染。可以在医生指导下使用抑制瘢痕增生和增加皮肤营养的芦荟胶来进行涂抹，能够防止皮肤继续受到损伤，并且提高皮肤的愈合能力，使损伤的程度降低到最小。对于小面积的浅度烧伤，如果水疱皮完整，可以给予保存，只需抽取水疱液，消毒包扎，水疱皮可以充当生物敷料保护创面，减轻疼痛，并且有利于创面的愈合，激光治疗是通过特定波长的激光作用于瘢痕组织，刺激胶原蛋白再生和重组，改善瘢痕外观和质地，适用于一些增生性瘢痕或色素沉着明显的瘢痕。如果水疱皮已撕脱，可以应用无菌油性敷料包扎。此外，还可以采用激光的方法进行恢复。如果皮肤被烧伤，多数会导致局部湿疹发红的现象，还有可能会导致局部出现色素沉着的情况，另外有可能会导致皮肤凹凸不平，可以在局部涂抹一些祛瘢痕凝胶，必要时也可以选择激光的方法进行治疗，才能够达到较好的治疗效果。

（二）心理康复与支持

儿童意外伤害后的心理康复至关重要。热力伤害不仅会对儿童的身体造成伤害，还可能给他们带来心理创伤。家长和社会要给予足够的关爱和支持，帮助儿童克服心理障碍。心理康复可以提高儿童的生活质量，促进他们的全面恢复。例如，在儿童烧伤后，家长可以陪伴在儿童身边，给予他们关爱和安慰，让他们感受到安全和温暖。同时，专业的心理医生也可以通过心理疏导和干预措施，帮助儿童缓解恐惧、焦虑等情绪，树立战胜伤痛的信心。

（三）儿童意外伤害后的心理创伤表现

儿童在热力伤害后可能会出现各种心理创伤表现。可从情绪、行为、学习和社交等方面观察儿童是否受到心理创伤：情绪上，可能出现波动较大、易哭闹、焦虑恐惧等；行为上，可能有攻击性行为、反抗行为、自闭行为，甚至自我伤害等；学习上，可能表现为注意力不集中、记忆力下降、成绩下滑；社交方面，可能变得孤僻、沉默寡言，不愿与他人交流，甚至拒绝与同龄人互动。

（四）心理疏导与干预措施

针对儿童热力伤害后的心理创伤，可以采取以下心理疏导和干预措施。首先，要与儿童建立信任关系，使其感受到关心和安慰，减轻恐惧和焦虑情绪。例如，医护人员可以通过温柔的语言和动作，让儿童感受到关爱和安全。其次，可以采用分散注意力的方法，通过讲故事、玩游戏等方式分散患儿的注意力，减轻其对疼痛的关注度。

此外，家庭支持也非常重要，鼓励家长参与患儿的护理过程，提供情感支持和安慰，增强患儿的康复信心。对于严重心理创伤的儿童，可以寻求专业心理医生的帮助，进行系统的心理治疗。

总之，热力伤害对儿童的身心健康影响深远，及时准确的救治和全面的康复措施至关重要。了解热力伤害的各种特点和应对方法，有助于相关人员在伤害发生时迅速采取正确行动，减轻儿童痛苦，降低致残率和病死率。同时，注重心理康复，给予儿童足够关爱与支持，可助力其克服心理创伤，恢复正常生活。

第五章　异物伤害

儿童时期是充满好奇与探索欲的阶段，然而这种天性也使其容易遭受异物伤害。其中，呼吸道、消化道、五官等部位都可能成为异物入侵的目标，给儿童的健康带来严重威胁。这些伤害不仅可能引发即时的生理不适，还可能造成长期的健康影响。深入研究儿童异物伤害的各个方面，对于增强家长和医护人员的防范意识、掌握正确的应对方法、降低伤害风险以及促进儿童健康恢复具有关键意义。

第一节　异物伤害的常见类型

一、儿童呼吸道异物

儿童呼吸道异物是指外物不慎进入儿童气管、支气管等呼吸道部位，从而引发一系列危险状况。这是儿科常见的急症之一，严重时可危及生命。

常见的吸入物种类繁多，在日常生活中，花生、瓜子、豆类等坚果类食物是较为常见的罪魁祸首。这些食物颗粒较小，儿童在咀嚼时可能因未能充分嚼碎，加之其咽喉反射尚不健全，在哭闹、嬉笑或玩耍时，容易将其吸入气道。此外，像鱼刺、骨片等食物残渣，以及塑料笔帽、小玩具零件、硬币等非食物物品，也可能被儿童误吸入呼吸道。例如，年幼的儿童可能在模仿大人行为时，将小物件放入口中，稍不注意就会发生误吸。

从年龄分布情况来看，1～3岁的幼儿是呼吸道异物的高发人群。这个年龄段的儿童正处于对外界充满好奇、探索欲旺盛的时期，但他们的咀嚼和吞咽功能尚未完全发育成熟，对危险的认知和自我保护能力也极为有限。他们可能会在玩耍过程中将各种小物件放入口中，而在跑跳、哭笑等动作时，异物就容易滑入气道。

易发生呼吸道异物的场景通常与儿童的日常活动密切相关。例如，在家庭聚餐时，大人们往往专注于聊天或用餐，对儿童关注度下降，此时儿童可能接触餐桌上的食物或小物件并误吸；在儿童玩耍的场所，如幼儿园、游乐场等，儿童们周围存在大量的小玩具、小零件，也容易在不经意间被吸入呼吸道。

二、儿童消化道异物

儿童消化道异物是指儿童误吞或故意吞入不能通过消化道正常排出且难以被消化的物体。它可发生于各个年龄段的儿童，但在6月龄～6岁的儿童中更为多见，这同样与该年龄段儿童的好奇心强、认知能力不足，以及好动的特点有关。

常见被误吞的物品可谓五花八门。其中，硬币较为常见，因其体积小、表面光滑且在日常生活中容易获取，儿童可能会将其当作玩具放入口中进而误吞。小玩具也是常见的消化道异物来源，如塑料积木、人偶的小配件等。此外，首饰、纽扣、骨片、塑料片、果核、磁铁、电池等物品也时有被儿童误吞的情况。例如，有些儿童可能会被漂亮的纽扣吸引而放入口中，稍不留意就会吞下去；在食用水果时，果核也容易被一并吞下。

这些异物在消化道内可能滞留的位置各有不同。有70%～75%的上消化道异物会滞留在食管，其中又以食管入口处最为多见。食管相对狭窄，且在吞咽过程中起着关键的通道作用，异物容易在此处卡住。其次，胃和十二指肠也可能成为异物滞留的部位。一些较大或形状特殊的异物可能难以通过幽门进入小肠，从而滞留在胃内；而细长的异物则有可能在十二指肠处受阻。

三、儿童鼻内异物

儿童鼻内异物通常因儿童玩耍时将小物件塞入鼻腔所致。这个年龄段的儿童对自己的身体器官充满好奇，在探索过程中可能会把一些小物品塞进鼻孔。常见的异物包括花生、黄豆、瓜子等食物类，以及金属纽扣、塑料珠子、小石子等非食物类物品。

当异物进入鼻腔后，可能会引发一系列不适症状。起初，儿童可能会感到单侧鼻腔堵塞，通气不畅。随着时间的推移，如果异物未及时取出，可能会刺激鼻腔黏膜，导致流黏脓涕、鼻出血或涕中带血等情况。此外，由于异物在鼻腔内停留时间过长，还可能引发感染，产生异味，呼吸时也能闻到臭味。例如，一颗黄豆塞入鼻腔后，可能会因鼻腔分泌物的浸泡而膨胀，进一步加重鼻塞症状，同时刺激鼻黏膜引起炎症反应，出现流涕、鼻出血等症状，若合并细菌感染，则会产生难闻的气味。

四、儿童外耳道异物

儿童外耳道异物多因小儿玩耍时自行放入，或其他儿童在嬉戏时放入。外耳道异物常见于6岁及以下的儿童，该阶段儿童自我约束能力较弱，对外界事物充满好奇，容易将一些小物件塞入耳朵。

常见的外耳道异物种类丰富多样。其中，豆类、谷子、决明子等植物类异物较为常见，这些物品在儿童玩耍的环境中容易获取。例如，儿童在玩过家家游戏时，可能会将豆子当作“食物”塞进耳朵。此外，小朋友的玩具、小零食、小石子等非生物类异物也不少见。还有蟑螂、蚊虫等动物性异物，它们通常在小儿睡眠时可能进入外耳道。

当外耳道进入异物后，会出现不同的耳部症状。一般来说，如果是小且没有刺激性的异物，可能在短期内不会有明显症状。但当异物较大时，可引起耳痛、耳鸣、听力下降、反射性咳嗽等症状。植物类异物遇水膨胀后，会引起炎症或因压迫外耳道导致胀痛和听力下降；活昆虫等动物类异物在耳内爬行骚动时，则可引起剧烈耳痛和耳鸣等症状。若外耳道进入尖锐异物，可导致难以忍受的疼痛、耳鸣，甚至引起出血，位置越深，症状越重，严重时可能造成鼓膜和中耳结构的损伤。

五、儿童眼内异物

儿童眼内异物主要来源于外界环境中的微小颗粒。儿童在户外活动时，如在风沙较大的天气里玩耍、在建筑工地附近经过，或者在日常的嬉戏打闹过程中，灰尘、沙粒等容易进入眼睛。此外，一些小昆虫、植物的碎屑、毛发等也可能不慎落入眼内。

眼内异物对眼睛会造成多种伤害并表现出相应症状。最常见的是引起眼部不适、眼疼、眼红、流泪等症状。这些异物会刺激角膜和结膜的神经末梢，导致眼部产生疼痛感，同时眼睛会反射性地分泌大量泪水，试图将异物冲洗出去。如果异物长时间未被清除，可能会导致眼睛感染，进而引起视力下降、眼睛分泌物增多、畏光等问题。例如，当铁屑等金属异物进入眼睛后，可能会在眼内发生化学反应，引起角膜溃疡、锈斑形成，严重影响视力；而一些细菌附着在异物上进入眼睛后，容易引发结膜炎、角膜炎等炎症，出现眼睛充血、分泌物增多、瘙痒等症状。

第二节 异物伤害的机制

一、呼吸道异物阻塞原理

呼吸道是气体进出人体的通道，当异物进入呼吸道后，依据其大小、形状以及所在位置，会对气道产生不同程度的阻塞。若异物较大，可能直接卡在气管或主支气管，像较大的食物颗粒、玩具零件等，瞬间就会导致气道部分或完全阻塞，使气流无法顺畅通过，氧气难以进入肺部，二氧化碳也不能及时排出，从而引发呼吸困难甚至窒息。即使异物较小，如一些细小的坚果碎末或微小颗粒，也可能在呼吸道的某一部位，尤其是管径相对狭窄处，如支气管分支处，形成部分阻塞。这种部分阻塞会使气流通过时产生湍流，增加呼吸阻力，同时刺激呼吸道黏膜，引发咳嗽反射等防御机制。而当异物长时间滞留，还可能引发炎症反应，导致呼吸道黏膜肿胀，进一步加重气道狭窄，使呼吸功能受到更为严重的影响。

二、消化道异物的影响机制

不同质地、形状的异物在消化道内的移动和滞留情况各异，对消化道管壁的作用也大不相同。质地坚硬、表面锐利的异物，如鱼刺、骨片、铁钉等，在通过食管等相对狭窄且管壁柔软的部位时，容易划伤或刺穿消化道管壁，导致出血、穿孔等严重损伤。这些尖锐异物可能会嵌入管壁，引起局部炎症反应，甚至形成脓肿。形状不规则的异物，如玩具零件、磁力珠等，在消化道内移动时，可能会在弯曲或狭窄处卡顿，阻碍食物的正常通过，引发梗阻。特别是多个磁力珠同时吞入时，它们之间的磁力相互吸引，会紧紧夹住消化道管壁，造成局部缺血性坏死、形成瘘管等极为严重的后果。而一些光滑、圆形的异物，如硬币、玻璃球等，虽然相对不易造成直接的机械性损伤，但如果长时间滞留在某一部位，也可能压迫局部组织，影响消化功能，或者因刺激胃肠道黏膜，导致胃肠道蠕动异常，引起恶心、呕吐、腹痛等不适症状。

三、五官异物的危害机制

（一）眼内异物

眼内异物会对眼睛的各个结构和功能产生不良影响。当异物进入眼内，首先会刺激角膜和结膜的神经末梢，引发眼疼、眼红、流泪等症状。角膜是眼睛屈光系统的重要组成部分，若异物损伤角膜，可导致角膜上皮缺损、角膜混浊，影响光线的折射和聚焦，进而使视力下降。金属异物在眼内还可能发生化学反应，如铁屑会形成铁锈症，铁锈沉着于角膜、虹膜、晶状体等组织，不仅会造成直接的组织损伤，还会进一步影响视力。此外，异物携带的细菌或其他病原体容易引发眼部感染，初期多表现为结膜炎，若炎症未得到有效控制，可蔓延至角膜引发角膜炎，严重时可发展为眼内炎等炎症性疾病。导致结膜炎、角膜炎、眼内炎等炎症性疾病，炎症会引起眼睛充血、分泌物增多、畏光等症状，严重时可导致视力丧失。若异物穿过眼球壁进入眼内深层组织，如视网膜，会造成眼内出血、视网膜脱离等严重并发症，对视力造成毁灭性打击。

（二）鼻内异物

鼻内异物可直接影响鼻腔的通气功能，导致单侧或双侧鼻塞，使呼吸不畅。异物在鼻腔内刺激鼻黏膜，致使鼻黏膜充血、水肿，进而引发流涕症状。若异物长时间存留，鼻黏膜在异物的持续刺激下，容易发生破损出血，导致鼻出血或涕中带血。同时，异物为细菌滋生提供了场所，容易引发鼻腔感染，产生黏脓涕，且伴有异味。严重的鼻腔感染若蔓延至鼻窦，可引发鼻窦炎，出现头痛、面部肿胀等症状。此外，一些特殊的异物，如纽扣电池，因其具有腐蚀性，会对鼻黏膜和鼻中隔造成严重的腐蚀破坏，甚至导致鼻中隔穿孔等不可逆的损伤。

（三）外耳道异物

外耳道异物的危害与异物的种类、大小密切相关。小且无刺激性的异物短期内可能无明显症状，而较大的异物会阻塞外耳道，妨碍声音传导，导致听力下降。植物类异物，如豆类、谷子等，遇水后会膨胀，膨胀后的异物会对外耳道产生更大的压力，压迫外耳道壁和鼓膜，引起耳痛、耳胀、耳鸣等症状，还可能继发外耳道炎。动物性异物，如蟑螂、蚊虫等，在外耳道内爬行骚动时，会直接刺激外耳道皮肤和鼓膜，引发剧烈耳痛和耳鸣，使患者惊恐不安，严重时甚至会损伤鼓膜，导致鼓膜穿孔，影响听力。尖锐的异物则可能划伤外耳道皮肤和鼓膜，引起出血、疼痛，增加感染的风险，若感染蔓延至中耳，可引发中耳炎，进一步损害听力功能。

第三节　异物伤害的临床表现

一、呼吸道异物症状

当呼吸道进入异物时，儿童通常会突发呛咳，这是身体的一种本能反射反应，旨在试图将异物排出呼吸道。呛咳的程度往往较为剧烈，可能会持续不断地发作，尤其是在异物刚刚进入气道时，咳嗽声会十分响亮且频繁。例如，当儿童误吸一颗花生时，会立即出现连续性的剧烈呛咳，小脸涨得通红，身体也会因咳嗽而剧烈颤抖。

随着异物在呼吸道内存留，呼吸困难会逐渐显现。其程度与异物的大小、位置，以及阻塞程度密切相关。如果异物较大且完全阻塞了气管，会导致突然的窒息，儿童可能会出现面色青紫、口唇发绀等症状，此时呼吸极为困难，甚至可能无法呼吸，意识也会在短时间内丧失。而若异物仅部分阻塞气道，呼吸困难的表现则相对较轻，多为呼吸急促，频率加快，儿童会感呼吸费力，吸气时可见胸骨上窝、锁骨上窝和肋间隙的凹陷，即“三凹征”。例如，当小颗粒异物卡在支气管分支处时，儿童会出现呼吸急促、喘息等症状，活动后会更加明显，且在呼吸时可听到哮鸣音。

在呼吸道异物存留过程中，面色改变与意识状态变化也会随之发生。在异物阻塞初期，由于呛咳和轻度呼吸困难，儿童的面色可能会因为用力咳嗽而涨红。但随着阻塞情况加重，氧气供应不足，面色会逐渐转为青紫，尤其是口唇、指甲等部位更为明显。意识状态也会从最初的清醒、惊恐逐渐变得烦躁不安，若缺氧持续得不到改善，最终可能会导致昏迷。例如，在气管异物导致严重窒息的情况下，儿童可能在数分钟内就会从清醒状态陷入昏迷，如不及时抢救，将危及生命。此外，当异物刺激喉部时，还可能引发喉痉挛，导致气道进一步狭窄，加重呼吸困难。

二、消化道异物表现

消化道异物的临床表现中，吞咽困难是较为常见的症状之一。当异物卡在食管等部位时，儿童在吞咽食物或口水时会感到明显的阻碍。这种吞咽困难的程度会因异物的大小、形状和位置而异。如果异物较大且卡在食管入口处，吞咽困难可能会非常严重，甚至连水都难以咽下，儿童会表现出拒绝进食、进食时哭闹等行为。例如，当一枚较大的硬币卡在食管上段时，儿童在吞咽时会出现明显的哽噎感，每次尝试吞咽都会引起疼痛和不适，导致儿童抗拒进食。

腹痛也是消化道异物的常见表现。腹痛的部位通常与异物所在位置有关。如果异物滞留在食管，疼痛多位于胸骨后或上腹部，疼痛性质可能为刺痛或隐痛，且在吞咽时疼痛会加剧。当异物进入胃内，疼痛可能在上腹部或脐周，疼痛程度可能会有所减轻，但如果异物刺激胃黏膜或导致胃痉挛，疼痛也可能较为剧烈，表现为阵发性绞痛。若异物进入肠道，尤其是在小肠或大肠内卡顿，腹痛则多在脐周或下腹部，疼痛性质可为胀痛、绞痛，且可能伴有腹部胀满、恶心、呕吐等症状。例如，当一个塑料玩具零件在小肠内卡顿，儿童会出现脐周剧烈绞痛，伴有呕吐、腹胀等肠梗阻的表现。

呕吐、便血等并发症在消化道异物中也时有发生。呕吐的出现时间和特征与异物的位置及对消化道的刺激程度有关。若异物卡在食管或胃内，呕吐常较早出现，呕吐物多为胃内容物，可能含有未消化的食物残渣。当异物损伤消化道黏膜导致出血时，呕吐物中可能会带有血丝或鲜血。便血的出现则提示异物可能已经损伤了肠道黏膜或导致肠道穿孔等严重情况。如果是少量便血，可能表现为大便潜血阳性或大便表面带有少量鲜血；若出血量较大，则可能出现暗红色血便或鲜血便，同时儿童可能伴有面色苍白、头晕、乏力等贫血症状。例如，当尖锐鱼刺刺穿食管壁并伤及周围血管时，可能引发呕血与便血，严重时可致失血性休克。

三、五官异物的局部表现

对视力受影响是眼内异物的一个重要临床表现。如果异物较小且仅停留在结膜表面，可能对视力影响较小，仅表现为轻微的视力模糊或无明显视力下降。但当异物损伤角膜或进入眼内深层组织时，视力下降会较为明显。例如，铁屑等金属异物进入角膜后，会导致角膜混浊、溃疡形成，使光线无法正常透过角膜进入眼内，从而导致视力明显下降，儿童可能会出现视物不清、眼前黑影等症状。同时，眼内异物还会引起眼痛与异物感，角膜上的神经末梢丰富，异物刺激角膜会导致眼痛，这种疼痛通常较为剧烈，儿童会频繁眨眼、流泪，并用手揉眼睛，试图缓解疼痛。异物感则是由于异物在眼内的存在，使眼睛始终感觉有东西存在，不适感强烈。此外，若眼内异物引发感染，可能导致眼内炎等严重并发症进一步损害视力甚至眼球结构。

鼻内异物会导致鼻塞、流涕与异味等症状。鼻塞通常为单侧，当异物进入鼻腔后，会占据鼻腔空间，阻碍空气流通，导致单侧鼻腔通气不畅。流涕也是常见症状之一，起初可能为清涕，随着异物在鼻腔内停留时间延长，刺激鼻黏膜引发炎症反应，流涕会逐渐变为黏脓涕。若异物导致鼻腔感染，还会产生异味，呼吸时可闻到明显的臭味。例如，当一颗黄豆塞入鼻腔后，儿童会出现单侧鼻塞，开始流清涕，几天后变为黏脓涕，且鼻腔内散发出难闻的气味，同时可能伴有鼻痒、打喷嚏等症状。另外，若鼻内异物长期存留，可能导致鼻息肉等鼻部病变。

外耳道异物可引发耳痛、耳鸣与听力下降。耳痛的程度因异物而异，较大的异物或尖锐的异物会引起较为剧烈的耳痛，使儿童哭闹不止，尤其是当异物压迫外耳道壁或鼓膜时，疼痛会更加明显。例如，当小石子进入外耳道并压迫鼓膜时，儿童会感到耳部剧痛。耳鸣也是常见症状之一，可能表现为嗡嗡声或其他异常声音，持续存在或间歇性发作。听力下降的程度则与异物的大小、位置及是否损伤鼓膜等因素有关。如果异物完全阻塞外耳道，听力下降会较为显著；若异物只是部分阻塞或仅引起外耳道炎症，听力下降相对较轻。

第四节　异物伤害的诊断方法

一、详细受伤过程询问

准确记录儿童异物伤害的受伤时间对于判断病情至关重要。不同时间段受伤，可能意味着不同的致伤因素活跃程度，也反映出身体生理状态的差异。例如，白天在户外玩耍时受伤，可能是由于接触到自然环境中的异物，如树枝、沙石等；而夜晚在家中受伤，可能与家庭用品的使用不当有关，如误食小物件、被玩具零件伤害等。受伤时间还能影响医生对病情进展的判断，如某些异物可能在体内停留一段时间后才引发炎症或其他并发症，及时了解受伤时间有助于医生更准确地评估风险并制订相应的治疗方案。

不同的受伤地点会涉及不同的致伤异物。在家庭中，儿童可能因误食药品、小玩具零件、硬币等物品导致消化道异物伤害；也可能在被家具尖锐边角碰撞、被门窗夹伤时，致使异物刺入皮肤或软组织。在学校，可能因实验器材使用不当、与同学玩耍时接触到文具或体育器材等造成异物伤害，如铅笔芯断裂刺入皮肤、被体育器材小零件划伤等。在户外，如公园、游乐场等地，可能会被植物的刺、果核、昆虫等伤害，或者在沙坑中玩耍时将沙子揉入眼睛等五官部位。了解受伤地点有助于医生迅速推测可能的致伤异物，从而有针对性地进行诊断和治疗。

详细询问儿童受伤的经过可以为确定异物伤害的类型和程度提供关键线索。例如，如果家长描述儿童是在奔跑中摔倒后被地上的异物刺伤，那么可能导致皮肤和软组织的刺伤、划伤；如果是在进食过程中突然哭闹、咳嗽，可能是食物呛入呼吸道形成气管异物；如果是在玩耍小物件时将其塞入鼻腔、耳道或口腔后无法取出，便造成了相应五官部位的异物堵塞。对于一些复杂的受伤经过，如儿童先被异物击中，然后又因摔倒导致异物进一步嵌入身体，医生需要综合考虑多种因素，判断可能的异物伤害类型，以及是否合并其他损伤，以便进行全面的诊断和治疗。

受伤时的周围环境对儿童异物伤害有着重要的影响。如果受伤环境存在污染，如在户外的垃圾场、建筑工地等地方受伤，伤口容易受到细菌、灰尘、化学物质等污染物的污染，增加了伤口处理的难度和感染的风险。此外，污染的环境可能导致异物携带更多的病菌或有害物质，进入人体后引发更严重的炎症反应或中毒症状。例如，在化学工厂附近受伤，可能使异物沾染化学物质，对皮肤、呼吸道或消化道造成化学灼伤或中毒。在一些特殊环境，如农村的农田、果园中，儿童可能接触到带有农药残留的农作物、带刺植物或昆虫，增加了异物伤害并伴随中毒或过敏反应的风险。另外，在水边受伤时，异物可能被水生细菌污染，引发特殊类型的感染。

环境因素对儿童异物伤害的后续治疗也有潜在影响。如果受伤环境温度较高，伤口容易滋生细菌，加快炎症反应。此时可能需要更频繁地更换敷料和进行伤口消毒。同时，高温还能影响异物在体内的化学反应速度，如金属异物在高温环境下可能加速氧化，增加对周围组织的损害。在寒冷的环境中受伤，可能会影响血液循环，导致伤口愈合缓慢，对于已经形成的异物肉芽肿或局部炎症，寒冷可能加重组织缺血缺氧，不利于恢复。此外，环境中的湿度也会对伤口愈合产生影响，高湿度环境可能增加伤口感染的风险，而低湿度环境可能使伤口干燥，影响组织的修复，特别是对于眼、鼻、口等黏膜部位的异物伤害，湿度不适宜可能加重黏膜的损伤和不适感。如果受伤环境存在噪声、强光等不良刺激，可能会加重儿童的心理负担，影响其配合治疗的程度和康复过程，例如在遭受异物伤害后，儿童处于嘈杂、混乱的环境中，可能会更加紧张、恐惧，不利于医生进行检查和处理。

二、体格检查要点

在对儿童异物伤害进行体格检查时，应遵循合理的检查顺序，以确保不遗漏任何潜在的损伤。一般先从头部开始检查，依次检查面部、颈部、胸部、腹部、脊柱、骨盆、四肢等部位。在检查头部时，要注意观察头皮是否有异物刺入、擦伤、肿胀、血肿等可通过触诊初步判断是否有异物留存及损伤程度；检查眼睛是否有眼内异物、结膜或角膜损伤；检查耳朵是否有耳道异物、鼓膜穿孔等耳部损伤；检查鼻腔是否有鼻出血、鼻内异物。在检查胸部时，要注意观察是否有因异物导致的胸部压痛、呼吸音异常，是否存在气胸、血胸等情况，尤其对于疑似呼吸道异物的儿童，需仔细听诊肺部呼吸音的变化，判断是否有单侧呼吸音减弱或消失。在检查腹部时，要注意观察腹部有无膨隆、压痛、反跳痛、肌紧张，肠鸣音是否正常，考虑是否有消化道异物穿孔或梗阻的可能。对于脊柱和骨盆，要注意检查是否有因异物撞击或嵌入导致的骨折、脱位等损伤，同时关注是否影响到神经功能。最后，检查四肢时，要注意观察是否有异物残留于皮肤、软组织内，是否有骨折、关节脱位、软组织挫伤等，查看末梢循环情况，以排除因异物损伤血管引起的血液循环障碍。

不同部位检查的重点内容及注意事项：不同部位的检查有不同的重点内容和注意事项。在头部检查中，重点观察意识状态、瞳孔大小和对光反射、头部有无畸形、头皮有无破损及异物残留等。注意事项包括避免用力按压头部，尤其是在怀疑有颅内异物或骨折的情况下，以免加重潜在的颅脑损伤。在颈部检查中，要注意检查颈椎的活动度、有无压痛、气管位置是否居中、颈部有无肿胀及异物感。检查时要避免过度屈伸颈部，防止因颈椎损伤而加重脊髓或神经的损伤。在胸部检查中，重点观察呼吸频率、节律、胸廓有无畸形、胸部有无压痛、听诊呼吸音是否正常，同时留意是否有异物刺入胸部造成的开放性伤口或皮下气肿。注意避免用力按压胸部，以免加重可能存在的肋骨骨折、肺挫伤或异物移位。在腹部检查中，重点观察腹部有无膨隆、压痛、反跳痛、肌紧张、肠鸣音是否正常，若怀疑消化道异物，需询问儿童是否有腹痛、呕吐、腹胀、停止排气排便等症状。检查过程中要避免用力按压腹部，以免导致异物损伤肠道或其他内脏器官。在脊柱检查中，要注意观察脊柱的形态、有无压痛、活动度是否受限，检查时应避免强行弯曲或扭转脊柱，防止脊柱骨折或脱位的加重，同时注意观察是否有异物嵌入脊柱周围组织。在骨盆检查中，要注意观察骨盆的稳定性、有无压痛、会阴部位有无出血或异物残留。避免用力挤压骨盆，以免加重骨盆骨折或损伤盆腔内的脏器。在四肢检查中，重点观察四肢的形态、有无畸形、压痛、活动度是否受限、末梢循环是否良好，查看是否有异物嵌入肌肉、关节或骨骼内。检查时要避免强行活动受伤的肢体，以免加重骨折、关节脱位或软组织损伤。此外，在检查四肢时，可通过触摸手足温度、观察甲床颜色等方式更直观地判断末梢循环情况。

三、辅助检查手段

（一）X 线、CT 等影像学检查在异物定位诊断中的应用

X线检查是异物伤害诊断中常用的影像学检查方法之一，具有操作简单、快速、成本低等优势。它能够清晰地显示骨骼的形态、结构和位置，对于金属异物或密度较

高的异物，如硬币、铁钉、玻璃碎片等，X线检查可以明确其在体内的大致位置、形状和大小，对于判断异物是否卡顿在呼吸道、消化道或其他与骨骼相关的部位具有重要价值。例如，在呼吸道异物检查中，X线检查可以发现气管或支气管内的不透光异物，以及因异物阻塞导致的肺部肺气肿、肺不张等间接征象。在消化道异物检查中，X线检查可确定异物在食管、胃或肠道内的位置，观察有无胃肠道穿孔或梗阻迹象。但它仅能显示骨骼和部分高密度异物，对木质、塑料等软组织内低密度异物显示效果差，难以准确判断其位置和形态。对于颅底、脊柱旁等复杂部位，X线检查因重叠影像，难以清晰显示异物。此外，其微小异物或异物周围软组织炎症反应的显示也不够敏感。

CT检查在复杂异物伤害诊断中具有重要作用。与X线检查相比，CT检查可以提供更详细的图像信息，能够清晰地显示骨骼、软组织、内脏器官等的结构和病变，对于各种密度的异物都有较好的显示效果。在颅脑异物伤害中，CT检查可以准确显示颅骨骨折、颅内出血、脑挫裂伤，以及异物在颅内的位置、大小、形状等，为手术治疗方案的制订提供重要依据。对于眼部异物，CT能够清晰地显示眼球内、眼眶内的异物，以及异物与眼球壁、视神经、眼外肌等结构的关系，帮助医生判断是否需要手术取出异物及手术的路径和风险。例如，在儿童玩耍时不慎将细小金属异物溅入眼内的案例中，CT检查清晰呈现了异物在眼球内的精确位置，助力医生顺利制订手术方案取出异物。在胸部，CT检查可以更精确地显示气管、支气管内的异物位置，以及异物对周围肺组织、血管的影响，对于判断是否存在肺部感染、肺栓塞等并发症也有重要意义。在腹部，CT检查可以显示肝、脾、肾等内脏器官的破裂、出血情况，以及消化道内异物的详细位置、是否穿透肠壁等，有助于确定治疗方案，如内镜下取出或外科手术干预。此外，CT检查还可以用于检测异物伤害后的并发症，如异物周围的脓肿形成、胸腔积液、腹腔积液等，为及时治疗提供依据。

（二）血液检查评估是否有感染或其他并发症

血液检查是评估儿童异物伤害后是否有感染或其他并发症的重要手段之一。常见的血液检查指标包括血常规、凝血功能、肝肾功能、电解质等。血常规中的白细胞计数、中性粒细胞比例、淋巴细胞比例等指标可以反映是否存在感染及感染的类型。如果白细胞计数升高、中性粒细胞比例增加，通常提示存在细菌感染；而淋巴细胞比例升高则可能提示病毒感染。血红蛋白和红细胞计数可以反映是否有失血情况，若血红蛋白降低、红细胞计数减少，可能是由于异物损伤导致的出血，如消化道异物引起的胃肠道出血、外伤导致的大量失血等，也可能提示存在慢性失血或贫血的基础疾病。血小板计数可以反映凝血功能，若血小板计数降低，可能提示存在凝血功能障碍，增加出血风险，这在一些严重的异物伤害，如大面积软组织损伤、多处创伤合并异物残留时可能出现。凝血功能检查中的凝血酶原时间（PT）、活化部分凝血活酶时间（APTT）、凝血酶时间（TT）等指标，可反映凝血功能是否正常。这些指标延长，可能提示存在凝血因子缺乏、肝脏疾病或弥散性血管内凝血（DIC）等情况，这对于判断异物伤害后是否会出现持续出血或出血倾向具有重要意义。肝肾功能检查中的谷丙转氨酶（ALT）、谷草转氨酶（AST）、肌酐（Cr）、尿素氮（BUN）等指标可以反映肝脏和肾脏的功能状态。如果这些指标异常，可能提示异物伤害导致的肝肾功能损伤，如某些有毒异物（如重金属）进入体内后可能引起肝脏或肾脏的中毒性损害，表现为肝功能指标升高或肾功能减退。电解质检查中的钾、钠、氯、钙等指标可以反映体内的电解质平衡情况，异物伤害后，尤其是严重创伤或伴有呕吐、腹泻等症状时，可能导致电解质紊乱，如低钾血症、低钠血症等，影响心脏、神经肌肉等系统的功能，及时发现和纠正电解质紊乱对于儿童的康复至关重要。其中，钾离子对维持心脏正常节律和肌肉收缩功能很关键，低钾血症时，心脏电活动和肌肉收缩可能受影响，引发心律失常、肌无力等症状。

根据血液检查结果可以判断儿童异物伤害后的并发症风险。如果血常规显示白细胞计数升高、中性粒细胞比例增加，同时伴有发热、局部红肿、疼痛加剧等症状，可能提示存在感染的风险较高，需要进一步检查确定感染部位，并及时给予抗感染治疗。若血红蛋白降低、红细胞计数减少，且伴有血压下降、心率加快、面色苍白等症状，可能提示存在严重失血，需要立即评估出血原因和出血量，必要时进行输血治疗以纠正贫血和休克。例如，儿童因消化道异物致肠穿孔出血，血液检查呈现上述指标异常，同时出现休克症状，及时输血治疗挽救了生命。如果血小板计数降低，凝血功能检查指标（PT、APTT、TT）延长，可能提示存在出血风险增加，此时应密切观察伤口或受伤部位是否有持续出血或渗血现象，并采取相应的止血措施，如压迫止血、使用止血药物等，同时进一步检查排除血液系统疾病或其他导致凝血功能障碍的原因。若肝肾功能检查指标异常，如ALT、AST显著升高，Cr、BUN升高，可能提示存在肝肾功能损伤的风险，需要进一步检查肝脏、肾脏的超声、CT等影像学检查，明确损伤程度，并给予相应的保肝、护肾治疗。对于电解质检查指标异常，如低钾血症可导致肌肉无力、心律失常等，低钠血症可引起头痛、恶心、呕吐、精神萎靡等症状，一旦发现电解质紊乱，应及时根据具体情况进行补充和纠正，以维持体内电解质平衡，保障各器官系统的正常功能。此外，在治疗过程中，通过定期复查血液检查指标，可以监测治疗效果，如白细胞计数逐渐下降、中性粒细胞比例恢复正常，说明抗感染治疗有效；血红蛋白和红细胞计数逐渐升高，表明失血得到纠正；肝肾功能指标逐渐改善，提示肝肾功能在恢复过程中。

第五节　异物伤害的急救原则与技术

一、呼吸道异物急救操作

（一）海姆利希急救法的规范动作与力度

海姆利希急救法是抢救呼吸道异物的有效方法。施救者应站在患者身后，若儿童身高较矮，施救者可跪在其身后。施救者一条腿在前，一条腿在后，插入患者的两腿之间呈弓步，另一条腿伸直，双臂环抱住患者的腰部，使其上身前倾。然后，施救者一只手握空拳，拳眼置于患者肚脐上两横指处，另一只手包住拳头，迅速、有力且有节奏地向患者后上方冲击，每秒约1次，每次冲击应明显分开，直至异物排出或患者恢复呼吸。冲击时，要用爆发力，以形成足够的气流压力推动异物排出，但也要注意避免用力过猛导致儿童受伤，如肋骨骨折等。在实施过程中，要时刻关注患者的反应和情况变化。

（二）不同年龄段儿童的操作差异与注意事项

对于1岁以下的婴儿，应采用特殊的操作方法。将婴儿面部朝下，使其身体放置在手臂上并倚靠在膝盖上，手臂贴着前胸，大拇指和其余四指分别卡在下颌骨位置，然后用另一只手在婴儿背上两肩胛骨间拍5次左右，拍击时要有一定力度，但不能过重以免损伤婴儿。拍完后将婴儿翻正，在婴儿胸骨下半段，用示指及中指压胸5次，压胸深度为胸廓前后径的1/3～1/2，频率同样约每秒1次，如此反复交替进行叩背和压胸操作，直到异物吐出为止。对于1岁以上、神志清楚且身高较高的儿童，施救者可跪在其身后，双手环抱住儿童肚脐上方，向上、向后用力，通过改变腹腔压力促使胸腔压力变化，从而推动异物排出；若儿童较小或不便于背后操作，也可让儿童趴在施救者腿上，施救者左手固定头、颈部，右手拍肩胛骨中间位置，每次拍1～5次，通过胸腔压力的变化帮助异物排出。在对儿童进行海姆利希急救时，无论哪个年龄段，都要注意观察儿童的面色、呼吸等情况，若急救过程中儿童出现憋气、呼吸困难、脸色发紫等不良反应，或者尝试多次仍未将异物排出，应立即停止急救并及时送至医院进行处理，以免耽误病情。同时，施救者在操作时要保持冷静，避免因紧张而导致动作变形或用力不当。此外，对于肥胖或受孕晚期的患者，海姆利希急救法的冲击位置应适当上移至胸部中央。

二、消化道异物的初步处理

（一）禁食、禁水的时间与意义

当发现儿童吞食消化道异物后，一般应禁食、禁水2～4小时。这是因为进食或饮水可能促使异物在消化道内移动，导致卡顿更严重，尤其是尖锐或较大的异物，像误吞的鱼刺等，喝水或进食可能使鱼刺进一步刺入食管壁或胃黏膜。划伤消化道黏膜，引起出血、穿孔等并发症。而禁食、禁水一段时间可以让消化道处于相对静止状态，减少异物对消化道的刺激和损伤，也便于医生在后续检查和处理时能更清楚地观察消化道内的情况，为选择合适的治疗方案提供依据。但如果禁食、禁水时间过长，对于儿童尤其是年幼的儿童来说，可能会导致脱水、低血糖等问题，因此需要根据具体情况权衡。若异物较小且圆润，医生评估后认为风险较低，可适当缩短禁食、禁水时间；若异物较大、尖锐或有腐蚀性，则应严格遵循禁食、禁水要求，并在医生的密切观察下进行后续处理。

（二）观察要点与紧急就医的时机

在儿童吞食异物后，家长或监护人需要密切观察儿童是否有腹痛、呕吐、腹胀、停止排气排便等症状。腹痛通常表现为哭闹不止、烦躁不安，可能是异物刺激胃肠道黏膜或导致肠梗阻引起的；呕吐可能是由异物堵塞使胃肠蠕动减慢，胃内压力增加所致，呕吐物可能含有食物残渣或胆汁；腹胀可能提示胃肠道存在梗阻或消化功能紊乱；停止排气排便则是肠梗阻的重要表现之一。如果儿童出现这些症状，或吞食了尖锐异物（如鱼刺、针等）、腐蚀性异物（如纽扣电池、强酸强碱等）、磁性异物（如磁力珠），以及长度大于2cm的异物，需立即送往医院就诊。此外，即使在观察期间儿童没有明显不适症状，但如果异物在体内停留时间超过24～48小时仍未排出，也需要及时就医，通过X线、CT等检查确定异物位置，并采取相应的治疗措施，如内镜下取出或外科手术等。

三、五官异物的取出方法与注意事项

（一）眼内异物的冲洗方法与禁忌

当眼内进入异物时，切勿让儿童揉眼，以免异物损伤角膜或嵌入更深。应立即使用生理盐水冲洗结膜囊，冲洗时可让儿童仰卧或坐于椅子上，头偏向一侧，用左手轻轻撑开上下眼睑，右手持装有生理盐水的洗眼器或注射器，从内眼角向外眼角缓慢冲洗，冲洗液的温度应适中，接近人体体温，避免过冷或过热对眼睛造成刺激。一般建议冲洗3～5次，每次使用适量生理盐水，以更有效地冲洗出异物。冲洗过程中要让儿童转动眼球，以便将异物冲洗出来。如果自行冲洗后异物仍未取出，或者儿童出现眼痛、畏光、流泪、视物模糊等症状加重的情况，应及时到医院由医生处理。医生可在裂隙灯下仔细检查异物的位置和性质，并使用专业的器械将异物取出。需要注意的是，在冲洗过程中不要使用未经消毒的水或其他液体，以免引起眼部感染；也不要直接用棉签或其他物体去擦拭眼睛内的异物，除非是在医生的指导下且能清楚地看到异物附着在眼表较浅位置时，才可小心尝试用湿润的棉签轻轻蘸取，否则可能会对眼睛造成更严重的损伤。

（二）鼻内、外耳道异物的取出工具与技巧

对于鼻内异物，如果异物较小且位置较浅，如小纸团、豆类等，可让儿童按住另一侧鼻孔，然后用力擤鼻，利用气流将异物喷出。但如果异物较大、较深或形状不规则，如珠子、纽扣电池等，切勿自行用镊子或其他工具夹取，以免将异物推得更深或损伤鼻腔黏膜导致出血、感染等并发症。应及时就医，医生会根据异物的性质和位置选择合适的工具，如鼻内镜、吸引器等。使用鼻内镜可以清晰地观察到异物的位置，然后用吸引器将异物吸出，或者用特殊的器械小心地将异物取出。对于外耳道异物，若为昆虫类异物，可先尝试用手电筒照射外耳道，利用昆虫的趋光性将其引出。如果是其他固体异物，如小石子、耳塞等，同样不要自行用尖锐的工具掏挖，以免损伤耳道皮肤和鼓膜。医生会根据情况使用耳镜检查异物位置，然后用耵聍钩或小镊子等工具小心地将异物取出。在操作过程中，要注意固定儿童的头部，避免其乱动，同时动作要轻柔、准确，防止损伤外耳道和鼓膜。

第六节　异物伤害的急救处理规范

一、呼吸道异物的紧急排除与后续观察

（一）海姆利希急救法成功后的进一步检查与评估

在运用海姆利希急救法成功排出异物后，需要对儿童进行全面的身体检查与评估，以确保身体无其他潜在问题。首先，应立即检查儿童的生命体征，包括呼吸、心跳、脉搏、血压等，确保其生命体征平稳且自主呼吸恢复正常。观察儿童的面色、口唇是否由青紫转为红润，胸廓起伏是否正常且对称，听诊肺部呼吸音是否清晰、对称，有无哮鸣音、湿啰音等异常呼吸音，以判断呼吸道是否仍存在梗阻或其他损伤。检查口腔、咽喉部，查看是否有残留的异物碎片或咽喉部损伤、出血等情况，若发现有残留异物，应小心取出，避免再次坠入呼吸道。同时，注意观察儿童的意识状态，询问其是否有头痛、头晕、恶心、呕吐等不适症状，评估是否存在颅脑损伤或其他神经系统并发症的可能，必要时可进行头颅CT检查。此外，还需对儿童的胸部进行X线或CT检查，以排查是否因急救过程或异物导致肋骨骨折、气胸、纵隔气肿等胸部损伤。对于年龄较小或配合度较差的儿童，检查过程中可能需要适当安抚，必要时在镇静状态下进行检查，确保检查结果的准确性和完整性。

（二）未能成功排除异物时的紧急转运与途中处理

若急救未能成功排除异物，在紧急转运至医院的过程中，必须采取一系列必要的处理措施，以保障儿童生命安全，防止病情恶化。首先，应立即拨打当地急救电话（如120），清晰准确且简洁地告知调度员儿童的年龄、性别、异物梗阻的情况，目前的生命体征及所在位置等关键信息。在等待急救人员到来之前，持续进行急救操作，可尝试变换急救姿势或力度，但要注意避免过度用力导致儿童受伤。若儿童意识清醒，尽量让其保持安静，避免哭闹加重呼吸困难。若儿童出现呼吸微弱或心搏骤停，应立即进行心肺复苏术（CPR），按照100～120次/分的频率进行胸外按压，按压深度为胸廓前后径的1/3～1/2，每按压30次进行2次人工呼吸，如此反复进行，直到急救人员到达。在转运途中，应确保儿童的呼吸道通畅，可将其头部偏向一侧，防止呕吐物或分泌物误吸入气管。若条件允许，可给予吸氧治疗，以提高血氧饱和度，缓解缺氧症状。密切监测儿童的生命体征，包括呼吸、心率、脉搏、血压、血氧饱和度等，并随时向急救人员报告。如果儿童出现烦躁不安、面色苍白、大汗淋漓等休克症状，

应立即采取休克体位（头部和躯干抬高20°～30°，下肢抬高15°～20°），并注意保暖，避免体温过低。同时，尽量避免路途颠簸，平稳快速地将儿童转运至附近具备救治能力的医院，以便及时进行专业的医疗救治，如硬质支气管镜或纤维支气管镜及异物取出术等。

二、消化道异物的处理策略与流程

（一）异物卡顿在食管、胃、肠道不同部位的处理方法

当异物卡顿在食管时，由于食管紧邻重要的血管和脏器，且管腔相对狭窄，容易导致梗阻、穿孔等严重并发症，因此需要尽快处理。对于较小且光滑的异物，如硬币、小玻璃球等，可先尝试在食管镜或胃镜下使用异物钳取出。若异物较大、尖锐或形状不规则，如鱼刺、假牙等，或者已经卡顿时间较长，引起食管周围炎症、脓肿形成，则可能需要外科手术干预，如食管切开取异物术，以避免损伤食管周围的大血管（如胸主动脉）或气管等重要结构，防止发生致命性的大出血或气道瘘等严重并发症。若异物卡顿在胃内，多数情况下可先观察一段时间，因为胃腔相对较大，部分异物可能会自行通过幽门进入肠道。在观察期间，儿童需禁食、禁水，密切观察是否有腹痛、呕吐、呕血等症状。对于尖锐异物、磁性异物、长度大于2cm的异物或卡顿时间超过24～48小时仍未移动的异物，应及时进行内镜下取出，可选用胃镜，根据异物形状、大小选择圈套器、异物钳、网篮等合适器械。若异物巨大，无法通过内镜取出，或已导致胃穿孔、胃出血等严重并发症，则需考虑外科手术治疗。当异物进入肠道后，由于肠道较长且有一定的蠕动和柔韧性，一般较小且形状相对规则的异物（直径小于2cm）进入肠道后，由于肠道较长且有一定的蠕动和柔韧性，多可自行排出体外。在此期间，可让儿童适当增加富含膳食纤维食物的摄入，如蔬菜、水果、全麦面包等，以促进肠道蠕动，帮助异物排出。但需密切观察儿童是否有腹痛、腹胀、停止排气排便（肠梗阻症状）、便血等情况。若出现肠梗阻或怀疑异物导致肠道穿孔，应立即进行腹部X线、CT等检查以确定异物位置，并根据具体情况选择内镜下取出或外科手术治疗。对于肠道内的尖锐异物或磁性异物，即使没有立即出现症状，也应积极处理，因为它们可能会在肠道蠕动过程中刺破肠壁或引起肠管粘连、梗阻等并发症，通常也需要在内镜下或手术中取出。

（二）内镜下异物取出的适应证与术前准备

内镜下异物取出术适用于多种消化道异物情况。对于上消化道内自然排出有困难

的任何异物，尤其是锐利（如针、鱼刺、刀片等）、毒性（如含汞温度计、电池等）异物，应尽早进行内镜下试取，以避免异物对消化道黏膜造成损伤、中毒、出血等严重后果。急诊情况包括尖锐异物、大于2cm的非尖锐异物、含毒性异物等，如发夹、骨刺、较大的硬币等，在确定没有穿孔的情况下，应进行急诊胃镜检查并取出。对于不能确保安全排出消化道的小异物（如直径小于2cm但形状不规则或可能卡顿在消化道狭窄处的）和胃内结石、食物团块等，也应尽早行胃镜取出，以免进入小肠后增加取出难度或失去胃镜取出机会。此外，对于吻合口残留缝线、吻合钉等异物，不管有无明显症状，发现后应尽早内镜拆除，以防止引起吻合口炎症、溃疡、出血或梗阻等并发症。在进行内镜手术前，需要做好充分的准备工作。一般准备包括心理准备和身体准备。心理准备主要是消除患者（儿童及其家长）紧张情绪，以取得他们的配合，达到预期的手术效果，可通过向他们详细解释手术过程、风险和注意事项等方式进行。身体准备包括多个方面。预防感染，凡开放性结核、肝炎、艾滋病患者及病原携带者应使用专用内镜，并单独进行特殊消毒灭菌处理；胃肠道准备，接受择期治疗的患者需要禁食禁水6～8小时，对于急诊患者，应尽快安排手术，术前也需尽量保持胃排空状态；镇静与解痉，精神紧张者或不能合作的儿童可给予安定镇静，必要时，可肌内注射注山莨菪碱等解痉药，减少胃肠道蠕动，便于手术操作和观察；摄颈部及胸部正侧位片、腹部X线片，确定异物的位置、性质、形状、大小及有无穿孔等，对于存在消化道异物的患者，不宜行钡剂灌肠摄片检查，以免影响后续内镜观察和异物取出；口服祛泡剂，如二甲硅油，有去表面张力的作用，使附于黏膜上的泡沫破裂消失，视野更加清晰。对于特殊患者，如营养不良、高血压、心脏病、肝肾功能障碍及呼吸障碍患者，还需进行相应的特殊准备。营养不良患者由于蛋白质缺乏，耐受失血和休克的能力降低，易引起组织水肿，影响组织修复，甚至并发严重感染，应在手术前予以纠正，争取达到正氮平衡状态。高血压患者血压在160／100mmHg以上时，可能在诱导麻醉或手术时出现脑血管意外或急性心力衰竭，需服用降压药，使血压降到160/100mmHg下再做手术。心脏病患者的类型不同，其耐受力也各不相同，对于耐受力差的急性心肌炎、急性心肌梗死和心力衰竭者，需待病情控制或缓解后再行手术。肝肾功能障碍患者严重的肝肾功能障碍者，应积极改善肝肾功能，在能够耐受手术时，再行手术治疗。呼吸功能障碍患者术前2周停止吸烟，鼓励患者多练习深呼吸和正确咳嗽、咳痰方法；重度肺功能障碍及并发感染者，应改善肺功能、控制感染后再行手术。凝血功能障碍患者提前停用抗凝剂和抗血小板药物，给予输注红细胞悬液、冷沉淀等，纠正凝血功能障碍。糖尿病患者术前应控制血糖水平，纠正水电解质失调和酸中毒，改善营养状况。此外，还需准备好内镜及相关器械，根据异物的性质、形状和大小选择合适的异物钳、圈套器、网篮、活检钳、磁棒等工具，并确保内镜设备功能正常，备好吸引装置、供氧设备、急救药品等，以应对手术过程中可能出现的各种情况。手术方式可根据患者情况选择局部麻醉或全身麻醉，儿童一般采用全身麻醉，以确保手术顺利进行且减少患儿痛苦和恐惧。

三、五官异物的急救处理与专科转诊

（一）眼内异物的初步冲洗与专科医生会诊时机

当发现眼内有异物时，应立即进行初步冲洗。冲洗时，让儿童仰卧或坐于椅子上，头偏向一侧，用左手轻轻撑开上下眼睑，右手持装有生理盐水（或清洁的流动水）的洗眼器或注射器，从内眼角向外眼角缓慢冲洗，冲洗液的温度应适中，接近人体体温，避免过冷或过热对眼睛造成刺激。冲洗过程中，要让儿童转动眼球，以便将异物冲洗出来。冲洗时间一般不少于15分钟，确保尽可能地清除异物和污染物。如果自行冲洗后异物仍未取出，或者儿童出现眼痛、畏光、流泪、视物模糊等症状加重的情况，应及时联系专科医生进行会诊。此外，若眼内进入的是化学性异物，如酸碱溶液等，冲洗后应立即就医，不得延误，因为化学物质可能会迅速损伤角膜和眼内组织，导致严重的视力损害。专科医生在会诊时，会使用裂隙灯等专业设备仔细检查异物的位置、性质和深度，并根据具体情况采取相应的处理措施。对于附着在眼表的异物，医生可能会用湿润的棉签轻轻蘸取或用异物针小心剔除；对于嵌入角膜较深的异物或眼内异物，可能需要在手术室进行进一步的处理，如角膜切开取异物术或玻璃体切割术等，以确保异物完全取出且尽可能减少对眼睛的损伤，保护儿童的视力。

（二）鼻内、外耳道异物取出失败后的进一步处理与转诊科室

当鼻内异物取出尝试失败后，如果异物较小且未引起明显的鼻腔炎症或呼吸困难，可暂时观察，并再次尝试在鼻内镜下取出。但如果异物较大、较深或已导致鼻腔黏膜肿胀、出血、感染，导致鼻塞、流涕、头痛等症状加重，应及时转诊至耳鼻喉科进行进一步处理。耳鼻喉科医生会根据异物的具体情况，如位置、形状、大小、性质等，选择合适的方法取出异物。位置较深的异物，可能借助鼻内镜结合吸引器将异物吸出；与鼻腔黏膜粘连紧密的异物，则可能需先用药减轻炎症反应，再以特殊器械小

心分离并取出；如果异物已经导致严重的鼻腔并发症，如鼻窦炎、鼻中隔穿孔等，可能需要在取出异物后进行相应的治疗，如抗感染治疗、鼻腔冲洗、鼻中隔修补术等。当外耳道异物取出失败后，若异物为昆虫类且仍在外耳道内活动，可先用油剂（如橄榄油、甘油等）滴入外耳道，使昆虫窒息死亡，再尝试取出。若为其他固体异物，如小石子、耳塞等，取出失败且外耳道出现疼痛、肿胀、听力下降等症状，或者异物可能损伤鼓膜时，应转诊至耳鼻喉科。耳鼻喉科医生会使用耳镜详细检查外耳道和鼓膜的情况，确定异物位置后，用耵聍钩或小镊子等工具小心地将异物取出。对于一些特殊情况，如异物嵌入外耳道鼓部、与外耳道壁紧密粘连或合并外耳道狭窄等，可能需要在显微镜下或借助其他特殊设备进行操作，以确保异物安全取出且不损伤外耳道和鼓膜。如果异物取出过程中或取出后出现外耳道感染、鼓膜穿孔等并发症，还需进行相应的抗感染治疗和耳部护理，促进耳部损伤的恢复。

第七节　异物伤害的预后与康复

一、影响预后的因素分析

影响异物伤害预后的因素众多，其中伤害严重程度与部位是关键因素。在呼吸道异物方面，如果异物阻塞程度严重且长时间未得到解除，导致严重缺氧，可能引发脑损伤、心肺衰竭等不可逆的后果，甚至危及生命。例如，当异物完全堵塞气管，若在数分钟内未能及时抢救，患儿可能因窒息而死亡。即使抢救成功，也可能因缺氧时间过长，遗留神经系统后遗症，如智力障碍、运动发育迟缓等。对于消化道异物，若异物尖锐且卡顿在食管等重要部位，会造成食管穿孔、大出血或严重感染，可能需要进行复杂的手术治疗，术后恢复也较为困难，还可能出现食管狭窄、胃肠功能紊乱等长期并发症，影响患儿的营养摄入和生长发育。五官异物中，眼内异物若损伤角膜、晶状体或视网膜等重要结构，可能导致视力永久性损害；鼻内异物若引发严重的鼻腔感染并扩散至鼻窦或颅内，可能导致慢性鼻窦炎、颅内感染等严重后果，威胁患儿的生命健康；外耳道异物若损伤鼓膜或中耳结构，可能引起听力下降、中耳炎反复发作等问题，影响患儿的语言学习和社交发展。

急救处理的及时性与规范性也对预后起着决定性作用。及时且正确的急救能够在异物伤害发生的初期就采取有效的措施，阻止伤害的进一步发展，为后续的治疗争取宝贵时间并创造良好条件。例如，在呼吸道异物发生时，若能迅速且准确地运用海姆利希急救法，成功排出异物的概率较高，可大大降低窒息导致的死亡风险和严重并发症的发生率。对于消化道异物，早期正确的处理，如禁食、禁水并及时就医，能减少异物对消化道的进一步损伤，提高内镜下异物取出的成功率，降低手术风险。在五官异物的处理中，及时合理的现场急救和正确的转运方式，能避免因延误或不当处理导致的二次伤害，如眼内异物冲洗方法的正确运用、鼻内和外耳道异物的妥善保护等，有助于后续专科医生的治疗，提高治愈率并减少后遗症的发生。

二、康复治疗的重要性与方法

康复治疗对于儿童异物伤害后的恢复至关重要。心理康复是其中不可忽视的重要方面。儿童意外伤害后，往往会出现不同程度的心理创伤表现。年龄较小的儿童可能会出现恐惧、焦虑、哭闹不安等情绪，对与伤害相关的场景、物品或行为产生回避反应。例如，经历呼吸道异物的儿童可能会对进食产生恐惧，害怕再次发生呛咳；经历眼内异物的儿童可能会抗拒去户外活动，担心异物再次进入眼睛。年龄稍大的儿童可能会出现抑郁、注意力不集中、学习成绩下降等问题，甚至可能产生创伤后应激障碍，表现为反复回忆创伤事件、噩梦频发、睡眠障碍等。这些心理问题不仅会影响儿童的日常生活和学习，还可能对其长期的心理健康和人格发展造成负面影响。

针对这些心理创伤，心理疏导与干预措施是必不可少的。家长和医护人员应给予儿童足够的关爱、陪伴和安全感，耐心倾听他们的感受和恐惧，用简单易懂的语言向他们解释伤害发生的原因和治疗过程，帮助他们理解身体的恢复情况，减轻恐惧和焦虑情绪。对于年龄较小的儿童，可以通过温柔的安抚、拥抱、陪伴玩耍等方式，让他们感受到安全和温暖；对于年龄较大的儿童，可以鼓励他们表达自己的情感和想法，给予积极的心理暗示和鼓励，助力他们树立战胜恐惧的坚定信心。在康复过程中，还可以根据儿童的具体情况，采用游戏治疗、绘画治疗、音乐治疗等心理治疗方法，帮助儿童释放情绪、缓解压力、调整心态。例如，通过绘画让儿童表达出内心的恐惧和感受，然后引导他们对画面进行重新诠释和理解，从而减轻心理负担；利用音乐的舒缓作用，帮助儿童放松身心，改善睡眠质量。同时，家长和学校需密切留意儿童的心理变化，一旦发现问题，应及时寻求专业心理医生的帮助，以便制订个性化的心理康复方案，确保儿童能够尽快走出心理阴影，恢复正常的心理状态。

综上所述，异物伤害是儿童意外伤害中的重要组成部分，严重威胁着儿童的健康与安全。了解各类异物伤害的特点、机制、临床表现、诊断和处理方法，有助于相关人员在第一时间采取正确有效的措施，减少伤害的进一步发展。关注影响预后的因素，积极开展心理康复支持，能更好地帮助儿童恢复身心健康。家长、医护人员和社会各界应共同努力，加强预防教育，提高应急处理能力，为儿童创造一个安全无虞的成长环境。

第六章　游戏与玩具伤害

游戏与玩具是儿童成长过程中不可或缺的部分，但也可能潜藏着意外伤害的风险。儿童在游戏活动中因危险行为或玩具问题导致的伤害屡见不鲜，这些伤害不仅涉及身体层面，更会对儿童的心理产生深远影响。深入了解游戏与玩具伤害的常见类型、发生机制、临床表现、诊断方法、急救处理及预后康复等方面的知识，对于家长、教育工作者，以及医护人员而言至关重要，有助于及时预防、准确判断和有效处理此类伤害，保障儿童的健康成长。

第一节　游戏与玩具伤害的常见类型

一、儿童危险游戏所致伤害

在亲子互动中，一些看似有趣的游戏可能隐藏着风险。例如，“拔萝卜”游戏，家长双手提着儿童的头部使其离开地面，这种动作容易扭伤儿童的颈部，损伤脊柱，严重时可能伤害颈髓神经。由于儿童关节部位尚未发育完全，致使脊柱稳定性较差，这样的外力拉扯可能导致脊柱关节错位或脊髓受损。“抛高高”游戏也存在危险，家长将宝宝向上抛出后再接住，下落时的冲击力容易伤到宝宝薄弱的颈椎、脊椎，即便接住了，宝宝的脑组织及脑血管比成人脆弱，紧密坚硬的颅骨与柔嫩脆弱的脑组织会因速度差相互碰撞，易导致脑震荡、脑挫裂伤，甚至危及生命。在日常生活中，尤其是年轻父母，可能因缺乏相关知识或受网络视频误导而进行这些危险游戏，对儿童健康造成潜在威胁。据不完全统计，因这类危险亲子游戏导致儿童受伤的事件在家庭意外伤害中占比颇高。

儿童之间玩耍打闹时，冒险性游戏也易引发伤害。如在幼儿园或户外场所，儿童们进行爬高活动，可能因重心不稳而从高处坠落，导致摔伤，常见的有右手臂骨折、腿部骨折、头部擦伤等。在追逐游戏中，由于儿童年龄小，身体协调性和反应能力不足，容易发生碰撞，可能造成撞伤、擦伤等伤害。不同年龄段儿童在这类游戏中的受伤特点有所差异，低龄儿童（3～5岁）在追逐碰撞中，多为皮肤擦伤、软组织挫伤，受伤程度相对较轻，但因自我保护意识差，受伤频率可能较高；而大龄儿童（6～10岁）在爬高或更激烈的追逐打闹中，可能出现骨折、关节脱位等较严重的伤害，且他们好动、好奇心强，受伤往往在尝试更具挑战性的动作时发生。

二、儿童玩具伤害

不同材质、类型的玩具存在多种伤害隐患。塑料玩具边角尖锐，容易在儿童玩耍过程中造成刺伤，如一些塑料模型玩具的边角可能划伤儿童的手部或身体其他部位；毛绒玩具若填充物不卫生，可能引发感染，像一些劣质毛绒玩具内部填充“黑心棉”，其中含有的细菌、病毒等病原体，可能导致儿童呼吸道感染、皮肤过敏等疾病，如咳嗽、皮疹等，这类伤害在儿童日常玩耍场景中较为常见，尤其是在低龄儿童缺乏自我保护意识和家长监管不到位时容易发生。

此外，因玩具质量不过关导致的伤害也不容忽视。部分玩具零件易脱落，小零件被儿童误食后可能导致窒息、肠道损伤等严重后果。例如，磁力珠玩具，其磁力较强，若儿童误吞，磁力珠可能在肠道内相互吸引，夹住肠壁，引起肠梗阻，严重时可致肠道穿孔破裂。据相关报道，类似因玩具零件脱落或小零件误食导致的伤害事故在儿童意外伤害案例中占一定比例，且在低龄儿童群体（尤其是3岁以下）中发生的严重性更高，因为他们习惯将物品放入口中探索，而这个年龄段的儿童肠道较为狭窄脆弱，误食异物后更易引发严重并发症。

第二节　游戏与玩具伤害的机制

一、危险游戏致伤原理

（一）剧烈对抗性游戏中的碰撞与摔倒机制

在诸如足球、篮球等球类运动，以及儿童间的打闹游戏等剧烈对抗性活动中，儿童身体发生碰撞时，力量会在接触瞬间沿着骨骼、肌肉和关节的传导路径扩散。由于儿童的骨骼尚未发育完全，骨质相对较软且弹性较大，当受到外力冲击时，容易发生弯曲变形。例如，在足球运动中，当儿童用小腿正面去阻挡来球时，若球的冲击力过大，胫骨可能因无法承受相应压力而发生骨折。同时，肌肉在碰撞时会急剧收缩以试图缓冲外力，但儿童肌肉力量较弱，这种缓冲效果有限。关节部位，如膝关节、肘关节等，在碰撞时可能会因受力方向异常而出现关节脱位或扭伤。一般来说，轻微的碰撞可能仅导致局部肌肉的挫伤或关节的短暂疼痛，而较大力度的碰撞则可能引发骨折、关节脱位等严重伤害。

儿童在对抗性游戏中摔倒时，身体着地部位、姿势，以及地面状况等因素共同作用，决定了受伤的类型和严重程度。若儿童向前摔倒，用手掌撑地，手臂可能会因承受身体的重量和摔倒时的冲击力而发生骨折，常见的，如桡骨远端骨折。若头部着地，即使地面看起来较为平坦，由于头部的特殊结构和重要性，也可能导致颅脑损伤，从轻微的脑震荡到严重的颅内出血都有可能发生。当儿童摔倒姿势不当，如身体扭转或翻滚时，可能会使脊柱受力不均，引发脊柱损伤。而地面状况对伤害的影响也不容忽视，在坚硬的水泥地面摔倒比在草坪或橡胶地面摔倒更容易造成严重损伤，因为前者几乎没有缓冲作用，摔倒时产生的冲击力几乎全部作用于身体，而后者能够吸收部分冲击力，减轻对身体的伤害。此外，摔倒瞬间身体的自然缓冲机制若失效，伤害则会加剧。例如，正常情况下，人体在摔倒时会本能地通过肌肉收缩、关节弯曲等方式来分散冲击力，但如果儿童在摔倒时因惊吓或其他原因未能做出这些反应，身体将直接承受冲击力，从而导致更严重的损伤。

（二）冒险性游戏中的高处坠落与环境危险因素

儿童进行爬树、攀爬游乐设施等高处活动时，坠落高度与骨折、脏器损伤等伤害的严重程度密切相关。一般而言，坠落高度越高，身体落地时的速度越快，受到的冲击力也就越大。根据物理学原理，冲击力与速度的平方成正比。从较低处坠落，如从一米左右的高度，可能只会导致皮肤擦伤、软组织挫伤等较轻的伤害；但从较高处坠落，如从三米以上的高度，骨折的风险会大大增加，尤其是腿部、手臂等部位的长骨骨折更为常见。若坠落高度超过五米，除了骨折外，还可能出现脏器损伤，如肝脏、脾脏破裂等，因为身体在高速坠落过程中，内部脏器会因惯性和冲击力而发生位移、破裂。坠落过程中身体碰撞到的物体也会影响伤害的程度和类型。如果在坠落时撞到了尖锐的物体，如树枝、栏杆的尖端等，可能会导致开放性伤口，增加感染的风险，还可能使伤口更深、更复杂，如刺伤血管、神经等重要结构。此外，对于低龄儿童，其骨骼、内脏等器官更为脆弱，相同坠落高度下，受伤程度往往比大龄儿童更严重。

环境中的危险因素在儿童游戏受伤过程中起到了加重伤害的作用。例如，地面若有尖锐物品，如玻璃碎片、钉子等，当儿童从高处坠落或摔倒在这些物品上时，尖锐物品会刺入身体，导致刺伤、割伤等伤害，且伤口易发生感染，处理难度较大。若周围存在危险设施，如高压电线、运转中的机器设备等，儿童在游戏过程中一旦接触到这些设施，可能会发生触电、机械性损伤等严重事故，引发的并发症可能包括电击伤导致的心搏骤停、肢体坏死，机械损伤导致的肢体残缺、大量出血等。在一些建筑工地上，儿童可能会因进入未封闭的区域而遭遇这些危险，如被坠落的建筑材料砸伤，导致颅脑损伤、骨折等严重后果，同时还可能伴有内出血、休克等并发症，对儿童的生命安全构成极大威胁。

二、玩具伤害成因

（一）玩具质量问题导致的部件脱落与误食、刺伤

在玩具生产过程中，若工艺不达标、材料劣质等质量问题存在，玩具部件连接就可能不牢固，容易脱落。一些小型塑料玩具，如拼图玩具、玩具人偶等，其零部件之间可能仅通过简单的卡扣连接，在儿童玩耍时，稍微用力拉扯或碰撞，部件就可能脱落。这些脱落的小零件被儿童误食后，可能会造成窒息、肠道堵塞等严重伤害。由于儿童，尤其是低龄儿童（3岁以下），好奇心强且缺乏危险意识，常会将手中的物品放入口中探索。一旦误食这些小零件，它们可能会卡在咽喉部位，导致气管堵塞，引起窒息；若进入肠道，可能会在肠道狭窄处或弯曲处停留，造成肠道堵塞，阻碍食物的正常通过，引发腹痛、呕吐等症状，严重时甚至需要手术取出。据统计，因玩具零件脱落导致儿童误食并造成伤害的事件在儿童玩具伤害案例中占有一定比例。

质量不佳的玩具，其表面或边角处可能存在毛刺、尖锐部分。例如，一些廉价的塑料玩具剑、塑料模型等，在制造过程中未经过精细打磨或处理工艺不当，导致边角锐利。儿童在玩耍过程中，皮肤容易被这些毛刺、尖锐部分刺伤，尤其是手部、脸部等暴露部位。眼睛被刺伤的情况也时有发生，可能会导致角膜划伤、结膜出血等眼部损伤，影响视力。不同年龄段儿童因玩具刺伤的常见情况及后果有所不同。低龄儿童可能更多的是在抓握玩具时被刺伤手部，伤口较浅，但容易引发感染；而大龄儿童在玩一些较为复杂或具有攻击性的玩具时，如玩具弓箭，可能会因操作不当或意外而被刺伤身体其他部位，伤口相对较深，可能会损伤肌肉、血管等深层组织，引发大出血、感染等并发症，严重时甚至会影响肢体功能。

（二）玩具设计不合理引发的肢体卡压与关节损伤

一些玩具在设计时，若折叠结构、活动部件间隙等设计不合理，就容易夹伤儿童手指、脚趾甚至导致肢体卡压，影响血液循环和神经功能。例如，某些玩具箱或玩具盒的盖子采用了自动关闭的设计，但关闭速度较快且没有缓冲装置，若儿童不慎将手指置于盖子边缘，极易被夹伤。还有一些带有链条或绳索的玩具，如玩具自行车的链条、跳绳玩具等，如果链条与齿轮之间的间隙过大或过小，儿童的手指或脚趾可能会被卡在其中。肢体被卡压后，局部血液循环受阻，此时会出现肿胀、疼痛等症状。若卡压时间较长，还可能导致神经损伤，引起肢体麻木、感觉减退等后果，严重时甚至会影响肢体的正常发育和功能。

玩具的形状、大小、重量等设计因素与儿童玩耍时关节受力情况密切相关。若玩具的形状不符合人体工程学原理，儿童在使用过程中关节可能会处于不自然的姿势，从而导致关节过度伸展、扭曲。例如，一些形状怪异的玩具球拍，儿童握持时需使手腕过度弯曲或伸展，长时间使用可能会引发手腕关节脱位、损伤。玩具过重或过大，超出儿童的身体负荷能力，也会使关节在玩耍过程中承受过大的压力。例如，一些大型的塑料玩具车，儿童在推动或乘坐时，可能需要用较大的力气，这会使肩部、肘部、膝关节等关节承受过度的压力，容易引发关节扭伤、劳损等问题，长期积累还可能影响关节的正常生长发育，导致关节畸形等严重后果。此外，低龄儿童骨骼、关节发育不完善，对这类不合理设计的耐受性更差，更易受到严重伤害。

第三节　游戏与玩具伤害的临床表现

一、损伤类型与程度

（一）碰撞伤、摔伤的部位与严重程度

儿童在游戏中发生碰撞、摔伤后，身体不同部位的损伤表现各异。头部摔伤较为常见，可能出现头皮血肿，表现为头皮局部隆起，肿块质地较硬，有压痛感；若发生脑震荡，患儿可能会有短暂的意识丧失，通常不超过30分钟，清醒后会有头晕、头痛、恶心、呕吐等症状，对受伤当时的情况记忆模糊。例如，在幼儿园的滑梯玩耍时，儿童不慎从高处滑落头部着地，可能就会出现此类症状。四肢摔伤也较为频繁，如上肢摔伤可能导致骨折，骨折部位会出现剧烈疼痛、肿胀，肢体活动受限，可伴

有畸形，像桡骨远端骨折时，手腕会呈现“餐叉样”畸形；下肢摔伤若引发骨折，受伤腿无法站立或行走，骨折处压痛明显，严重时可出现开放性骨折，伤口有出血。躯干摔伤同样不容忽视，胸部摔伤可能造成肋骨骨折，患儿在呼吸、咳嗽或转动身体时疼痛加剧，局部有压痛；腹部摔伤可能导致脏器损伤，如脾脏破裂，起初可能仅有腹部隐痛，但随着出血量增加，会出现腹痛加剧、腹胀、面色苍白、脉搏加快等休克症状。

根据碰撞、摔伤后的局部表现，可以初步判断损伤程度。轻微擦伤通常仅伤及皮肤表层，表现为局部皮肤发红、有少量渗血或渗液，疼痛较轻微；挫伤则是皮下组织受到损伤，受伤部位肿胀、疼痛，皮肤可能出现青紫瘀斑，压痛明显，但肢体活动一般不受限。而较为严重的骨折，除了上述提到的疼痛、肿胀、畸形等症状外，还可能有骨擦音或骨擦感，即骨折断端相互摩擦时产生的声音或感觉。脏器损伤往往较为隐匿，初期症状可能不典型，但随着病情发展，会出现相应脏器功能受损的表现，如肝脏损伤可能出现黄疸、肝功能异常等，而肾脏损伤可能出现血尿等症状，这些都需要及时就医进行详细检查才能确诊。

（二）玩具所致刺伤、卡压伤的局部表现

玩具刺伤皮肤后，伤口的特征与玩具的尖锐程度、刺入深度等因素有关。若伤口较浅，可能仅表现为皮肤表面的小破口，出血较少，伤口周围有轻微红肿；若伤口较深，可能会有较多出血，伤口呈管状，深度可达皮下组织甚至更深，周围组织肿胀明显，压痛加剧。例如，被尖锐的塑料玩具刺到手指，若刺得较深，可能会损伤手指的肌腱、神经等结构，导致手指活动受限或出现麻木、刺痛等感觉异常。刺伤部位不同，潜在风险差异较大。刺到手指关节处，可能破坏关节囊或关节软骨，影响关节的正常活动，后期可能出现关节僵硬、疼痛，甚至导致创伤性关节炎；刺到眼睛周围，哪怕是轻微的划伤角膜，也可能引起眼痛、畏光、流泪、视力下降等症状，若损伤严重，可能导致角膜穿孔、眼内感染等严重并发症，对视力造成永久性损害。

玩具卡压肢体后，被卡压部位皮肤会迅速出现颜色变化，起初可能是局部皮肤发白，这是由血液循环受阻，血液供应减少所致；随着卡压时间延长，皮肤会逐渐转为青紫，这是因为血液在局部淤积。同时，被卡压部位会有明显肿胀，肿胀程度会随着时间推移而加重。患儿还会感到被卡压部位有麻木、刺痛等感觉异常，这是由于神经受到压迫，神经传导功能受到影响。卡压时间的长短与肢体功能受损程度密切相关。

若卡压时间较短，在及时解除卡压后，肢体功能可能较快恢复；但如果卡压时间较长，超过数小时甚至数天，可能会导致神经不可逆损伤，出现肢体肌肉萎缩、感觉丧失，严重时可造成肢体残疾。例如，儿童手指被玩具夹伤卡压，若卡压时间超过2小时，即使解除卡压，其精细运动功能也可能受影响，如握笔、捏取小物件等动作会变得困难。

二、并发症表现

（一）伤口感染的症状与体征

游戏与玩具伤害导致的伤口，若受到细菌等病原体侵袭，会引发一系列炎症反应。伤口感染后，首先表现为局部症状，伤口周围皮肤会出现红肿，这是由炎症导致局部血管扩张，血液流量增加所致；皮肤温度升高，用手触摸时可明显感觉到发热，这是机体对炎症的免疫反应，通过提高局部温度抑制病原体生长；疼痛加剧，这是因为炎症刺激了神经末梢，使疼痛感受器更加敏感；同时，伤口还会有脓性分泌物产生，分泌物的颜色、质地和量会因感染的病原体种类和感染程度而异，可能是黄色、白色或黄绿色的浓稠液体。例如，被玩具刺伤后，如果伤口没有得到及时清洁和处理，细菌在伤口内繁殖，就容易引发感染，起初可能只是伤口边缘轻微红肿、疼痛，随着感染加重，红肿范围会扩大，疼痛加剧，脓性分泌物增多。

不同部位的伤口感染引发的全身症状有所差异。头部伤口感染除了局部症状外，可能导致发热、头痛加重，这是由于头部血液循环丰富，感染容易扩散，炎症因子刺激颅内神经和血管，引起头痛加剧，发热可能是全身炎症反应的表现；若感染蔓延至颅内，还可能出现意识障碍、抽搐等严重症状。四肢伤口感染若未得到控制，可能引发全身性的发热、乏力、食欲缺乏等症状，细菌及其毒素进入血液循环，导致全身感染，严重时可引起败血症、感染性休克等并发症，表现为高热、寒战、血压下降、心率加快、呼吸急促等症状，危及生命。通过观察伤口周围皮肤红肿范围、皮温变化及有无新红肿区域等情况；测量体温，了解是否有发热及发热的程度和规律；查看血常规等指标变化，如白细胞计数、中性粒细胞比例是否升高，可判断伤口是否发生感染及感染的严重程度。在治疗过程中，应重点监测伤口的愈合情况，观察脓性分泌物是否减少，伤口红肿是否消退，体温是否恢复正常，以及血常规指标是否逐渐恢复等，以便及时调整治疗方案。

（二）肢体功能障碍与神经损伤表现

因游戏与玩具伤害造成骨折、关节脱位、肢体卡压等情况后，肢体会出现不同程度的功能障碍。骨折后，受伤肢体活动明显受限，难以进行正常的屈伸、旋转等动作，以股骨骨折为例，患儿腿部无法站立和行走，常因疼痛抗拒肢体活动；骨折部位还会有疼痛，尤其是在移动肢体或按压骨折处时疼痛加剧；随着时间推移，如果骨折治疗不当或康复不及时，可能会出现关节僵硬，关节活动范围减小，这是由骨折后长时间固定，关节周围组织粘连、挛缩所致。关节脱位会导致关节畸形，如肩关节脱位时，肩部会出现方肩畸形，关节活动丧失，患儿无法自主活动脱位的关节，且疼痛明显。肢体卡压若未及时解除，会引起肢体肿胀加重，血液循环障碍进一步恶化，导致肢体远端缺血，出现皮肤发凉、苍白等症状，肢体功能也会逐渐丧失，如手部卡压时间过长，手指的屈伸功能会受到严重影响，精细动作无法完成。这些肢体功能障碍会对儿童的日常生活和运动能力产生极大影响，儿童可能无法独立穿衣、进食、洗漱等，在运动方面，不能参与正常的体育活动和游戏，甚至会影响到儿童的身体发育和心理健康，导致儿童产生自卑、焦虑等情绪问题。

神经损伤时，儿童肢体的感觉和运动功能会出现异常，可能表现为对疼痛、温度、触觉等刺激的感知能力减退，如玩具刺伤致神经损伤，患儿可能对针刺疼痛不敏感，或对冷热刺激反应迟钝；肌肉力量会减弱，这是因为神经对肌肉的支配功能受损，肌肉无法正常收缩，如桡神经损伤时，会出现垂腕现象，手部无法抬起，握力明显下降；还可能出现反射异常，如膝反射、跟腱反射等减弱或消失。不同神经损伤部位对应的肢体功能异常特点不同。臂丛神经损伤，若上部损伤，表现为整个上肢下垂，上臂内收不能外展外旋，前臂内收伸直不能旋前旋后或弯曲，肩胛、上臂和前臂外侧有一狭长的感觉障碍区；若下部损伤，则手部小肌肉全部萎缩。正中神经损伤后，可出现屈腕和屈掌指关节的费力，肌肉萎缩后可出现“猿手”畸形。尺神经损伤后，会出现骨间肌和小鱼际肌萎缩，小指和无名指尺侧半感觉减退。神经损伤若不及时诊断和干预，随着时间的推移，损伤可能会进一步加重，肌肉萎缩会更加明显，肢体功能恢复的难度也会增大，因此早期发现和治疗至关重要。

第四节　游戏与玩具伤害的诊断方法

一、详细受伤过程询问

（一）受伤时间、地点与经过了解

准确掌握儿童受伤时间，对判断病情进展、致伤因素及采取相应治疗措施至关重要。不同时间段受伤可能涉及不同的游戏或玩具场景，从而影响对病情的判断。例如，在上午10点至下午4点是儿童白天玩耍高峰期，此时受伤可能多与户外追逐游戏、游乐设施使用等有关；而夜间受伤，可能因室内光线不佳，儿童在玩玩具时发生意外，如被玩具绊倒或被玩具零件刺伤。若儿童在傍晚时分受伤，可能是在参与一些傍晚仍在进行的体育活动或户外冒险游戏时发生的，此时环境光线较暗，儿童的注意力和反应能力可能会受到一定影响，导致受伤风险增加。受伤时间还与病情进展密切相关，如受伤后时间较长才被发现，伤口感染的风险会显著提高，对于一些有潜在内出血风险的损伤，如脏器损伤，延迟发现可能会使病情恶化。因此，准确记录受伤时间能够为医生提供重要线索，有助于及时、准确地判断病情并制订治疗方案。

儿童受伤地点的不同环境特点对伤害类型和严重程度有着重要影响。在家庭环境中，常见的致伤因素包括家具的边角、家中的楼梯、玩具摆放不当等。例如，儿童在客厅玩耍时可能因撞到茶几边角而导致撞伤，在上下楼梯时可能因摔倒而引发骨折或擦伤。学校环境中，操场的运动设施、教室的桌椅及同学之间的互动游戏都可能成为致伤源头。在操场上玩滑梯时，儿童可能因速度过快或推挤而摔倒受伤；在教室里，可能因奔跑撞到桌椅而受伤。户外游乐场则存在更多复杂的危险因素，如游乐设施的故障、不平整的地面、其他游客的碰撞等。在公园的游乐设施处，儿童可能因秋千链条断裂而摔倒，或者在攀爬架上因抓握不稳而坠落。了解受伤地点有助于医生推测可能的致伤因素，如在操场受伤可能涉及运动损伤，而在玩具区受伤则可能与玩具相关。这对于快速、准确地判断伤害类型和严重程度，进而制订合理的治疗方案具有关键作用。

详细询问受伤经过的关键细节对于确定具体创伤类型极为关键。医生需要了解儿童当时的动作、姿势、是否有外力作用等信息。例如，如果儿童是在奔跑中突然摔倒，可能导致不同程度的擦伤、挫伤或骨折，受伤部位多集中在四肢、头部和躯干正面；若儿童被玩具绊倒，受伤部位多在腿部和手部，伤口多为擦伤或轻度扭伤。若儿童在玩耍过程中被其他儿童推倒，可能会因撞击地面的角度与力度不同而出现不同类型的损伤，如头部着地可能导致颅脑损伤，身体侧面着地可能造成肋骨骨折或脾脏破裂等。再如儿童被玩具尖锐部分刺伤时，伤口深度和位置因玩具类型及使用方式而异，可能是手部被塑料玩具剑刺伤，或者眼睛被尖锐的玩具零件扎伤。通过这些详细信息，医生可以更精准地判断可能的损伤情况，从而进行针对性的检查和治疗。

（二）受伤时周围环境情况

受伤时周围环境是否存在污染对伤口感染风险、伤口内异物残留，以及后续治疗难度有着显著影响。若受伤环境存在灰尘、污水、化学物质等污染物，伤口感染的风险将大大增加。例如，在建筑工地受伤，伤口容易被泥土、沙石中的细菌污染，这些细菌可能导致伤口感染，引发炎症反应，出现红肿、疼痛加剧、发热等症状。污水中的细菌和病毒也可能侵入伤口，造成更严重的感染。若环境中有化学物质，如在工厂车间或化学实验室受伤，化学物质可能会灼伤皮肤，导致伤口愈合困难，还可能引起中毒等并发症。伤口内残留的异物，如灰尘颗粒、沙石、金属碎片等，可能会阻碍伤口愈合，引发炎症反应、组织坏死等。在处理此类伤口时，医生需要更加仔细地清创，以确保伤口内无异物残留，但这也增加了治疗的难度和时间。对于被化学物质污染的伤口，还需要特殊的处理方法来中和化学物质，防止其进一步损伤组织。

环境因素，如温度、湿度、噪声等对儿童受伤后的身体状态、伤口愈合，以及心理状态均有潜在影响。高温环境容易滋生细菌，增加伤口感染的风险。在炎热的夏季，伤口感染的发生率相对较高，因为高温有利于细菌的繁殖。此时，医生可能需要更频繁地检查伤口，更换敷料，并给予适当的抗生素预防感染。寒冷环境则会影响血液循环，导致伤口愈合缓慢。在寒冷的天气里，肢体受伤后可能会因血液循环不畅而出现冻伤，进一步加重组织损伤。医生可能会建议患者注意保暖，促进血液循环，以利于伤口愈合。湿度也会对伤口愈合产生影响，高湿度环境容易使伤口潮湿，增加感染的可能性；低湿度环境则可能导致伤口干燥，影响组织的修复。噪声、强光等不良刺激可能会加重儿童的心理负担，使他们在受伤后更加紧张、恐惧，影响康复过程。在治疗过程中，医生和家长需要关注儿童的心理状态，提供安静、舒适的治疗环境，帮助儿童缓解心理压力，促进康复。

二、体格检查要点

（一）全身各部位损伤检查顺序与重点

对因游戏与玩具受伤的儿童进行体格检查时，按照先头部、再颈部、胸部、腹部、脊柱、骨盆、四肢等顺序检查具有合理性。头部是人体的重要部位，许多严重伤害，如颅脑损伤，可能首先表现在头部。先检查头部可及时发现头皮血肿、颅骨骨折、脑震荡等问题。例如，儿童摔倒或被玩具砸伤头部后，头皮血肿表现为局部隆起，质地硬，有压痛；颅骨骨折可能有局部凹陷或变形；脑震荡可致儿童短暂意识丧失、头晕、头痛、恶心、呕吐等。检查完头部后，接着检查颈部，因为颈部包含重要的血管和神经，如颈椎损伤可能会影响脊髓功能，导致肢体瘫痪等严重后果。检查颈部时，要注意颈椎的活动度、有无压痛、气管位置是否居中、颈部有无肿胀等。胸部检查主要关注肋骨骨折、肺挫伤等问题，通过观察呼吸频率、节律、胸廓有无畸形、胸部有无压痛、听诊呼吸音是否正常等方面来判断。腹部检查则着重于脏器损伤的排查，如脾脏破裂、肝脏损伤等，注意观察腹部有无膨隆、压痛、反跳痛、肌紧张、肠鸣音是否正常等。脊柱和骨盆的检查也不容忽视，脊柱骨折可能因高处坠落或剧烈撞击导致，检查时要注意观察脊柱的形态、有无压痛、活动度是否受限等；骨盆骨折可能在较大外力作用下发生，如车祸或高处坠落，检查时要注意观察骨盆的稳定性、有无压痛、会阴部位有无出血等。最后检查四肢，四肢受伤在游戏与玩具伤害中较为常见，如骨折、软组织挫伤、关节脱位等，检查时重点观察四肢的形态、有无畸形、压痛、活动度是否受限、末梢循环是否良好等情况。这样的检查顺序能够系统全面地覆盖全身各个重要区域，避免因随意检查而遗漏关键部位的损伤，有助于医生快速、准确地判断病情并制订相应的治疗方案。

分别详细介绍对各个部位进行检查时的重点内容及注意事项。头部检查重点关注意识状态，通过观察儿童的神志是否清醒、对周围环境的反应是否正常来判断；瞳孔变化也是重要指标，如瞳孔大小是否对称、对光反射是否灵敏，瞳孔的异常变化可能提示颅脑损伤的严重程度，如一侧瞳孔散大可能是颅内血肿压迫所致。头皮损伤的检查包括观察头皮是否有擦伤、肿胀、血肿、裂伤等，若有伤口，需注意伤口的深度、长度及出血情况。在检查头部时，要避免用力按压头部，以免加重潜在的颅脑损伤，尤其是在怀疑有颅骨骨折或颅内出血时，更要轻柔操作。颈部检查着重于颈椎活动度，让儿童尝试做前屈、后伸、左右侧屈、旋转等动作，观察是否有受限或疼痛加剧的情况。检查有无压痛，特别是颈椎棘突、横突等部位。同时留意气管位置是否居中，颈部有无肿胀。若气管偏移，可能提示颈部有肿物或其他病变压迫气管。检查时要避免过度屈伸颈部，防止加重颈椎损伤，尤其是在颈椎损伤未明确诊断前，应尽量保持颈部稳定。胸部检查重点观察呼吸频率和节律，正常儿童呼吸频率随年龄而异，新生儿40～45次/分，婴儿30～40次/分，幼儿25～30次/分，学龄前儿童20～25次/分，学龄儿童18～20次/分，呼吸节律应均匀整齐，若出现呼吸急促、呼吸困难、呼吸节律不规则等情况，可能提示肺部或胸廓有损伤。观察胸廓有无畸形，如鸡胸、漏斗胸或肋骨骨折导致的胸廓局部凹陷或凸起；胸部有无压痛，可通过轻轻按压胸部各个部位来检查；听诊呼吸音是否正常，有无减弱、消失或异常啰音，异常呼吸音可能提示肺部挫伤、气胸、血胸等病变。检查过程中要避免用力按压胸部，以免加重肋骨骨折或肺挫伤，对于怀疑有胸部损伤的儿童，搬运时也要注意保持胸部稳定，减少震动。腹部检查重点观察腹部有无膨隆，膨隆可能提示腹腔内有积血、积气或脏器肿大；有无压痛、反跳痛和肌紧张，这些体征是判断腹腔脏器是否损伤的重要依据，如脾脏破裂、肝脏损伤时，右上腹或左上腹可能会有明显压痛、反跳痛和肌紧张；肠鸣音是否正常，正常肠鸣音为每分钟4～5次，若肠鸣音减弱或消失，可能提示肠道蠕动功能受损，如肠麻痹；若肠鸣音亢进，则可能提示肠道梗阻。检查腹部时应避免用力按压，以免加重内脏损伤，尤其是怀疑有腹腔脏器破裂出血时，按压可能导致出血加剧。脊柱检查要注意观察脊柱的形态，是否有侧弯、后凸或前凸畸形，这些畸形可能是先天性脊柱发育异常或后天脊柱损伤所致；有无压痛，沿脊柱棘突逐个按压，检查是否有疼痛点，疼痛点可能提示脊柱骨折或椎间盘突出等问题；活动度是否受限，让儿童做弯腰、后仰、左右侧屈等动作，观察脊柱的活动范围，活动受限可能是由脊柱损伤、肌肉痉挛或关节病变引起。检查时要避免强行弯曲或扭转脊柱，以免加重脊柱损伤，对于脊柱损伤的儿童，搬运时应采用正确的方法，保持脊柱的稳定性。骨盆检查重点观察骨盆的稳定性，可通过轻轻挤压骨盆两侧，检查是否有疼痛或异常活动，若有则可能提示骨盆骨折；有无压痛，特别是耻骨联合、髂骨翼等部位；会阴部位有无出血，会阴出血可能是骨盆骨折导致的尿道或直肠损伤引起。检查时要避免用力挤压骨盆，防止加重骨盆骨折，对于怀疑有骨盆骨折的儿童，搬运时要特别小心，避免骨折端移位损伤周围血管和神经。四肢检查重点观察四肢的形态，是否有畸形，如骨折导致的肢体缩短、弯曲或旋转畸形；有无压痛，通过按压四肢骨骼、关节及肌肉部位，检查是否有疼痛点，疼痛点有助于确定损伤部位；活动度是否受限，让儿童做关节屈伸、旋转等动作，观察活动是否正常，活动受限可能由骨折、关节脱位、肌肉或肌腱损伤等引起；可通过观察手指或脚趾的颜色、温度、毛细血管充盈时间等来判断末梢循环是否良好，若末梢循环不良，可能提示血管损伤或肢体肿胀严重压迫血管。检查时要避免强行活动受伤的肢体，以免加重骨折或软组织损伤，在固定骨折肢体前，应尽量减少不必要的搬动。

（二）生命体征判断与异常发现

生命体征指标见第三章，第四节。

生命体征指标反映了儿童身体的基础状态，医生通过对生命体征的测量和评估，可以初步了解儿童的身体功能是否正常，为进一步的诊断和治疗提供重要依据。例如，在游戏中被玩具伤害后，如果儿童的生命体征在正常范围内，说明身体可能没有受到严重的损伤；若生命体征出现异常，则提示可能存在潜在的危险，需要进一步检查和评估。

当生命体征出现异常时，往往提示可能存在创伤并发症，具有重要的警示意义。在受伤后，伤口若被细菌感染，细菌及其毒素进入血液循环，会刺激身体的免疫系统，导致体温调节中枢紊乱，从而出现发热。体温升高还可能是颅脑损伤引起的中枢性高热，因颅脑损伤影响了下丘脑体温调节功能，致使体温调控失常。在创伤导致大量失血时，心脏会加快跳动以维持血液循环，弥补血容量的不足。疼痛也会刺激交感神经，使心率加快。呼吸频率加快可能是由于疼痛、气胸、肺挫伤等原因引起的。胸部受伤导致气胸时，空气进入胸腔，会压迫肺组织，使肺的通气功能受限，从而导致呼吸急促；肺挫伤会引起肺部的炎症反应和水肿，影响气体交换，也会导致呼吸频率加快。大量失血会导致血容量急剧减少，心脏无法有效地将血液泵送到全身，从而导致血压下降。此外，异常的生命体征还可能提示其他并发症的存在，如颅脑损伤引起的呼吸节律紊乱，这是因为颅脑损伤影响了脑干的呼吸中枢；腹部内脏损伤引起的腹膜炎、休克等，腹膜炎会导致剧烈的腹痛、腹肌紧张，严重时可引起感染性休克；脊柱损伤引起的截瘫、呼吸功能障碍，脊柱损伤若损伤了脊髓，可能会导致肢体瘫痪，高位脊柱损伤还可能影响呼吸肌的功能，导致呼吸功能障碍。不同寻常生命体征组合提示不同的严重病情，如高热伴呼吸急促可能提示肺部感染，血压下降伴脉搏增快可能提示休克等。因此，及时识别和重视异常生命体征对于早期发现并处理创伤并发症至关重要，医生可以根据这些异常表现迅速采取相应的诊断和治疗措施，以提高患儿的救治成功率。

三、辅助检查手段

X线、CT等影像学检查在判断骨折、关节损伤或异物残留中的应用

X线检查在诊断儿童游戏与玩具伤害中具有重要作用，尤其对于显示骨骼形态、结构和发现骨折、关节脱位等情况优势明显。它能够清晰地呈现骨骼的轮廓、密度以及骨折线的位置、形态等信息。例如，在儿童手臂骨折时，通过X线片可以准确判断骨折的部位，是桡骨、尺骨还是肱骨骨折；确定骨折的类型，如横断骨折、斜形骨折、螺旋骨折或粉碎性骨折；它还能观察骨折端的成角、重叠、分离等移位情况。对于肩关节脱位、肘关节脱位等关节脱位情况，X线检查可直观显示关节的对位关系异常，协助医生明确脱位的方向和程度。在诊断腿部骨折时，X线片能清晰地展示股骨、胫骨、腓骨等骨骼的情况，为治疗方案的制订提供关键依据，如确定是否需要复位、采用何种固定方式等。X线检查还可用于观察肺部的情况，如是否有气胸、血胸等。对于胸部受伤的儿童，X线检查可观察胸腔内气体或液体积聚情况，判断气胸严重程度（如肺压缩比例）与血胸出血量，指导医生实施胸腔闭式引流等治疗。其操作简单、快速，成本相对

第五节　游戏与玩具伤害的急救原则与技术

一、碰撞伤、摔伤的急救处理

（一）伤口清创的步骤与消毒剂选择

当儿童因碰撞伤、摔伤导致开放性伤口时，清创是预防感染的关键。首先，需用生理盐水或肥皂水清洗伤口周围皮肤，轻柔去除污垢、泥沙等杂质，但要避免将杂质冲入伤口内。例如，儿童在户外操场摔倒擦伤，若伤口周围沾有泥土，应用生理盐水浸湿的棉球从伤口边缘向外轻拭，清除泥土。接着，仔细检查伤口内有无异物，如玻璃碎片、小石子等，若发现较大异物，可用消毒镊子小心取出；对于嵌入较深的异物，切勿强行拔除，以免造成大出血或加重损伤，应做好标记并尽快就医。随后，用大量生理盐水冲洗伤口，彻底清除伤口内细菌、血块及残留细小异物，冲洗时控制水流压力，避免造成二次伤害。

在消毒剂的选择上，碘附是较为理想的儿童伤口消毒剂。碘附具有广谱杀菌作用，可杀灭细菌繁殖体、真菌、原虫和部分病毒，且对皮肤和黏膜的刺激性较小，不会引起明显疼痛，能有效减轻儿童的痛苦。对于一般的擦伤、挫伤等轻度伤口，用碘附棉签从伤口中心向外轻轻涂抹即可。乙醇虽然也有杀菌作用，但因其刺激性较强，会引起伤口剧痛，一般不建议用于儿童伤口消毒，尤其是较深或面积较大的伤口。双氧水适用于伤口污染较重、有厌氧菌感染风险的情况，如被生锈的铁钉刺伤的伤口，它能分解产生氧气，抑制厌氧菌生长，但双氧水对伤口组织的刺激性较大，使用后需用生理盐水再次冲洗以减轻后续对组织的刺激。在特殊部位的伤口消毒时，如面部、会阴部，应使用浓度为0.5%的碘附，以减少色素沉着等不良反应。

（二）颅脑损伤的初步观察与处理

对于怀疑存在颅脑损伤的患儿，急救现场需迅速评估其意识状态。若患儿意识清醒，能准确应答、辨识周围环境与人物，提示颅脑损伤可能较轻；若患儿出现嗜睡、昏睡甚至昏迷状态，呼之不应或反应迟钝，则表明颅脑损伤较为严重。同时，密切关注瞳孔变化，正常情况下双侧瞳孔等大等圆，对光反射灵敏。若一侧瞳孔散大，对光反射迟钝或消失，可能提示颅内有血肿形成，压迫了同侧的动眼神经，需高度警惕；双侧瞳孔散大且对光反射消失，往往是病情危重的表现，如严重的脑挫裂伤、脑干损伤等。此外，留意患儿有无呕吐症状，尤其是喷射性呕吐，这可能是颅内压增高的表现，通常由颅脑损伤引发的脑水肿、颅内出血等所致。

针对不同程度的颅脑损伤，急救的措施各异。若患儿意识清醒，仅感轻微头痛、头晕，可使其平卧休息，避免头部晃动，密切监测其意识、瞳孔及生命体征变化，每15～30分钟检查一次。若出现意识障碍加深、头痛加剧、呕吐频繁等症状，应立即呼叫急救人员并送往医院。对于意识不清的患儿，要确保其呼吸道通畅，将头偏向一侧，防止呕吐物误吸而致窒息；避免随意搬动头部和颈部，可在颈部两侧放置沙袋或衣物固定，以减少颈椎活动。若发现患儿呼吸、心搏骤停，应立即进行心肺复苏术，同时呼叫急救人员，争取尽快送往医院进行进一步的诊断和治疗，如头颅CT检查以明确颅脑损伤的类型和程度，以便采取相应的治疗措施，如颅内血肿清除术、脑挫裂伤的保守治疗等。

二、玩具所致特殊伤害的处理

（一）刺伤伤口的深度评估与清创要求

判断玩具刺伤伤口深度可通过多种方法。首先观察伤口外观，若伤口较浅，仅伤及皮肤表层，通常表现为伤口较小，出血相对较少，伤口周围组织轻度红肿；若伤口较深，可能伤口开口较小但深度较大，出血可能较多且不易止血，周围组织肿胀明显。例如，被尖锐的塑料玩具刺到手指，若伤口深度未超过皮下组织，一般出血相对缓慢，伤口底部可见白色的筋膜组织；若刺得很深，可能损伤手指的肌腱、神经甚至血管，此时出血可能呈喷射状或持续涌出，手指活动受限或出现麻木、刺痛等感觉异常。还可通过探查伤口的触感来判断，若用消毒棉签轻轻探入伤口，感觉阻力较小且未触及坚硬结构，可能伤口较浅；若触及坚硬的骨骼或有明显的异物感，提示伤口较深，可能已伤及深部组织。

玩具刺伤伤口清创时，要求更为仔细。因刺伤伤口小而深，易残留异物，清创前需保证充足照明，以生理盐水冲洗伤口后，使用消毒镊子仔细探查伤口内有无玩具的碎片、碎屑等异物残留，务必彻底清除，以防引发感染或影响伤口愈合。但在探查过程中要避免过度用力，防止损伤周围正常组织。对于较深的刺伤伤口，若出血较多，可在伤口上方适当加压包扎止血，但不能包扎过紧，以免影响血液循环。清创后，要特别注意预防破伤风感染。若患儿近5年内未接种破伤风疫苗，或伤口污染严重、伤口较深，应及时注射破伤风抗毒素或破伤风免疫球蛋白。同时，给予适当的抗生素预防感染，如口服阿莫西林克拉维酸钾等，并密切观察伤口的愈合情况，包括伤口有无红肿、渗液、疼痛加剧等，如有异常应及时就医。

（二）卡压伤的解救方法与肢体功能评估

当儿童肢体被玩具卡压时，若手指被玩具夹子、门缝等夹住而受伤，可先尝试轻轻转动或牵拉被夹部位，判断能否解除卡压。若卡压较松，可缓慢将手指抽出；若卡压较紧，切勿强行拉扯，以免造成皮肤撕裂或加重损伤。可使用润滑剂，如肥皂水、婴儿油等涂抹在卡压部位周围，减少摩擦，再尝试解除卡压。对于肢体被绳索类玩具缠绕的情况，如跳绳缠绕手臂或脚踝，要尽快解开绳索。若绳索较紧，可先用剪刀小心剪断绳索，但要注意避免剪伤皮肤。在解救过程中，要固定好被卡压肢体的近端，防止肢体因突然解脱而甩动，造成二次损伤。例如，儿童手臂被玩具绳索缠绕多圈且较紧，可先握住儿童上臂靠近肩部的位置，使其手臂稳定，再用剪刀剪断绳索。

解救卡压伤后，需对肢体功能进行评估。观察肢体的活动度，看能否正常进行屈伸、旋转等动作，如手指能否握拳、伸展，手臂能否上举、外展等。检查肢体的感觉情况，用棉签轻触被卡压部位及其远端皮肤，询问儿童是否有感觉，是否有麻木、刺痛等异常感觉，以判断神经是否受损。查看肢体血液循环恢复情况，观察皮肤颜色是否红润，温度是否正常，按压指甲或皮肤后松开，查看毛细血管充盈时间是否正常（一般不超过3秒）。若肢体活动度正常，感觉和血液循环良好，说明卡压伤较轻，可让儿童适当休息，密切观察；若肢体活动受限、感觉减退或消失、血液循环不佳，如皮肤苍白或青紫、温度降低、毛细血管充盈时间延长等，提示可能有骨折、神经损伤或血管损伤等严重情况，应立即就医，进行进一步的检查，如X线检查判断有无骨折，肌电图检查评估神经损伤程度等，并接受相应的治疗，如骨折复位固定、神经修复手术等。

第六节　游戏与玩具伤害的急救处理要点

一、碰撞伤、摔伤后的观察与处理重点

（一）颅脑损伤的早期识别与观察指标

在儿童遭遇碰撞伤、摔伤后，早期识别颅脑损伤至关重要。意识状态变化是关键观察指标之一，正常儿童意识清醒，对周围环境有清晰感知与反应。若出现嗜睡（过度困倦、易睡且唤醒困难）或昏迷（无法被唤醒、对刺激无反应），均提示颅脑损伤可能较为严重。例如，原本活泼好动的儿童受伤后，突然变得异常困倦，叫不醒或叫醒后很快再次入睡，这可能是颅脑损伤致使颅内压升高，影响大脑觉醒中枢所致。同时，瞳孔大小及对光反射的异常不容忽视。正常情况下瞳孔等大等圆，对光反射灵敏，若一侧瞳孔散大且对光反射迟钝或消失，可能是颅内血肿压迫动眼神经引起。如儿童摔倒后一侧瞳孔逐渐散大，对光照射无缩小反应，可能提示同侧颅内出血并形成血肿，压迫相应神经。头痛呕吐症状的发展情况同样重要，受伤后轻微头痛、呕吐可能是脑震荡的表现，但如果头痛加剧、呕吐频繁且呈喷射状，往往提示颅内压持续升高，可能是颅内出血、脑水肿等严重病变。例如，儿童摔伤头部后，起初仅有轻微头痛，随后头痛愈发严重，频繁喷射性呕吐，这可能是颅内损伤进一步恶化的信号。

在急救处理后，对颅脑损伤儿童进行持续观察极为关键。需定期检查意识状态，

如每15～30分钟呼唤儿童名字、观察其反应，包括能否正确回答简单问题、对疼痛刺激的反应等。同时，持续监测瞳孔大小及对光反射，对比两侧瞳孔是否等大、对光反射是否一致且灵敏。若发现意识障碍加重，如从清醒转为嗜睡、昏迷，或原本的嗜睡状态变得更难以唤醒；瞳孔出现异常变化，如一侧瞳孔进一步散大或双侧瞳孔不等大程度加剧；头痛呕吐愈发严重等情况，应立即转运至医院进行头颅CT、MRI等详细检查，以确定颅脑损伤的具体类型和程度，如是否有颅内血肿、脑挫裂伤等，并及时采取相应的治疗措施，如颅内血肿清除术、脱水降颅压治疗等，防止病情进一步恶化危及生命。

（二）皮肤擦伤、挫伤的伤口护理与预防感染措施

皮肤擦伤、挫伤伤口的正确护理是促进愈合与预防感染的关键。对于擦伤，需先用生理盐水冲洗伤口，去除表面污垢、泥沙等杂质，使用棉球或纱布轻柔擦拭，避免损伤周围健康组织。例如，儿童户外擦伤膝盖，可用生理盐水浸湿的棉球从伤口中心向外环形擦拭。冲洗后，涂抹碘附消毒，碘附可有效杀灭细菌、真菌等病原体，对皮肤刺激性较小。消毒后，依据伤口情况选择合适敷料覆盖。若伤口小且浅，可使用创可贴，每天更换以保持伤口清洁干燥；若伤口较大，可用无菌纱布覆盖，定期（每天或隔天）更换，以观察伤口愈合情况。对于挫伤，受伤初期可采用冷敷，用冰袋或冷毛巾敷在受伤部位，15～20分/次，3～4次/天，冷敷可使血管收缩，减少出血、肿胀与疼痛。48小时后，若肿胀未消，可改为热敷，以血液循环，加快消肿。

预防擦伤、挫伤伤口感染需采取综合措施。保持伤口周围皮肤清洁干燥，避免沾水，洗澡时可用防水敷料覆盖伤口。密切观察伤口有无红肿、渗液、发热、疼痛加剧等感染迹象，伤口红肿可能是炎症早期表现；渗液增多且呈脓性，表明伤口感染加重；发热可能是全身感染症状之一；疼痛加剧也可能是感染致使炎症加重的结果。家长及医护人员在日常护理中，需注意手部卫生，接触伤口前应洗手消毒，防止细菌带入伤口。若发现伤口有感染迹象，应及时就医，医生会依据感染程度采取相应措施，如局部清创、应用抗生素等，以控制感染，促进伤口愈合。

二、玩具所致特殊伤害的急救与后续处理

（一）玩具刺伤后的破伤风预防与伤口换药

玩具刺伤伤口后，预防破伤风感染是重要环节。破伤风杆菌广泛存在于自然环境，其芽孢可在土壤、灰尘等中长期存活。当皮肤被玩具刺伤，尤其是伤口深且形成

厌氧环境时，破伤风杆菌易在伤口内繁殖并释放破伤风痉挛毒素，引发破伤风。破伤风发作时，最先出现咀嚼肌痉挛导致的牙关紧闭和苦笑面容，随后可出现持续性全身肌肉收缩、痉挛，引起角弓反张或抽搐等症状，严重时可危及生命。因此，若儿童在过去5年内未接种过破伤风疫苗，或伤口污染严重、伤口较深，如被生锈的铁钉玩具刺伤，应及时注射破伤风抗毒素或破伤风免疫球蛋白。破伤风抗毒素需在伤后24小时内注射，注射前需进行皮试，若皮试阳性，可采用脱敏注射疗法；破伤风免疫球蛋白无须皮试，安全性较高，但价格相对较贵。

对玩具刺伤的伤口换药时，操作步骤需规范。首先，用生理盐水冲洗伤口，清除伤口内异物、血块等杂质，冲洗时可用注射器抽取生理盐水缓慢冲洗，避免因压力过大损伤组织。然后，用碘附对伤口周围皮肤消毒，消毒范围自伤口边缘向外约3～5cm。消毒后，依据伤口情况选择合适敷料覆盖，若伤口小且较浅，可选用创可贴或无菌纱布；若伤口较深，可先放置引流条，再用纱布覆盖，以促进伤口渗出物排出。伤口换药的频率一般根据伤口愈合情况而定，初期可每天换药一次，若伤口分泌物较多，可增加换药次数；当伤口逐渐愈合，分泌物减少时，可适当延长换药间隔时间，如隔天或隔两天换药一次。在换药过程中，要严格遵循无菌操作原则，换药前洗手、戴口罩，使用无菌器械和敷料，防止交叉感染。每次换药时，应仔细观察伤口愈合情况，包括伤口有无红肿、渗液、异味，有无肉芽组织生长等。若伤口出现红肿、渗液增多、疼痛加剧等异常情况，可能提示伤口感染，应及时就医处理，医生可能会根据情况进行伤口分泌物培养，根据培养结果选择合适的抗生素治疗。

（二）卡压伤导致的神经、血管损伤的评估与处理

玩具卡压伤后，准确评估神经、血管是否受损对后续治疗至关重要。可通过检查肢体感觉功能初步判断神经损伤情况，用棉签轻触被卡压部位及其远端皮肤，测试触觉（询问儿童是否感觉到棉签触碰）、痛觉（用针尖适度轻刺皮肤，观察儿童疼痛反应）、温度觉（用冷、热物体接触皮肤，了解儿童对温度变化的感知）。若儿童出现感觉减退或消失，如对针刺无明显疼痛反应、对冷热刺激不敏感等情况，可能提示神经受损。检查运动功能时，观察肢体的肌肉力量和关节活动度，如让儿童做手指屈伸动作以评估手部肌肉力量，尝试抬起手臂或腿部，观察肢体活动及关节活动是否正常。若肢体肌肉力量减弱，如手臂不能正常抬起、握力下降；或关节活动受限，如手指无法伸直或弯曲，可能是神经、关节、或肌肉受损。同时，查看血液循环情况，观察皮肤颜色是否红润，若皮肤苍白可能提示血管供血不足；温度是否正常，皮肤发凉可能是血液循环不畅；触摸脉搏，如桡动脉、足背动脉等，了解脉搏是否减弱或消失，若脉搏减弱或消失，可能是血管被卡压或损伤。不同神经损伤有其特定的临床表现，如桡神经损伤可出现垂腕现象，手部无法抬起；尺神经损伤会导致手指内收、外展功能障碍，出现爪形手畸形；正中神经损伤可引起拇指对掌功能障碍，手部感觉异常等。

针对卡压伤所致的神经、血管损伤，处理方法依损伤程度而定。若为轻度损伤，如神经轻度挫伤、血管短暂受压，可实施保守治疗。让患儿休息，避免受伤肢体过度活动，从而减轻神经、血管的进一步损伤。可应用维生素B_1、维生素B_6、维生素B_{12}等营养神经药物，促进神经修复与再生。同时，可辅以红外线照射、按摩等物理治疗，促进血液循环，缓解疼痛、肿胀等症状。若损伤严重，如神经断裂、血管破裂出血等，则可能需手术修复。手术治疗一般应在伤后尽早开展，以提高神经、血管修复的成功率。手术过程中，医生会根据损伤情况进行神经吻合、血管重建等操作。术后，还需进行康复治疗，包括功能锻炼、物理治疗等，助力肢体功能恢复。例如，神经损伤后，在康复师指导下开展针对性的肌肉力量训练、关节活动度训练等，促进神经功能恢复，提升肢体运动与感觉功能。同时，定期复查神经电生理检查、血管超声等项目，了解神经、血管的修复情况，及时调整治疗方案。

第七节　游戏与玩具伤害的预后与康复

一、影响预后的因素分析

（一）伤害严重程度与部位

不同严重程度的游戏与玩具伤害对预后有着显著差异。轻微擦伤仅累及皮肤表层，通常预后良好，经过简单的清洁、消毒处理后，一般在数天内即可愈合，无明显后遗症。例如，儿童在户外玩耍时手臂被轻微擦伤，及时用碘附消毒后，伤口很快结痂、脱落，皮肤恢复正常。而严重骨折，如股骨骨折，可能需要长时间的固定、康复治疗，愈合过程可能长达数月，且在恢复过程中可能出现骨折不愈合、畸形愈合等并发症，影响肢体功能。若骨折合并神经、血管损伤，预后则更为复杂，可能导致肢体感觉、运动功能障碍，甚至残疾。颅脑损伤是较为严重的伤害类型，轻微脑震荡可能仅有短暂的头晕、头痛、恶心等症状，经休息和对症治疗后，多数可在几周内恢复正常；但严重的颅脑损伤，如颅内出血、脑挫裂伤等，可能导致昏迷、偏瘫、失语、智力障碍等严重后果，甚至危及生命。据统计，严重颅脑损伤患者病死率可达30%～50%，即使幸存，通常也需长期康复治疗与护理。

伤害发生的部位也对预后有重要影响。头部、脊柱等重要部位受伤相较于四肢受伤，预后通常更差。头部受伤可能涉及脑组织、脑血管等重要结构，一旦损伤，容易引发一系列严重并发症，如颅内感染、癫痫、脑积水等。例如，颅骨骨折伴硬膜外血肿，若血肿量较大，压迫脑组织，可能导致脑疝形成，病死率极高。即使经过手术清除血肿，患者仍可能面临长期的神经功能恢复问题，如记忆力减退、注意力不集中、肢体运动不协调等。脊柱损伤则可能影响脊髓功能，导致肢体瘫痪、大小便失禁等严重后果。若损伤发生在颈椎高位，可能影响呼吸肌功能，导致呼吸衰竭，危及生命。而四肢受伤，虽然也会影响肢体功能，但一般不会对生命造成直接威胁，且在经过适当治疗和康复训练后，多数患者能够恢复较好的肢体功能，如手臂骨折经复位固定后，通过康复训练，手部的抓握、伸展功能可逐渐恢复正常，下肢骨折愈合后，行走功能也可基本恢复。

（二）急救处理的及时性与规范性

急救处理在游戏与玩具伤害的预后中起着关键作用。及时进行正确的现场急救能够显著减少并发症的发生，降低伤害进一步恶化的风险。例如，在儿童发生骨折时，若能在第一时间进行正确的固定，可避免骨折端移位，减少对周围神经、血管的损伤，有利于骨折愈合。如果是开放性骨折，及时止血、包扎伤口，可防止大量失血和伤口感染。有研究表明，在骨折发生后1小时内得到妥善固定和处理的患者，其骨折愈合时间平均缩短2～3周，并发症发生率降低30%～40%。相反，如果急救处理延误，可能导致严重后果。如伤口出血未能及时止住，可能因失血过多导致休克；骨折端长时间移位，可能损伤周围重要组织，增加手术难度和术后恢复时间。在颅脑损伤中，若能及时识别并采取正确的急救措施，如保持呼吸道通畅、避免头部晃动等，可降低颅内压进一步升高的风险，减少脑疝形成的可能性。若延误急救，颅内出血持续增加，一旦发生脑疝，即使进行手术治疗，患者的预后也往往较差，病死率和致残率显著升高。

急救处理的规范性同样对预后至关重要。伤口清创是否彻底直接影响伤口感染的发生率。若清创不彻底，伤口内残留异物、细菌等，容易引发感染，导致伤口愈合延迟、瘢痕增生等问题。例如，在玩具刺伤伤口清创时，若未能将所有异物取出，可能引发局部感染，出现红肿、疼痛、化脓等症状，严重时可能导致全身性感染，如败血症。骨折固定也与骨折愈合情况密切相关。固定过紧可能导致局部血液循环不畅，引起肢体肿胀、麻木、疼痛，甚至导致缺血性肌挛缩；固定过松则无法起到稳定骨折端的作用，容易造成骨折移位，影响愈合。规范的急救处理还包括正确的搬运方法，如脊柱骨折患者应采用平板搬运，避免脊柱弯曲和扭转，否则可能加重脊髓损伤，导致更严重的瘫痪后果。因此，急救人员和家长掌握正确的急救知识和技能是非常必要的，这有助于提高游戏与玩具伤害的急救质量，改善患者预后。

二、康复治疗的重要性与方法

（一）创伤后肢体功能恢复训练

骨折、关节损伤或神经损伤后，进行肢体功能恢复训练具有极其重要的意义。康复训练能够促进受伤肢体的血液循环，加速局部新陈代谢，为组织修复提供充足的营养物质，有利于骨折愈合、软组织修复和神经功能恢复。例如，在骨折早期，通过肌肉的等长收缩训练，如股骨颈骨折患者进行大腿肌肉的收缩练习，可促进骨折端周围的血液循环，减轻肿胀，预防肌肉萎缩。康复训练还能防止肌肉萎缩，肌肉长期不活动会导致失用性萎缩，力量减弱。通过有针对性的肌肉力量训练，如逐渐增加阻力的抗阻训练，可使肌肉纤维增粗，力量增强，恢复肢体的正常功能。对于关节损伤，康复训练有助于改善关节活动度，预防关节僵硬和粘连。如膝关节损伤后，进行关节屈伸活动训练，可使关节面之间的滑液分布均匀，减少摩擦，防止关节囊和周围组织的挛缩，恢复关节的正常活动范围。在神经损伤方面，康复训练可刺激神经再生，促进神经功能恢复。例如，周围神经损伤后，进行感觉训练，如用不同质地的物体刺激皮肤，可帮助恢复皮肤的感觉功能；进行运动功能训练，如在康复师的指导下进行肌肉的主动收缩和关节活动，可促进神经对肌肉的重新支配，提高肢体的运动能力。

康复训练应遵循早期开始、循序渐进的原则。在骨折后的早期阶段（一般为1～2周），康复训练应以促进血液循环、消除肿胀、防止肌萎缩为主。可进行患肢肌肉的主动收缩活动，如握拳、屈伸足趾等，每次收缩保持3～5秒，然后放松，重复进行，每天可进行多次训练。同时，可配合物理治疗，如冷敷、红外线照射等，减轻疼痛和肿胀。中期阶段（骨折后2周至骨折临床愈合），随着骨折端逐渐稳定，可逐渐增加活动强度和范围。在助行器或拐杖的帮助下进行站立、行走练习，逐渐恢复肢体的负重能力；进行关节的屈伸、旋转等活动训练，如肩关节的前屈、后伸、外展、内收训练，每次活动范围逐渐增加，但要避免过度活动导致骨折移位。可根据恢复情况增加抗阻训练，如使用弹力带进行肌肉力量训练，进一步增强肌肉力量。晚期阶段（骨折临床愈合后），康复的重点是恢复受累关节的关节活动度，增加肌肉力量，使肢体功能恢复到最佳状态。进行全面的关节活动训练，包括主动活动和被动活动，如膝关节的屈伸训练，可通过下蹲、骑自行车等方式进行主动活动，也可由康复师或家人协助进行被动活动，从而改善关节活动度。进一步加强肌肉力量训练，逐步增加训练的强度和难度，如进行负重深蹲、提踵等练习，提高肢体的肌肉力量和耐力。同时，注重平衡能力和协调性训练，如单脚站立、走平衡木等，预防跌倒，提高日常生活活动能力。在康复训练过程中，要注意安全，避免过度训练导致再次损伤。根据患者的恢复情况及时调整训练计划，确保训练的有效性和安全性。

（二）心理康复与支持

儿童在经历游戏与玩具伤害等意外伤害后，可能会出现多种心理创伤表现。恐惧是常见的心理反应之一，儿童可能会对受伤时的场景、玩具或游戏产生恐惧心理，不敢再次接触。例如，儿童在被某一玩具刺伤后，可能会对该玩具产生极度恐惧，甚至看到类似的玩具都会害怕。焦虑情绪也较为普遍，儿童可能会担心受伤后的身体恢复情况，害怕留下残疾或影响未来的生活。他们可能会频繁询问家长或医生自己的病情，对治疗过程表现出过度紧张。抑郁症状在一些严重伤害的儿童中也可能出现，表现为情绪低落、失去兴趣、食欲缺乏、睡眠障碍等。尤其是在长期康复治疗效果不明显时，儿童可能会感到沮丧和无助，对康复失去信心。部分儿童还可能对游戏活动产生抵触情绪，曾经喜欢的游戏现在不再愿意参与，这可能是因为他们将游戏与受伤联系在一起，产生了心理阴影。

不同年龄段的儿童心理创伤表现可能有所差异。幼儿可能更多地通过哭闹、黏人等行为来表达内心的不安；而学龄儿童可能会出现学习成绩下降、注意力不集中、社交退缩等现象，他们可能会在学校中避免与同学谈论受伤经历，逐渐变得孤僻。这些心理创伤如果不及时干预，可能会对儿童的心理健康和成长产生长期的负面影响，甚至持续到成年期，影响其人格发展、人际关系以及应对生活挑战的能力。

（三）心理疏导与干预措施

针对儿童意外伤害后的心理创伤，应采取多种心理疏导和干预措施。首先，家长和医护人员要给予儿童充分的情感支持，通过温柔的言语、亲切的态度和耐心地陪伴，让儿童感受到关爱和安全感。在儿童讲述受伤经历时，认真倾听，给予积极的回应，帮助他们宣泄情绪。例如，家长可以在儿童睡前陪伴其聊天，鼓励儿童说出内心的恐惧和担忧，并给予安慰和鼓励。

游戏疗法也是一种有效的干预方式。可以根据儿童的年龄和兴趣选择合适的游戏，帮助他们重新建立对游戏的积极体验，减轻对受伤相关事物的恐惧。例如，对于害怕玩具的儿童，可以先从一些温和、安全的玩具开始，引导他们逐渐接触，在游戏过程中让儿童感受到快乐和掌控感。对于年龄较大的儿童，可以组织一些团队合作的游戏，帮助他们恢复社交自信，提高应对挫折的能力。

认知行为疗法同样重要，通过引导儿童正确认识伤害事件，纠正他们的不合理认知，帮助他们建立积极的应对方式。例如，帮助儿童理解受伤是一次意外，而不是他们的过错，鼓励他们相信自己能够逐渐恢复健康，勇敢面向未来的生活。如果儿童的心理创伤较为严重，则有必要请专业心理医生的介入，他们可以通过系统的心理治疗，如认知行为疗法、暴露疗法、放松训练等，帮助儿童克服恐惧和焦虑，促进心理康复。

学校和社会也应发挥积极作用。学校老师可以关注受伤儿童的情绪变化，在班级中营造关爱和支持的氛围，鼓励同学们给予关心与理解。社会可以通过宣传儿童心理健康知识，提高公众对儿童意外伤害后心理问题的重视，为儿童的心理康复提供更广泛的支持。同时，建立健全儿童心理康复服务体系，为有需要的儿童提供及时、专业的心理干预服务，帮助他们尽快走出心理阴影，健康快乐地成长。

总之，游戏与玩具伤害对儿童的身心健康影响不容小觑。及时、正确的急救处理与科学的康复措施是促进儿童全面恢复的关键。了解伤害的特点与应对方法，能帮助我们在事故发生时迅速行动，降低伤害程度。同时，关注儿童心理创伤，给予充分的心理支持，可助力他们克服恐惧，重拾信心。家长、教育者和社会应共同努力，加强安全教育，优化玩具质量，为儿童营造安全的游戏环境，守护他们的童年欢乐与健康。

第七章　中暑与溺水伤害

在儿童的成长过程中，中暑与溺水是两类可能危及生命安全的意外伤害。无论是炎炎夏日的酷热环境，还是日常与水域相关的活动，皆潜藏着风险。深入探究中暑与溺水伤害的常见类型、机制、临床表现、诊断方法、急救处理及预后康复等知识，对于家长、监护人以及医疗工作者意义重大。及时识别并正确处理这些伤害，能够有效降低其对儿童身体和心理造成的严重后果，为儿童的健康成长保驾护航。

第一节　中暑与溺水伤害的常见类型

一、儿童中暑

儿童中暑通常发生在高温、高湿且通风不良的环境中。在炎炎夏日，长时间在户外玩耍的儿童，由于阳光直射，体内热量不断积聚，而汗液蒸发散热的速度跟不上产热的速度，容易引发中暑。比如在暑期的游乐园，儿童们排队等待游玩项目时，长时间暴露在烈日下，若未能及时补充水分，就可能出现中暑症状。参加体育活动时，尤其是一些高强度的运动，如足球比赛、马拉松赛事等，儿童体内代谢旺盛，产热大幅增加，加之高温环境影响，也极易中暑。另外，在闷热的室内环境中，若没有有效的降温设备，如一些通风条件差的教室或训练场馆。儿童也可能因散热不畅而中暑。

二、儿童溺水

儿童溺水的常见地点多种多样。游泳池是常见的溺水场所之一，尽管有救生员监管，但儿童可能因在浅水区嬉戏时滑倒跌入深水区，或者在游泳过程中突发抽筋、体力不支等状况而溺水。例如，一些儿童在无人陪同的情况下独自前往游泳池，在超出自身能力范围的区域游泳，从而导致危险发生。河流、湖泊、池塘等自然水域也是溺水事故的高发地，这些地方水情复杂，可能存在暗流、漩涡、水下障碍物等，儿童不了解其中危险，贸然下水就容易遭遇意外。农村地区的一些灌溉水渠水流湍急，儿童在附近玩耍时易不慎跌入。家中的浴缸、水桶、水缸等蓄水容器同样不容忽视，幼儿可能在无人照看时跌入其中，尤其是婴幼儿，因其身体协调性差、自救能力弱，在少量水的环境中也可能发生溺水。

第二节 中暑与溺水伤害的机制

一、中暑的生理紊乱机制

（一）高温环境下体温调节失衡

在高温环境中，人体的体温调节主要依赖于下丘脑体温调节中枢。正常情况下，当外界温度升高时，人体会通过辐射、传导、对流和蒸发等方式散热，以维持体温的相对稳定。然而，在高温环境下，尤其是当环境温度高于体表温度且通风不良时，辐射与传导对流散热方式会受到阻碍。例如，在炎热且空气不流通的室内或室外暴晒环境中，热量难以散发出去，人体就会更多地依靠出汗蒸发来散热。但如果此时环境湿度较高，如在闷热的夏日午后，汗液蒸发也会受到严重影响，导致体内余热大量蓄积，体温迅速升高。体温升高又会进一步影响下丘脑体温调节中枢的功能，使其调节失衡，形成恶性循环。此时，身体的新陈代谢也会发生变化，中枢神经系统兴奋、内分泌系统功能增强，蛋白质和糖类分解代谢亢进，体内产热进一步增多，从而加重体温升高的程度，最终引发中暑相关症状，如高热、头晕、乏力等。

（二）水电解质紊乱与脏器功能损害

中暑时，儿童往往会大量出汗以试图散热。随着汗液的大量排出，身体会丢失大量的水分和电解质，如钠、钾、氯等。例如，在高温环境下进行剧烈运动后，儿童可能会出现大量出汗的情况，若未能及时补充水分和电解质，就容易导致水电解质紊乱。水电解质紊乱会对心脏、肾脏等重要脏器的功能产生不良影响。对于心脏而言，电解质紊乱可能会影响心肌细胞的兴奋性、传导性和收缩性，导致心律失常等问题。研究表明，低血钾时，心肌细胞的兴奋性增高，容易出现早搏、心动过速等心律失常表现；而高血钾则可能导致心肌传导阻滞、心动过缓甚至心搏骤停。对于肾脏，水电解质紊乱可能会影响肾脏的正常滤过和重吸收功能，导致肾功能损害。严重的中暑还可能引发热射病，此时体内高温会引起广泛地组织损伤，出现全身炎症反应综合征，进一步加重脏器功能损害，如导致肝脏充血、细胞变性或坏死，肾脏出现急性肾衰竭等严重后果。

二、溺水缺氧损伤机制

（一）水进入呼吸道后的呼吸功能障碍

当儿童溺水时，水进入呼吸道，尤其是气管和支气管后，会占据原本空气进入肺泡的通道直接阻碍正常的气体交换，使肺泡无法有效地进行氧气摄入和二氧化碳排出。在淡水溺水时，水可能会损伤气管、支气管和肺泡壁的上皮细胞，进而使肺泡表面活性物质减少，导致肺泡塌陷，进一步加重气体交换障碍。例如，一些溺水事故发生在池塘、河流等淡水环境中，儿童溺水后，由于肺泡表面活性物质被破坏，肺泡无法维持正常的张力，从而发生塌陷，使肺部的通气和换气功能严重受损。而在海水溺水时，海水对呼吸道和肺泡有化学性刺激作用，可引起急性非心源性肺水肿，同样会影响气体交换。此外，溺水时的呛咳反射和喉痉挛虽然在一定程度上能阻止大量水进入呼吸道，但也会导致呼吸道部分梗阻，影响气体顺畅进出，进而引起呼吸功能障碍，使身体缺氧逐渐加重。

（二）缺氧对大脑、心脏等重要器官的损害过程

溺水导致的缺氧状态会对大脑和心脏等重要器官产生严重损害。大脑对缺氧极为敏感，在缺氧发生后，首先会出现脑血管扩张，试图增加脑血流量以弥补氧气不足。但随着缺氧时间的延长，神经细胞会因能量供应不足而发生功能障碍。一般来说，在缺氧4～6 min后，脑神经元就可能发生不可逆的病理改变。缺氧会导致大脑细胞内的乳酸堆积，引起细胞内酸中毒，进一步损伤细胞结构和功能。同时，缺氧还会引发脑水肿，使颅内压升高，压迫脑组织，影响脑的血液供应和神经传导。对于心脏而言，缺氧会使心肌细胞的能量代谢发生障碍，导致心肌收缩力减弱。初期，心脏会通过加快心率来代偿，以维持心排血量，但随着缺氧的持续，心肌细胞会逐渐受损，出现心律失常，如心动过速、早搏等。严重时，可导致心搏骤停。例如，在一些溺水案例中，儿童被救上岸时可能已经出现心跳微弱或停止的情况，这就是缺氧对心脏严重损害的结果。此外，缺氧还会影响其他器官的功能，如肝脏、肾脏等，导致多器官功能障碍综合征的发生，增加溺水者的死亡风险和后期并发症的发生概率。

第三节　中暑与溺水伤害的临床表现

一、中暑的分级表现

（一）先兆中暑、轻症中暑、重症中暑的症状差异

先兆中暑时，儿童可能仅出现轻微的不适症状。通常表现为口渴，开始感到口腔和咽喉干燥，有想要喝水的欲望；食欲缺乏，对食物缺乏兴趣，原本喜爱的食物也不想进食；头痛、头昏，头部出现隐隐的疼痛感，同时伴有眩晕感，可能会影响儿童的注意力和行动协调性；多汗，皮肤出汗增多，这是身体试图通过出汗来散热的表现；疲乏、虚弱，身体感到疲倦乏力，活动耐力下降，肌肉力量也有所减弱；恶心及呕吐，胃部不适，有恶心感，严重时可能会呕吐；心悸，自觉心慌不适；脸色干红或苍白，面部皮肤颜色发生改变，可能呈现干红，这是由于外周血管扩张所致，也可能变得苍白，与身体的血液循环变化有关；注意力涣散，难以集中精力在某件事情上，容易被周围事物分散注意力；动作不协调，如走路时可能会出现步伐不稳、手眼协调能力下降等情况，体温正常或略有升高，一般在37.5℃以下。这些症状相对较轻，往往容易被忽视，但却是身体发出的中暑预警信号。

轻症中暑时，儿童的身体反应相对更为明显。除了先兆中暑的症状会进一步加重外，体温会升高至38℃以上，可能伴有明显的发热感，皮肤发烫；呼吸可能会变得急促，试图通过加快呼吸频率来增加散热；心跳也会加快，以满足身体在高温环境下代谢增加的需求。儿童可能会表现出更加明显的烦躁不安，对周围环境的耐受度降低，容易哭闹或情绪激动。此时，身体的不适已经对儿童的正常活动和精神状态产生了较大影响，如果不及时处理，可能会发展为重症中暑。

重症中暑是非常危险的情况，可危及生命。热痉挛是重症中暑的一种表现，肌肉痉挛通常较为剧烈，可能会突然发作，常见于四肢肌肉、腹部肌肉等部位。儿童会因疼痛而哭闹不止，肌肉痉挛可能与严重体钠缺失（大量出汗和饮用低张液体）和过度通气有关，有时也可为热射病的早期表现。热衰竭时，儿童会出现大汗淋漓的情况，汗液大量流失，导致极度口渴，急切地想要补充水分；乏力感极为严重，身体几乎难以进行正常活动；头痛、恶心呕吐等症状也会加剧，还可能出现明显脱水征，如心动过速，心跳明显加快，可超过正常范围的数十次；直立性低血压或晕厥，当儿童从卧位或蹲位突然站起时，血压会急剧下降，导致头晕甚至失去意识，这是由于大量出汗

使血容量减少，血管调节功能失衡所致，此时虽可能无明显中枢神经系统损伤表现，但救治刻不容缓。热射病是中暑的最严重类型，儿童会出现高热，直肠温度≥41℃，皮肤可能在早期还湿润，但随着病情进展会变得干燥，意识模糊，对周围环境和人物的认知能力下降，惊厥，全身肌肉不自主地抽搐，甚至无反应，陷入昏迷状态，周围循环衰竭或休克，表现为血压急剧下降、脉搏微弱、四肢冰冷等症状。此外，劳力性中暑者更易发生横纹肌溶解，导致肌肉疼痛、肿胀，尿液颜色变深，甚至出现急性肾衰竭、肝衰竭、弥散性血管内凝血（DIC）或多器官功能衰竭等严重并发症，病死率较高。

（二）中暑衰竭、中暑痉挛、中暑高热的各自特点

中暑衰竭主要是由于高温环境下，身体大量出汗，导致血容量不足和电解质紊乱所引起。儿童中暑衰竭时，循环系统受明显影响，表现为皮肤苍白，因外周血管收缩以维持血压和重要脏器血液灌注；多汗，大量出汗是身体散热的一种方式，但过度出汗会导致脱水；脉搏细弱，心脏为了维持血液循环，会加快跳动，但由于血容量不足，脉搏会变得细弱无力，摸起来不饱满且跳动频繁；血压下降，尤其是直立性低血压较为常见，当儿童改变体位时，血压会明显降低，导致头晕、眼前发黑甚至晕厥；呼吸浅快，为了增加氧气摄入和二氧化碳排出，呼吸频率会加快，但呼吸深度较浅；体温可能轻度升高或正常，一般在38℃左右，这是因为此时身体的散热机制仍在一定程度上起作用，但已经受到损害；同时，儿童会感到极度口渴、乏力、头晕、恶心呕吐等，这些症状是由于脱水、电解质紊乱以及脑部供血不足所引起的。中暑衰竭如果得不到及时治疗，可能会进一步发展为更严重的中暑类型，如热射病，增加器官功能损害和死亡的风险。

中暑痉挛多发生在高温环境下，儿童大量出汗后，由于水分和盐分丢失过多，导致肌肉兴奋性异常增高而引发肌肉痉挛。其特点是肌肉痉挛通常突然发作，疼痛较为剧烈。最常见于四肢肌肉，如小腿的腓肠肌、大腿肌肉以及手臂肌肉等，这些肌肉在运动或维持身体姿势时负担较大，容易受到电解质紊乱的影响。腹部肌肉也可能发生痉挛，导致儿童出现腹痛症状，有时可能会被误诊为其他腹部疾病。痉挛一般持续数分钟后可自行缓解，但可能会反复发作，给儿童带来较大痛苦。发作时，肌肉会明显收缩，形成硬结，触摸时可感觉到肌肉紧张且疼痛加剧。儿童在痉挛发作期间，可能会因疼痛而哭闹、尖叫，身体活动受限，无法正常行走或使用受影响的肢体。体温一般正常或仅有轻度升高，通常在37.5℃～38℃之间，这与中暑痉挛主要是电解质紊乱导致肌肉异常收缩有关，而非体温调节中枢严重受损。及时补充水分和电解质，如饮用适量的淡盐水或运动饮料，可缓解肌肉痉挛症状。

中暑高热（热射病）是中暑中最为严重的类型，其核心特点是体温异常升高及伴随的严重意识障碍。体温可迅速升高至41℃以上，且持续不降，这是由于身体的散热机制完全失调，体内热量大量积聚所致。皮肤在疾病早期可能因出汗而湿润，但随着病情进展，皮肤会变得干燥、灼热，这是因为汗腺功能逐渐衰竭，无法继续分泌汗液散热。儿童的意识状态会发生明显改变，从最初的烦躁不安、谵妄，逐渐发展为意识模糊，对周围环境和自身状况的认知能力严重下降，进而出现惊厥，全身肌肉强直性或阵挛性抽搐，严重时可导致昏迷，对外界刺激无任何反应。同时，还会伴有多器官功能障碍的表现，如呼吸急促、心跳加快、心律失常等心血管系统症状，这是由于高温对心脏和血管的直接损害以及身体代谢紊乱所致；少尿或无尿，提示肾脏功能受损，可能出现急性肾衰竭；肝功能异常，表现为黄疸、肝酶升高等，肝脏细胞受到高温损伤，代谢和解毒功能障碍。此外，还可能出现弥散性血管内凝血（DIC），导致全身广泛性出血倾向，如皮肤瘀斑、鼻出血、牙龈出血等，这是由于高温引起血管内皮损伤、凝血因子激活和血小板聚集异常所致。中暑高热如果不及时进行有效的降温治疗和器官功能支持，病死率极高，即使幸存，也可能会遗留严重的神经系统后遗症，如智力障碍、运动功能障碍等。

二、溺水的临床分期表现

（一）溺水窒息期的面色青紫、心跳呼吸骤停表现

溺水窒息期，儿童因缺氧而出现面色青紫。这是因为当水进入呼吸道后，阻碍了氧气的正常摄入和二氧化碳的排出，导致血液中的氧气含量迅速下降，二氧化碳含量升高。血液中还原血红蛋白的浓度升高，使皮肤和黏膜呈现出青紫色的改变，这种面色青紫在口唇、指甲床等部位尤为明显。同时，由于缺氧，身体各器官和组织得不到充足的氧气供应，细胞的有氧代谢受到抑制，无氧代谢增加，产生大量乳酸等代谢产物，进一步加重了身体的代谢紊乱和酸中毒。

随着缺氧时间的延长，心脏和呼吸功能会逐渐受到严重影响，进而导致心跳呼吸骤停。一般来说，在溺水后5～6 min，如果得不到及时救援，就可能出现心跳呼吸骤停。在溺水初期，由于呛水和缺氧刺激，儿童会出现剧烈的挣扎和惊恐反应，试图呼

吸空气，但随着缺氧的加重，身体会逐渐肌肉松弛失去意识，心跳和呼吸也会变得越来越微弱。心跳呼吸骤停时，心脏停止跳动，无法有效地将血液泵送到全身，血液循环中断；呼吸停止，气体交换完全停止，身体处于极度缺氧的状态。此时，若不立即进行有效的心肺复苏等急救措施，儿童的生命将受到严重威胁，脑组织会因缺氧时间过长而发生不可逆的损伤，即使恢复心跳呼吸，也可能遗留严重的神经系统后遗症，如智力低下、脑瘫等。

（二）复苏期的自主呼吸恢复与意识障碍程度

溺水儿童经过急救进入复苏期后，自主呼吸逐渐恢复是一个重要的表现。在心肺复苏等急救措施的作用下，心脏开始重新跳动，将血液输送到肺部，为恢复呼吸功能提供了基础。最初，自主呼吸可能较为微弱、不规则，表现为呼吸浅慢，频率不稳定，呼吸深度也较浅，有时可能会出现呼吸暂停的情况，这是因为溺水导致的呼吸系统损伤以及大脑对呼吸中枢的调节功能尚未完全恢复。随着时间的推移和进一步的治疗，自主呼吸会逐渐变得有力、规则，呼吸频率和深度逐渐趋于正常。

在复苏期，儿童的意识障碍程度也有所不同，这对后续判断病情具有重要意义。部分儿童可能仍然处于昏迷状态，对外界刺激毫无反应，这表明大脑功能受到了较为严重的损伤，可能存在脑水肿、脑缺氧等并发症。一些儿童可能会出现意识模糊，对周围环境和人物有一定的感知，但反应迟钝，不能准确理解和回答问题，注意力难以集中，这种情况说明大脑功能正在逐渐恢复，但仍未完全恢复正常。还有少数儿童可能会表现出烦躁不安，这可能是由于身体的不适、脑部缺氧后的反应以及对陌生环境的恐惧等多种因素共同引起的，虽然意识有所恢复，但大脑的高级功能仍存在一定障碍。意识障碍程度越重，持续时间越长，说明溺水对儿童大脑的损伤越严重，预后可能越差，需要更加密切地观察和积极地治疗，包括进行脑保护治疗、维持内环境稳定等措施，以促进大脑功能的进一步恢复，减少后遗症的发生。

（三）恢复期的并发症与器官功能恢复情况

在溺水恢复期，儿童可能出现多种并发症，其中肺部感染较为常见。这是因为溺水时水进入呼吸道，可能携带水中的细菌、病毒等病原体，同时，溺水导致的呼吸道黏膜损伤、肺部炎症反应以及儿童在溺水后身体抵抗力下降等因素，都为细菌和病毒的滋生提供了条件。肺部感染的症状包括发热、咳嗽、咳痰，痰液可能为白色黏液痰或黄色脓性痰，呼吸急促、呼吸困难等，严重时可导致呼吸衰竭。脑部功能受损也是溺水后常见的并发症之一，因溺水导致的缺氧时间过长，大脑神经细胞会发生变性、坏死，引起脑水肿、颅内压升高，进而出现头痛、头晕、呕吐、记忆力减退、智力下降、肢体运动障碍等症状，严重的可导致癫痫发作、脑瘫等后遗症。此外，还可能出现心律失常、心肌损伤等心脏并发症，表现为心慌、胸闷、心悸等症状；急性肾衰竭等肾脏并发症，出现少尿、无尿、血肌酐升高等表现；应激性溃疡等消化系统并发症，导致呕血、黑便等症状。

在器官功能恢复方面，不同器官的恢复过程和需要关注的要点各不相同。对于肺部来说，恢复过程中需要密切观察呼吸功能的改善情况，如呼吸频率、节律、深度是否恢复正常，血氧饱和度是否稳定在正常范围。通过胸部X线或CT等影像学检查，观察肺部炎症的吸收情况，有无肺部实变、渗出性病变的好转。此外，要注意预防肺部感染的复发，加强呼吸道护理，鼓励儿童咳嗽、咳痰，必要时进行吸痰等操作，保持呼吸道通畅。对于大脑功能的恢复，需要进行神经系统评估，包括观察儿童的意识状态、认知能力、语言表达、肢体运动等方面的变化。可以通过康复训练，如认知训练、语言训练、物理治疗等，促进大脑功能的恢复。在康复过程中，要注意儿童的心理状态，溺水经历可能给儿童带来心理创伤，如恐惧、焦虑等情绪，需要及时进行心理疏导。心脏功能的恢复需要监测心率、血压、心电图等指标，观察心律失常是否消失，心肌损伤是否逐渐修复。肾脏功能的恢复则要关注尿量、尿色、血肌酐、尿素氮等指标的变化，确保肾脏的滤过和重吸收功能逐渐恢复正常。在整个恢复期，营养支持也非常重要，给予儿童高蛋白、高热量、高维生素、易消化的饮食，以促进身体各器官功能的恢复和受损组织的修复。

第四节　中暑与溺水伤害的诊断方法

一、详细受伤过程询问

了解儿童在高温环境下暴露时间长短、进行何种活动等信息，对于判断中暑严重程度及后续诊断极为关键。长时间处于高温环境且活动剧烈的儿童，如在烈日下连续踢足球两小时以上，其身体产热大幅增加，散热困难，中暑风险显著高于短时间在高温环境中活动的儿童。若儿童在高温环境中从事重体力劳动或进行高强度运动，如搬运重物、长跑等，会因体内产热过多而更易中暑；而在高温环境中只是安静坐着或缓慢行走的儿童，中暑的可能性相对较小。活动时的着装情况也不容忽视，穿着厚重、不透气衣物的儿童，身体热量难以散发，会增加中暑风险；相反，穿着轻薄、透气衣物的儿童则更利于散热，能在一定程度上降低中暑概率。

知晓儿童溺水具体时间、发生地点以及救援是否及时等因素，对评估溺水伤害程度、推测可能出现的并发症等方面起着关键作用。溺水时间越长，儿童缺氧越严重，对大脑、心脏等重要器官的损害就越大。例如，相较于溺水1～2min的儿童，溺水超过5min的儿童，发生脑损伤、心搏骤停等严重后果的概率明显更高。在水流湍急的河流中溺水，儿童遭受的冲击和碰撞更强烈，受伤部位更多、伤势更重；而在平静的游泳池中溺水，受伤程度则相对较轻。若救援及时，如在溺水后1～2min内就被救上岸，且救援人员采取了正确的急救措施，儿童的预后可能较好；但如果救援延误，即使最终获救，也可能因长时间缺氧而遗留严重的后遗症，如智力障碍、肢体残疾等。

周围环境温度、湿度、是否有污染源等因素，不仅对中暑和溺水伤害有着重要影响，还能辅助诊断病情。在高温高湿环境中，如闷热的热带雨林地区或夏季桑拿房内，人体汗液蒸发困难，散热受阻，儿童更容易中暑。若周围环境存在污染源，如溺水地点在污染严重的河流或池塘，水中的细菌、病毒、化学物质等可能会进入儿童体内，增加感染风险，引发肺部感染、败血症等并发症，使病情更加复杂和严重。在诊断过程中，医生可根据环境情况，更有针对性地进行检查和治疗，如对溺水且在污染水域的儿童，着重检查是否有感染迹象，并及时采取抗感染措施。

二、体格检查要点

针对中暑和溺水儿童，检查体温、呼吸、心率、血压等生命体征是判断病情的重要依据。对于中暑儿童，体温升高是常见表现，轻度中暑时体温一般在38℃～39℃之间，可通过体温计准确测量。若体温超过41℃，则提示可能为重症中暑中的热射病，此时儿童的生命危险显著增加。呼吸方面，中暑初期可能呼吸加快，以增加散热，但随着中暑程度加重，可能出现呼吸急促、困难甚至呼吸衰竭。心率也会相应变化，轻度中暑时心率通常增快至100～120次/min，重症中暑时往往可超过140次/min，这是身体为了满足代谢需求和维持血液循环而做出的代偿反应。血压在中暑早期可能正常或略有升高，但随着病情进展，尤其是出现热衰竭时，会因血容量不足而下降，导致低血压甚至休克。

对儿童进行全身检查时，合理的顺序是从头部开始，依次检查面部、颈部、胸部、腹部、脊柱、骨盆、四肢等部位。这样可以系统地排查全身各个重要区域，避免遗漏关键部位的损伤。在溺水时，检查呼吸道是否有水、肺部是否受损尤为重要。医生可通过观察儿童的口腔、鼻腔，查看是否有泥沙、水草等异物，以及是否有水流出。用听诊器听诊，判断肺部呼吸音是否正常，若听到湿啰音或哮鸣音，则提示可能存在肺水肿或气道痉挛。检查胸部时，注意观察胸廓有无畸形、有无压痛，以排除肋骨骨折等胸部损伤。对于腹部，要检查有无膨胀、压痛、反跳痛等，防止溺水时腹部受到撞击造成内脏损伤。四肢检查主要观察有无骨折、关节脱位、软组织挫伤等，同时注意末梢循环情况，如皮肤颜色、温度、毛细血管充盈时间等，以判断血液循环是否正常。

三、辅助检查手段

血液检查在判断儿童中暑或溺水后是否出现水电解质紊乱、脏器功能受损方面具有重要意义。中暑时，由于大量出汗，血液中的电解质会发生改变。例如，钠离子浓度可能降低，导致低钠血症，这会影响神经细胞的兴奋性和细胞膜的稳定性，引起头痛、恶心、呕吐、抽搐等症状。钾离子浓度也可能出现异常，高钾或低钾血症都会对心脏功能产生不良影响，导致心律失常。肝肾功能相关指标如谷丙转氨酶、谷草转氨酶、肌酐、尿素氮等，可反映肝脏和肾脏的功能状态。中暑或溺水引发的缺氧、休克等情况，可能导致肝肾功能损害，使这些指标升高。例如，谷丙转氨酶和谷草转氨酶升高提示肝细胞受损，肌酐和尿素氮升高则表明肾脏的滤过功能下降。通过血液检查结果，医生可以全面了解儿童体内的水电解质平衡情况和脏器功能状况，从而准确判断病情严重程度，并制定相应的治疗方案。

在溺水情况下，肺部X线、CT等影像学检查能够呈现肺部的具体病变情况，对诊断和制定治疗方案具有重要价值。溺水后，肺部常见的病变有肺水肿、肺部感染等。肺水肿时，肺部X线片可显示肺纹理增粗、模糊，肺门阴影增大，呈蝴蝶状分布；CT检查则能更清晰地显示肺泡内的渗出液，表现为肺部的斑片状密度增高影，从肺门向两肺外围分布。若合并继发感染，在X线片上可能出现肺部实变影、空洞形成等；CT检查还可观察到感染灶的具体位置、范围及与周围组织的关系，有助于医生判断病情的严重程度，并选择合适的治疗方法，如使用抗生素治疗肺部感染，采取利尿、脱水等措施减轻肺水肿。

第五节　中暑与溺水伤害的急救原则与技术

一、中暑急救措施

（一）移至阴凉通风处后的降温方法

当发现儿童中暑后，应迅速将其转移至阴凉通风处，这是首要且关键的步骤。之后，可采用多种物理降温方法，如用湿毛巾擦拭儿童额头、颈部、腋窝、腹股沟等大血管丰富的部位，水分蒸发能够带走热量，从而降低体温。也可将冰袋或冰块用毛巾包裹后，放置在上述部位，通过热传导散热。但需注意避免冻伤儿童皮肤，一般每次放置时间不宜超过20 min，可间隔一段时间后再次放置。例如，在炎热的夏季户外活动中，儿童出现中暑症状，将其移至树荫下的阴凉处，用湿毛巾反复擦拭身体，并每隔15 min更换一次冰袋放置在腋窝和腹股沟处，能有效缓解中暑症状。

在物理降温效果不佳或中暑症状较为严重时，可考虑药物降温。常用的药物有对乙酰氨基酚和布洛芬等。使用对乙酰氨基酚时，一般按照每千克体重10～15 mg的剂量口服，间隔4～6 h可重复用药一次，但24 h内用药不宜超过4次。布洛芬的剂量则为每千克体重5～10 mg，每6～8 h可重复使用，同样24 h内不超过4次。需要注意的是，药物降温应在医生的指导下进行，且在使用过程中要密切观察儿童的体温变化、有无不良反应等情况，如是否出现恶心、呕吐、皮疹等。对于年龄较小的儿童，尤其是婴儿，更要谨慎用药，避免因用药不当导致不良后果。

（二）补充水分与电解质的方式与注意事项

给中暑儿童补充水分和电解质时，饮品的选择至关重要。可选择含有适量钠、钾、氯等电解质的口服补液盐，能有效补充因出汗而丢失的电解质，预防电解质紊乱。一般按照说明书要求，将口服补液盐溶解在一定量的温开水中，水温以接近体温为宜，少量多次给予儿童饮用。例如，对于轻度中暑且意识清醒的儿童，可每隔15～20 min给予100～200 mL口服补液盐溶液。也可选择一些富含电解质的运动饮料，但要注意其糖分含量不宜过高，以免引起渗透性腹泻。

除了饮品的选择，补充的方式也有讲究。如果儿童意识清醒，能够自主吞咽，优先选择口服补充。但如果儿童中暑症状严重，出现呕吐、昏迷等情况，无法口服或口服量不足时，则需要考虑静脉补充。静脉补充可由医护人员根据儿童的体重、脱水程度等情况，精确计算补液量和电解质的配比，一般先快速补充生理盐水或林格氏液，以纠正血容量不足，随后再根据电解质检测结果调整补液方案。在补充过程中，要注意控制补液的速度和剂量，避免补液过快导致心力衰竭、肺水肿等并发症，或补液不足无法有效纠正脱水和电解质紊乱。一般来说，儿童每小时的补液量不宜超过每千克体重20mL，具体应根据儿童的病情、年龄、身体状况等因素综合确定。

二、溺水急救复苏流程

（一）溺水现场的控水方法与争议

溺水现场常见的控水方法有多种。一种方法是将溺水者俯卧，救护者骑跨于其大腿两侧，用双手抱住溺水者腹部向上提，使水流出；另一种是将溺水者扛于肩上，救护者通过上下耸肩或快步奔走的方式，让水流出；还有一种是让溺水者腹部放在救护者一腿的大腿上，头朝下，救护者压其背部，使水流出。例如，在游泳池边发现溺水儿童时，若周围有救援人员，可采用第一种方法，迅速将溺水儿童呈俯卧姿势放置，进行控水操作。

然而，关于控水方法在医学领域存在一定争议。传统观念认为，控水可以减少溺水者呼吸道内的积水，从而减轻窒息程度。但近年来的研究表明，对于大多数溺水者，尤其是心跳呼吸已经停止的溺水者，控水可能会延误心肺复苏的最佳时机。因为在控水过程中，会中断胸外按压等重要的急救操作，而溺水导致心跳呼吸骤停的主要原因是缺氧，及时进行心肺复苏恢复血液循环和氧气供应才是关键。因此，目前对于溺水现场的急救，更强调在快速清除溺水者口鼻异物后，立即进行心肺复苏，而不是将重点放在控水上，仅在不影响心肺复苏的前提下，可适当进行简单的控水操作，以排出部分呼吸道积水。

（二）心肺复苏的持续时间与终止条件

对溺水儿童进行心肺复苏时，持续时间应根据具体情况而定。一般来说，心肺复苏应持续进行，直到专业救护人员到达现场或溺水儿童出现自主呼吸、心跳恢复等生命迹象。对于溺水引起的心跳呼吸骤停，由于缺氧对大脑等重要器官的损害较为严重，往往需要适当延长心肺复苏时间。通常，在进行心肺复苏30min以上，如果溺水儿童仍然没有心跳和自主呼吸，且心电图呈一条直线，可考虑终止心肺复苏，但对于电击、溺水等特殊原因导致的心跳呼吸骤停，在条件允许的情况下，可进一步延长复苏时间至1～2h甚至更久，尤其是在溺水儿童身体状况较好、低温溺水等情况下，更不应轻易放弃复苏努力。

终止心肺复苏的条件还包括脑死亡的判定。如果溺水儿童深昏迷，瞳孔固定，角膜反射消失，且现场没有进一步救治和转诊的条件时，可考虑终止心肺复苏。但脑死亡的判定需要专业医生综合多方面因素进行准确判断，不能仅凭单一症状或体征就轻易下结论。在现场危险情况无法保障救援人员安全，如发生山洪暴发、雪崩等，且医学工作者认为溺水儿童死亡可能性极大且无进一步救治指征时，也可终止心肺复苏，但在终止前应尽可能记录现场情况和急救过程，以便后续分析和总结。

第六节　中暑与溺水伤害的急救处理规范

一、中暑不同阶段的急救处理与转运决策

（一）先兆中暑与轻症中暑的现场处理与恢复观察

当儿童出现先兆中暑或轻症中暑症状时，应立即将其转移至阴凉、通风良好的地方，如树荫下、室内通风口附近等，让儿童平卧休息，解开衣领、腰带等束缚身体的衣物，以促进散热和血液循环。可采用湿毛巾擦拭儿童的额头、颈部、腋窝、腹股沟等大血管丰富的部位，加速热量散发，每10～15 min擦拭一次，每次擦拭3～5 min。同时，给予适量的清凉饮料或淡盐水，以补充水分和电解质，缓解口渴症状。一般每次给予100～200 mL，每隔15～20 min喂一次，避免一次性大量饮水导致呕吐。

在进行现场处理后，需密切观察儿童的恢复情况。观察时间一般不少于2～3 h，重点关注体温、呼吸、心率、血压等生命体征是否恢复正常，以及精神状态、面色、出汗情况等是否改善。若儿童体温逐渐下降至正常范围（36.5℃～37.5℃），呼吸平稳，心率恢复到正常年龄段的速率，精神状态好转，面色红润，出汗减少或停止，且无其他不适症状，可继续在家中休息，并保持室内环境凉爽、舒适，适当增加水分摄入。但如果在观察过程中，儿童症状未见明显缓解或出现加重趋势，如体温持续升高、头痛加剧、呕吐、抽搐等，应立即送往医院进行进一步诊断和治疗。

（二）重症中暑的降温、补液与器官功能支持治疗

对于重症中暑儿童，快速降温是关键。可采用冷水浸泡法，将儿童全身浸泡在15～20℃的冷水中，同时不断搅拌水，以加速热量散发，浸泡时间一般为15～30 min，直至体温降至38℃以下。也可使用冰毯、冰帽等降温设备，将冰毯铺在儿童身下，冰帽戴在头部，通过传导散热降低体温。在降温过程中，要密切监测体温变化，避免降

温过快导致寒战、心律失常等不良反应，一般体温每小时下降2～3℃为宜。

合理补液对于重症中暑儿童也至关重要。应迅速建立静脉通道，根据儿童的体重、脱水程度和电解质紊乱情况，精确计算补液量和补液成分。一般先给予生理盐水或乳酸林格氏液快速静脉滴注，以补充血容量并纠正脱水和电解质失衡。在补液过程中，要注意控制补液速度，避免过快引起心力衰竭、肺水肿等并发症，同时密切监测尿量、尿比重、血电解质等指标，根据检查结果及时调整补液方案。

此外，针对重症中暑可能导致的器官功能损害，需及时进行器官功能支持治疗。对于出现脑水肿的儿童，可给予甘露醇、呋塞米等脱水剂，降低颅内压，减轻脑水肿，保护脑组织。例如，甘露醇的常用剂量为每次0.25～1g/kg体重，静脉滴注，根据病情可每4～8h重复使用一次。同时，可应用糖皮质激素如地塞米松，减轻炎症反应和脑水肿，剂量为每次0.1～0.5mg/kg体重，静脉注射。对于心脏功能受损的儿童，要密切监测心电图、心肌酶谱等指标，及时发现心律失常、心肌梗死等并发症，并给予相应的治疗，如抗心律失常药物、心肌营养药物等。对于肾脏功能受损的儿童，要准确记录尿量，监测血肌酐、尿素氮等肾功能指标，必要时进行血液透析或腹膜透析治疗，以清除体内的代谢废物和多余水分，维持肾脏功能。此外，还需注意维持肝脏、胃肠道等其他器官的功能，给予保肝药物、胃肠道黏膜保护剂等，预防多器官功能衰竭的发生。

（三）中暑患者转运途中的生命体征监测与急救措施

在转运中暑儿童至医院的过程中，必须持续监测生命体征，包括体温、呼吸、心率、血压、血氧饱和度等。可使用便携式多参数监护仪进行实时监测，并每隔5～10min记录一次生命体征数据。若发现体温再次升高，可采用物理降温方法，如用湿毛巾擦拭身体、在额头、颈部等部位放置冰袋等进行降温，但要注意避免因车辆颠簸导致冰袋滑落或移位，造成局部冻伤。

当出现呼吸、心搏骤停等紧急情况时，应立即在转运车辆上进行心肺复苏术，按照每分钟约100～120次的频率进行胸外按压，按压深度约为儿童胸廓厚度的1/3～1/2，每按压30次进行2次人工呼吸，如此反复进行，直到儿童恢复自主呼吸和心跳或到达医院。同时，要保持呼吸道通畅，及时清除口腔、鼻腔内的分泌物或异物。若有条件，可给予吸氧治疗，以提高血氧饱和度，改善组织缺氧状况。在转运过程中，还应与医院急诊科保持密切联系，提前告知儿童的病情和生命体征情况，以便医院做好相应的急救准备工作，确保儿童到达医院后能够迅速得到进一步的诊断和治疗。

二、溺水后现场急救、复苏与后续医疗救治

（一）溺水现场心肺复苏有效的标志与后续处理

溺水现场进行心肺复苏时，判断复苏有效的标志主要有以下几点：首先是自主呼吸恢复，可观察到溺水儿童胸廓有明显的起伏运动，呼吸频率逐渐趋于正常，一般儿童正常呼吸频率为每分钟20～30次，同时鼻腔或口腔有气流进出，呼吸深度逐渐增加。其次是大动脉搏动恢复，触摸颈动脉或股动脉可感觉到有力的搏动，每分钟搏动次数与正常心率相近。不同年龄段儿童正常心率有所差异，新生儿每分钟120～140次，婴儿每分钟110～130次，幼儿每分钟100～120次，学龄前儿童每分钟90～110次，学龄儿童每分钟80～100次。此外，还可观察到溺水儿童的面色逐渐由青紫转为红润，这表明外周血液循环得到改善；瞳孔由散大逐渐缩小，并且出现对光反射，说明脑组织的缺氧情况有所缓解；意识逐渐恢复，从昏迷状态转为有反应，如眼球转动、肢体活动等。

当出现这些复苏有效标志后，后续应进行进一步的急救处理。首先，要保持呼吸道通畅，将溺水儿童头部偏向一侧，及时清除口腔、鼻腔内的残留异物，如泥沙、水草等，防止再次发生窒息。可将溺水儿童放置在稳定的侧卧位，称为“恢复体位”，以利于口腔分泌物排出，避免误吸。然后，继续给予吸氧治疗，可使用便携式氧气瓶或面罩吸氧，以提高血氧饱和度，改善组织缺氧状态，吸氧浓度一般可控制在40%～60%，根据儿童的具体情况调整。同时，要密切监测生命体征，包括体温、呼吸、心率、血压等，每隔5～10min记录一次，观察生命体征是否稳定，若出现异常变化，应及时采取相应的治疗措施。尽快将溺水儿童送往附近医院进行全面检查和进一步治疗，在转运过程中，要注意保暖，避免因体温过低导致并发症的发生，可使用毛毯或衣物覆盖儿童身体，但不要包裹过紧，以免影响呼吸和血液循环。另外，在转运途中，也需密切观察儿童的意识状态变化，以及有无呕吐情况。

（二）溺水复苏后住院治疗的重点

溺水复苏后，儿童住院期间防治肺部感染至关重要。由于溺水时水进入呼吸道，容易导致肺部炎症反应，且水中可能携带细菌、病毒等病原体，增加感染风险。因此，应及时给予抗生素治疗，根据病情和可能的感染病原体选择合适的抗生素。对于

轻度肺部感染，可选用青霉素类或头孢菌素类抗生素，如阿莫西林克拉维酸钾、头孢克洛等，一般按照儿童体重计算剂量，阿莫西林克拉维酸钾每日剂量为20～40mg//kg体重，分3～4次口服；头孢克洛每日剂量为20～40mg//kg体重，分3次口服。对于严重肺部感染或怀疑有耐药菌感染时，可选用碳青霉烯类抗生素，如美罗培南，剂量为每次10～20mg//kg体重，每8h静脉滴注一次。同时，要加强呼吸道护理，定期翻身、拍背，促进痰液排出。可每2～3h翻身一次，拍背时手指并拢，稍向内合掌，由下向上、由外向内轻轻拍打背部。必要时进行吸痰操作，以保持呼吸道通畅，但要注意吸痰操作的规范，避免损伤呼吸道黏膜。此外，还可给予雾化吸入治疗，常用药物有布地奈德、沙丁胺醇等，布地奈德可减轻气道炎症反应，沙丁胺醇可舒张支气管平滑肌，缓解气道痉挛，一般每次雾化吸入时间为10～15min，每日2～3次。

脑水肿也是溺水后常见且严重的并发症，防治脑水肿对于改善预后具有关键意义。可采用脱水剂降低颅内压，如甘露醇，其作用机制是通过提高血浆渗透压，使脑组织内的水分进入血管内，从而减轻脑水肿。常用剂量为每次0.25～1g//kg体重，静脉滴注，根据病情可每4～8h重复使用一次。在使用甘露醇过程中，要密切监测肾功能和电解质变化，避免因长期大量使用导致肾功能损害和电解质紊乱。同时，可联合应用糖皮质激素，如地塞米松，具有抗炎、减轻脑水肿的作用，剂量为每次0.1～0.5mg//kg体重，静脉注射，每日1～2次，但使用糖皮质激素时要注意其可能带来的不良反应，如免疫抑制、胃肠道出血等。此外，还应注意控制液体输入量和速度，避免因输液过多过快加重脑水肿，一般每日液体摄入量可控制在1000～1500mL/平方米体表面积，输液速度根据儿童的心功能和病情调整，保持出入量平衡或轻度负平衡。

除了肺部感染和脑水肿，还需关注其他并发症的防治。如心律失常，可通过心电图监测及时发现，对于早搏、心动过速等心律失常，可根据具体类型选用抗心律失常药物，如利多卡因、普罗帕酮等；对于心肌损伤，可给予心肌营养药物，如磷酸肌酸钠、辅酶Q10等，促进心肌细胞修复。急性肾衰竭时，要准确记录尿量，严格控制液体摄入量，根据肾功能指标调整治疗方案，必要时进行血液透析或腹膜透析治疗。应激性溃疡可给予质子泵抑制剂，如奥美拉唑、兰索拉唑等，抑制胃酸分泌，保护胃黏膜，奥美拉唑的常用剂量为每次0.6～0.8mg//kg体重，每日1～2次静脉滴注。在整个住院治疗过程中，要加强营养支持，给予高热量、高蛋白、高维生素且易消化的饮食，如鸡蛋、牛奶、鱼肉、新鲜蔬菜水果等，必要时可通过鼻饲或静脉营养补充，以促进儿童身体恢复和受损器官功能的修复。同时，要注意心理护理，溺水经历可能给儿童带来心理创伤，表现为恐惧、焦虑、抑郁等情绪，可通过心理疏导、陪伴、游戏治疗等方式帮助儿童缓解心理压力，促进心理健康恢复。

第七节　中暑与溺水伤害的预后与康复

一、影响预后的因素分析

（一）伤害严重程度与部位

中暑时，体温过高的程度是影响预后的关键因素之一。尤其是当体温持续超过41℃时，身体的蛋白质和酶会发生变性，细胞功能严重受损。研究表明，体温在41℃～42℃之间时，每升高1℃，细胞损伤的风险就会增加数倍。若体温超过42℃，可能导致不可逆的脑损伤，如脑细胞坏死、脑水肿等，进而影响神经系统功能，使儿童出现智力障碍、运动功能障碍甚至昏迷、植物人状态等严重后果。同时，高温还会对心脏、肝脏、肾脏等重要脏器造成损害。例如，高热可引起心肌细胞变性、坏死，导致心律失常、心力衰竭等心血管并发症；此外，对肝脏而言，可造成肝细胞充血、水肿、坏死，影响肝脏的代谢和解毒功能，使肝功能指标如谷丙转氨酶、谷草转氨酶等显著升高；再者，肾脏在高温下可能出现急性肾小管坏死，导致肾功能衰竭，表现为少尿、无尿、血肌酐和尿素氮升高等。

脏器功能受损情况也对预后有着重要影响。中暑引发的多器官功能障碍综合征（MODS）是导致死亡的重要原因之一。当多个脏器功能同时受损时，身体的内环境稳态被严重破坏，各器官之间的相互协调和支持功能丧失。例如，心脏功能受损会影响血液循环，导致其他器官供血不足；肝脏功能障碍会影响物质代谢和解毒，使体内毒素蓄积，进一步加重其他脏器的损害；肾脏功能衰竭则会导致水、电解质和酸碱平衡紊乱，引发一系列并发症，如高钾血症可导致心律失常甚至心搏骤停。

在溺水方面，缺氧时间长短直接决定了器官损伤的程度和预后。大脑对缺氧极为敏感，一般情况下，缺氧4～6min，脑神经元就会发生不可逆的病理改变。溺水超过5min的儿童，即使复苏成功，也可能出现不同程度的神经系统后遗症，如记忆力减退、学习困难、行为异常等。缺氧时间越长，脑损伤越严重，可能导致脑瘫、智力严重低下、癫痫等严重后果。心脏在缺氧时也会受到损害，缺氧可引起心肌细胞的能量代谢障碍，导致心肌收缩力减弱、心律失常等。若缺氧时间较长，还可能引发心肌梗死、心力衰竭等并发症，严重影响心脏功能和儿童的生活质量。

心肺复苏效果是溺水预后的另一关键因素。及时、有效的心肺复苏能够在短时间内恢复心脏的泵血功能和肺部的气体交换，减少缺氧对器官的损伤。如果心肺复苏操作规范、持续时间足够，能够在溺水后较短时间内恢复自主呼吸和心跳，如在10 min内恢复心跳，且复苏过程中没有出现严重的并发症，如肋骨骨折、气胸等，儿童的预后相对较好，可能仅出现轻微的神经系统症状或无明显后遗症。反之，如果心肺复苏延迟或操作不当，未能及时恢复有效循环，即使最终恢复心跳，也可能因长时间缺氧导致多器官功能损害，预后较差，可能遗留严重的残疾或死亡。例如，若心肺复苏开始时间延迟超过15 min，即使恢复心跳，儿童发生脑损伤、心血管并发症等的风险也会大大增加。

（二）急救处理的及时性与规范性

中暑和溺水发生后，急救处理的及时性与规范性对儿童的最终预后往往起着决定性作用。在中暑的情况下，若能在发病后的半小时内及时采取有效的降温措施，如将儿童转移至阴凉通风处，进行物理降温（用湿毛巾擦拭身体、放置冰袋等）或药物降温（合理使用对乙酰氨基酚、布洛芬等药物），并补充适量的水分和电解质，可显著降低体温，减轻身体的应激反应，减少器官功能损害的发生。研究显示，在中暑早期及时降温处理的儿童，其发生热射病、多器官功能障碍综合征等严重并发症的概率可降低50%以上。相反，如果急救处理延迟，体温持续升高，身体的代谢紊乱和器官损伤会逐渐加重，可能导致不可逆转的后果。例如，若中暑后2 h内未得到有效处理，儿童出现严重脑损伤的风险会明显增加。

溺水时，急救的及时性更为关键。在溺水发生后的4～6 min内进行有效的心肺复苏，是提高溺水儿童生存率和改善预后的关键时间窗口。如果救援人员能够在第一时间迅速将溺水儿童救上岸，立即清除口鼻异物，进行正确的心肺复苏操作（按照每分钟约100～120次的频率进行胸外按压，每按压30次进行2次人工呼吸），并持续进行直到专业救护人员到达或儿童恢复自主呼吸和心跳，儿童的脑损伤风险会大大降低，预后较好。有数据表明，在溺水后5 min内开始心肺复苏且操作规范的儿童，其存活率可达到50%～70%。然而，如果急救人员缺乏急救知识和技能，未能及时进行心肺复苏或操作不规范，如按压位置不准确、按压深度不足、呼吸与按压配合不当等，即使溺水时间较短，也可能导致严重的缺氧性脑损伤、心搏骤停等后果，甚至死亡。例如，若心肺复苏操作错误，可能会导致肋骨骨折、气胸等并发症，进一步加重病情，降低儿童的生存概率和生活质量。

二、康复治疗的重要性与方法

（一）中暑后身体机能恢复

中暑儿童在纠正水电解质紊乱后，合理的饮食调理对于身体机能恢复至关重要。饮食应注重营养均衡，增加富含维生素、矿物质和蛋白质的食物摄入。可多食用新鲜水果，如西瓜、橙子、草莓等，这些水果富含维生素C、维生素B族以及钾、镁等矿物质，有助于补充因中暑而流失的营养成分，促进身体恢复。蔬菜也是必不可少的，如菠菜、西蓝花、胡萝卜等，含有丰富的维生素、膳食纤维和抗氧化物质，能增强机体免疫力，减轻身体的氧化应激损伤。选择易消化的蛋白质食物，如鸡蛋、牛奶、鱼肉、豆腐等，蛋白质是身体修复和维持正常生理功能所必需的营养素，适量摄入有助于受损组织的修复和身体机能的恢复。

在饮食搭配上，应遵循少食多餐的原则，避免一次进食过多给胃肠道造成负担。例如，将每日的食物分为5～6餐，每餐适量进食，既能保证身体获得足够的营养，又能促进消化吸收。同时，要注意控制食物的温度，避免过热或过冷的食物刺激胃肠道。可以选择一些常温或温热的食物，如温热的粥、汤等，既容易消化，又能给身体提供温暖和舒适的感觉。此外，还应根据儿童的口味和喜好进行合理搭配，提高儿童的食欲，确保其能够积极配合饮食调理。

针对中暑后受损脏器的康复训练，需要根据不同脏器的损伤情况制定个性化方案。对于心脏功能受损的儿童，在医生的指导下进行适当的有氧运动是有益的，如散步、慢跑等。开始时运动强度应较低，每次运动时间控制在10～15min，每周进行3～4次，随着心脏功能的逐渐恢复，可适当增加运动强度和时间，但要注意避免过度劳累。运动过程中要密切监测心率、血压等生命体征，如有不适，应立即停止运动并就医。通过有氧运动，可以提高心肌的耐力和收缩力，促进心脏功能的恢复。

对于肝脏功能受损的儿童，充足的休息是关键。肝脏在夜间具有较强的自我修复能力，因此要保证儿童有足够的睡眠时间，每晚应达到8～10h。同时，可适当补充一些有助于肝脏修复的营养物质，如维生素E、维生素C、谷胱甘肽等。这些营养物质具有抗氧化作用，能够减轻肝脏的氧化损伤，促进肝细胞的再生和修复。在饮食方面，应避免食用油腻、辛辣、刺激性食物，如油炸食品、辣椒、咖啡等，以免加重肝脏负担。可选择一些清淡、易消化的食物，如蔬菜汤、蒸鱼、水煮蛋等。

对于肾脏功能受损的儿童，需注意控制水分和盐分摄入。根据肾功能的恢复情况，在医生的指导下合理确定每日的饮水量和盐分摄入量。一般来说，为维持体内水–钠平衡，在肾功能尚未完全恢复时，应适当减少水分摄入，避免水肿的发生。同时，要密切监测尿量、尿色、血肌酐、尿素氮等指标，了解肾脏功能的恢复进程。在康复过程中，可进行如太极拳、瑜伽等轻度运动。这些运动有助于促进血液循环，增强身体代谢功能，但要注意避免剧烈运动导致肾脏负担加重。

（二）溺水后肺部、大脑等器官功能恢复训练

溺水后，针对肺部功能的恢复训练可以采用多种方法。呼吸训练是重要的一环，如缩唇呼吸，指导儿童用鼻子缓慢吸气，然后像吹口哨一样将嘴唇缩起，缓慢呼气，呼气时间应是吸气时间的2倍左右。这种呼吸方式可以增加呼气时的气道阻力，有助于肺泡的扩张，提高肺部的通气功能。腹式呼吸训练也很有效，让儿童平卧或半卧位，将双手放在腹部，用鼻子吸气时腹部隆起，用嘴呼气时腹部下陷，通过这种方式可以增强膈肌的运动，提高呼吸效率。每天进行3～4次缩唇呼吸和腹式呼吸训练，每次10～15 min，坚持训练有助于改善肺部的呼吸功能，减轻呼吸困难等症状。

肺部康复训练还可借助一些辅助工具，如三球呼吸训练器。儿童将呼吸器含在口中，通过吹嘴进行最大程度的吸气并保持5秒，然后再缓慢呼气。这种训练可以增强呼吸肌的力量，提高肺活量。使用呼吸训练器时，应根据儿童的年龄和身体状况选择合适的阻力级别，从低阻力开始，逐渐增加难度。使用三球呼吸训练器时，每天进行2～3次训练，每次10～15 min。

对于大脑功能的恢复训练，认知训练是重要的组成部分。根据儿童的年龄和认知水平，设计相应的认知训练任务，如拼图游戏、搭积木、记忆卡片等。拼图游戏可以锻炼儿童的观察力、注意力和空间认知能力；搭积木有助于培养儿童的创造力和手眼协调能力；记忆卡片则可提高儿童的记忆力和注意力。开始时选择难度较低的任务，随着儿童大脑功能的恢复，逐渐增加任务的难度和复杂性。每天进行2～3次认知训练，每次20～30 min。

语言训练对于溺水后可能出现语言障碍的儿童尤为重要。从简单的发音练习开始，如模仿动物叫声、发出单音节词等，逐渐过渡到词语组合、短句表达。可以利用图片、故事书等辅助工具，引导儿童进行语言表达。例如，展示一张图片，让儿童描述图片中的内容，或者根据故事书的情节，让儿童回答问题、讲述故事。每天进行1～2次语言训练，每次15～20min。此外，要给予儿童充分的鼓励和肯定，增强其自信心和训练的积极性。

在进行肺部和大脑功能恢复训练时，要注意训练强度的合理安排。应根据儿童的身体状况和恢复情况逐渐增加训练强度，避免过度疲劳。如果儿童在训练过程中出现不适，如头晕、心慌、气短等，应立即停止训练，并让儿童休息。长期坚持这些训练对于改善溺水儿童肺部和大脑的功能具有积极意义。研究表明，经过持续3～6个月的肺部功能恢复训练，儿童的肺活量可提高10%～20%，呼吸困难症状明显减轻；大脑功能恢复训练也能显著提高儿童的认知能力、语言表达能力和学习能力，促进其回归正常的学习和生活。

三、心理康复与支持

（一）儿童意外伤害后的心理创伤表现

经历中暑或溺水伤害后，儿童可能会出现多种心理创伤表现。恐惧是常见的情绪反应之一，儿童可能会对高温环境、水或与伤害相关的场景产生极度恐惧。例如，中暑后的儿童可能会害怕再次处于炎热的环境中，甚至看到阳光都会感到不安；溺水儿童则可能对游泳池、河流、湖泊等水域产生恐惧，不敢靠近，甚至听到流水声都会出现惊恐反应。这种恐惧情绪可能会持续很长时间，影响儿童的日常生活和正常活动。

焦虑也是常见的心理问题，儿童可能会表现出过度的担心和不安。他们可能会担心自己的身体状况，害怕再次发生意外，对未来充满不确定性。在日常生活中，可能会出现睡眠障碍，如入睡困难、多梦、易惊醒等。夜晚睡觉时，可能会频繁醒来，或者被噩梦困扰，梦到自己再次中暑或溺水，导致睡眠质量严重下降。白天则可能注意力不集中，容易被周围的事物惊吓，学习和玩耍时都难以专注，影响学习成绩和社交能力的发展。

部分儿童还可能出现行为改变，如变得孤僻、退缩，不愿与他人交流互动。原本活泼开朗的儿童可能会变得沉默寡言，不愿意参加集体活动，与朋友的关系逐渐疏远。也有的儿童会出现过度依赖父母或照顾者的情况，不敢独自行动，即使是一些日常的小事，如去洗手间、拿东西等，也需要他人陪伴。这些行为改变不仅影响儿童的心理健康，也会对其家庭和社会生活产生负面影响。

（二）心理疏导与干预措施

针对中暑或溺水伤害后的儿童，家长和医护人员可采取多种心理疏导方法。陪伴是给予儿童心理支持的重要方式，家长应尽量抽出时间陪伴在儿童身边，与他们进行亲密的互动。可以一起阅读故事书、玩游戏、看电影等，让儿童感受到关爱和安全感。在陪伴过程中，要注意观察儿童的情绪变化，及时给予安慰和鼓励。例如，当儿童表现出恐惧时，家长可以紧紧握住他们的手，告诉他们不要害怕，有自己在身边保护他们。

倾听也是关键的心理疏导方法，家长和医护人员应耐心倾听儿童的感受和想法。让儿童有机会表达自己内心的恐惧、焦虑和担忧，不要打断或否定他们的感受。例如，当儿童讲述自己溺水时的经历和感受时，家长要认真倾听，并用眼神和肢体语言表示关注和理解，如点头、抚摸儿童的头部等。通过倾听，让儿童感受到被尊重和理解，有助于他们释放内心的压力，缓解心理创伤。

游戏疗法对于儿童心理康复具有积极作用。可以根据儿童的年龄和喜好选择合适的游戏，如角色扮演游戏、绘画游戏等。在角色扮演游戏中，儿童可以扮演自己喜欢的角色，通过模拟不同的场景和情节，表达自己的情感和想法，从而减轻心理负担。例如，让溺水儿童扮演救援人员，去拯救其他“溺水者”，在游戏过程中，儿童可以逐渐克服对水的恐惧。绘画游戏则可以让儿童通过画笔表达自己内心的世界，他们可能会画出自己在水中的挣扎、被救上岸的场景或者对未来的期望等，家长和医护人员可以通过解读儿童的绘画作品，了解他们的心理状态，进而进行针对性的心理疏导。

当儿童的心理创伤较为严重，通过家长和医护人员的常规心理疏导无法缓解时，就需要专业心理干预的介入。专业心理治疗师可采用认知行为疗法，帮助儿童改变不合理的认知和行为模式。例如，对于因溺水而产生过度恐惧水的儿童，治疗师可以引导他们认识到水并不总是危险的，通过逐步接触水的安全环境，如在浅水池边玩耍、用手触摸水等，让儿童逐渐改变对水的恐惧认知，从而减轻恐惧情绪和回避行为。系统脱敏疗法也是常用的方法之一，治疗师会根据儿童对特定刺激（如高温、水等）的恐惧程度，制定一个逐渐递增的刺激等级表，然后让儿童从最低等级的刺激开始接触，逐渐适应，直到能够面对最强烈的刺激而不再产生恐惧反应。例如，对于中暑儿童，先让他们在温度稍高的房间里待一段时间，逐渐适应后，再慢慢提高房间温度，通过这种方式帮助儿童克服对高温的恐惧。在专业心理干预过程中，家长应积极配合治疗师的工作，给予儿童足够的支持和鼓励，共同促进儿童心理创伤的康复。

综上所述，中暑与溺水伤害严重威胁儿童的生命健康。准确的诊断、及时有效的急救和科学合理的康复措施是改善预后的关键。了解伤害机制和特点，有助于在事故发生时迅速采取正确行动，减少伤害程度。同时，关注儿童心理创伤，给予充分心理支持，可促进其身心全面恢复。家长、社会和医疗人员应携手合作，有针对性地加强预防教育，提高应急能力，确保儿童远离中暑与溺水危险，在日常生活中注重为儿童营造安全的活动环境，如定期检查家中的水域安全合理规划户外活动路线以避开高温高湿区域等，健康快乐成长。

第八章　动物咬伤与蜇伤

在儿科意外伤害领域，动物咬伤与蜇伤是不容忽视的重要部分。儿童们天性好奇、好动，与动物接触频繁，使得此类伤害屡见不鲜。无论是家中温顺的宠物，还是户外偶遇的各类生物，都可能在不经意间对儿童造成伤害。本章将深入探讨动物咬伤与蜇伤的常见类型，从犬猫到蛇虫，细致剖析每种伤害的发生机制、临床表现、诊断方法，以及急救处置原则与康复要点，旨在为儿科医护人员、家长提供全面专业的知识，守护儿童免受动物伤害之苦。

第一节　动物咬伤与蜇伤的常见类型

一、儿童狗咬伤

在日常生活中，儿童狗咬伤较为常见。低龄儿童由于缺乏自我保护意识，对狗的行为判断不足，在与宠物狗玩耍时，容易因过度亲昵或不当行为激怒狗而被咬伤。例如，当儿童拉扯狗的尾巴、耳朵，或者在狗进食时打扰它，都可能引发狗的攻击反应。户外遇到流浪狗时，若儿童主动靠近或做出惊吓流浪狗的举动，也存在被咬伤的风险。据相关统计，在被疑似狂犬病动物伤害的受害者中，15岁以下儿童占到了40%，这一数据充分显示了儿童狗咬伤问题的严重性。

二、儿童猫抓伤

儿童与猫接触过程中，如果抚摸、逗弄行为不当，就会有较大概率引发猫抓伤。猫的天性较为敏感，当它感到不适或受到威胁时，可能会用爪子进行自卫。猫抓伤后的伤口特点多为细长条，这是因为猫爪尖锐且呈弯曲状。伤口可能伴有少量出血，由于猫爪可能携带多种病菌，如多杀性巴氏杆菌、葡萄球菌等，若伤口处理不及时，容易引发感染，甚至可能导致猫抓病等疾病，其症状除局部淋巴结肿大、发热、乏力等外，还可能出现皮疹。

三、儿童毒蛇咬伤

儿童在郊游、爬山等野外活动时，遭遇毒蛇咬伤的风险增加。不同地区常见的毒蛇种类各异，例如在我国南方地区，蝮蛇、眼镜蛇、竹叶青蛇等较为常见；山区则五步蛇等毒蛇时有出没。毒蛇毒液特性复杂，一般分为神经毒素、血液毒素和混合毒素。神经毒素可影响神经系统功能，导致肌肉麻痹、呼吸困难等症状；血液毒素则会对血液系统造成损害，引起出血、凝血异常、组织坏死等。毒蛇咬伤后伤口通常有明显的牙痕，如蝮蛇咬伤后常留下一对较深的牙痕，这是判断毒蛇咬伤的重要依据之一。

四、儿童蜈蚣咬伤

儿童于草丛、墙角等蜈蚣易出没处玩耍时，易被咬伤。蜈蚣常栖息于阴暗潮湿环境，当儿童不慎惊扰它们时，可能出于自卫发动攻击。蜈蚣咬伤后，局部会立即出现红肿、疼痛等症状，这是由于蜈蚣毒液中的组胺、溶血性蛋白质等成分引起的局部炎症反应。严重时，可能会出现全身中毒症状，如畏寒、发热、恶心、呕吐、头晕、头痛等，儿童由于身体抵抗力相对较弱，中毒症状可能更为明显，甚至可能危及生命。

五、儿童蝎子蜇伤

在农村、山区等环境中，儿童可能因接触蝎子而被蜇伤。蝎子通常在夜间活动，喜欢藏身在石缝、墙角等隐蔽处。当儿童在这些地方玩耍或翻动石块时，容易惊扰到蝎子，从而导致被蜇伤。蝎子蜇伤后，伤口处会剧痛难忍，这是因为蝎子毒液中含神经毒素、溶血毒素等成分，神经毒素会刺激神经末梢，溶血毒素则破坏红细胞。伤口周围会迅速出现红肿，还可能伴有局部麻木感。严重的蜇伤可能引发全身症状，如寒战、发热、肌肉痉挛、抽搐等，甚至会导致呼吸麻痹、循环衰竭等危及生命的情况。

六、儿童蜂蜇伤

儿童在花园、户外野餐等场所，因靠近蜂巢或招惹蜜蜂、黄蜂等被蜇伤的情况时有发生。蜜蜂和黄蜂的蜇刺行为多缘于自我保护或领地防御本能。蜂蜇伤后，局部会有明显的刺痛感，随后出现红肿，这是由于蜂毒中的组胺、蚁酸等成分引起的局部过敏和炎症反应。不同体质的儿童对蜂毒的反应差异较大，部分儿童可能仅出现局部症状，而一些过敏体质的儿童可能会迅速出现严重的过敏反应，如荨麻疹、血管性水肿、呼吸困难、哮喘发作，甚至过敏性休克等。若同时被多只蜂蜇伤，大量毒素进入体内，也会增加全身中毒反应的风险，可出现头晕、乏力、恶心、呕吐、发热等症状。

七、儿童毒蜘蛛咬伤

儿童在室内角落、仓库等地方玩耍时，可能会接触到毒蜘蛛而被咬伤。毒蜘蛛种类繁多，如黑寡妇蜘蛛、漏斗网蜘蛛等，其毒液含神经毒素、细胞毒素等多种毒素。被毒蜘蛛咬伤后，伤口周围可能出现苍白、发红、起荨麻疹等表现，这是毒液引起的局部血管扩张和过敏反应。随着毒素的扩散，可能会导致局部组织坏死，严重时可影响神经系统、心血管系统等功能，出现肌肉疼痛、痉挛、呼吸困难、心律失常、休克等全身症状，若不及时治疗，可能会留下严重的后遗症甚至危及生命。

八、儿童蚂蟥咬伤

儿童在水田、河边等水域附近玩耍时，容易被蚂蟥吸附并咬伤。蚂蟥通常生活在潮湿的环境中，它们通过头部的颚片吸附在人体皮肤上，并分泌抗凝血物质，导致伤口流血不止。被蚂蟥咬伤后，伤口会持续渗血，这不仅会引起儿童的恐慌，还可能因失血过多导致贫血或休克，尤其是对于年幼体弱的儿童。此外，由于水域环境复杂，伤口容易被细菌、寄生虫等污染，从而引发感染，如破伤风、气性坏疽等严重疾病。去除蚂蟥时，不能强行拉扯，以免蚂蟥的颚片残留在皮肤内，正确的方法是用盐、酒精等刺激性物质涂抹在蚂蟥身上，使其自行脱落，然后对伤口进行清洗、消毒和止血处理，并密切观察伤口是否有感染迹象。

九、儿童刺毛虫蜇伤

在树林、公园等树木较多的地方，儿童可能会接触刺毛虫而被蜇伤。刺毛虫身上的毒毛接触人体皮肤后，会刺入皮肤并释放毒液，进而引发皮肤瘙痒、红肿、起疹等症状。这些症状通常在蜇伤后立即出现，且瘙痒感较为强烈，儿童可能会因搔抓而导致皮肤破损，进一步增加感染葡萄球菌、链球菌等细菌的风险。部分儿童可能对刺毛虫毒液过敏，过敏反应可表现为局部肿胀加剧、水疱形成、发热、头痛、恶心、呕吐等全身症状。若蜇伤面积较大或出现严重过敏反应，可能会对儿童的身体健康造成较大影响，需要及时就医进行处理。

第二节　动物咬伤与蜇伤的机制

一、犬猫咬伤的创伤与感染风险

犬猫牙齿锋利，咬伤儿童时咬合力大且撕扯方向难测。以犬为例，强大咬肌力量可使牙齿深入皮肤，若咬伤时伴有甩头动作，会扩大伤口面积、加深伤口深度，造成皮肤撕裂甚至肌肉损伤。猫虽然体型相对较小，但牙齿同样尖锐，其咬伤多为抓伤合并穿刺伤，伤口往往较深且细长。

狂犬病等传染病经犬猫咬伤传播，关键在于病毒在动物唾液中的存在形式及传播途径。犬猫感染狂犬病病毒后，病毒会在其唾液腺中大量繁殖，当它们咬伤儿童时，病毒随唾液进入儿童体内。病毒主要通过破损的皮肤或黏膜侵入人体，随后沿着神经末梢向中枢神经系统传播，一旦病毒进入神经细胞，就会大量复制并引发一系列神经系统症状，如恐水、怕风、咽肌痉挛等，狂犬病的病死率极高，发病后在未有效干预情况下接近100%。

除狂犬病外，犬猫口腔中还存在多种其他病菌，如葡萄球菌、链球菌、多杀性巴斯德杆菌等。这些病菌可通过咬伤伤口进入儿童体内，引发伤口感染，出现局部红肿、疼痛、发热等症状，严重时可能导致全身性感染，如败血症等。

二、蛇虫蜇咬的毒液作用机制

毒蛇毒液对儿童血液系统、神经系统等产生毒性作用的机制较为复杂。毒蛇毒液中含有多种活性成分，其中血液毒素可对血液系统造成严重损害。例如，蛇毒中的凝血酶样物质可促使血液凝固，形成血栓，导致局部血液循环障碍，进而引发组织缺血、坏死；而纤溶酶则可溶解纤维蛋白，破坏凝血功能，使伤口出血不止。同时，蛇毒中的磷脂酶A2等成分可破坏红细胞膜，导致溶血现象，大量红细胞破裂会引发贫血、血红蛋白尿等症状，严重时可导致肾衰竭。

神经毒素主要作用于神经系统，不同类型的神经毒素作用方式各异。α-神经毒素可与神经肌肉接头处的胆碱受体结合，竞争性阻断乙酰胆碱的作用，使神经冲动无法正常传递，导致肌肉松弛性麻痹，早期表现为眼睑下垂、吞咽困难等，严重时可引起呼吸肌麻痹，导致呼吸衰竭甚至死亡；而β-神经毒素则主要抑制乙酰胆碱的释放，同样会引起神经肌肉传导障碍，产生类似的麻痹症状。

昆虫毒液引发儿童过敏反应的机制主要与毒液中的蛋白成分有关。昆虫毒液中包含多种蛋白质、寡肽多肽和生物胺等物质，其中部分蛋白成分作为过敏原进入儿童体内后，会被免疫系统识别为外来的有害物质，从而激活免疫细胞，如肥大细胞和嗜碱性粒细胞。这些免疫细胞会释放组胺、5-羟色胺、白细胞介素等多种生物活性物质，其中白细胞介素可调节免疫细胞的活化和增生与组胺等共同作用引发一系列过敏症状。组胺可使血管扩张、通透性增加，导致局部皮肤出现红肿、瘙痒、风团等症状；同时，组胺还可刺激呼吸道平滑肌收缩，引起支气管痉挛，导致呼吸困难、哮喘发作等呼吸道过敏症状。在严重的过敏反应中，大量生物活性物质的释放可引发全身性血管扩张，导致血压下降，出现过敏性休克，危及生命。此外，部分昆虫毒液还可能含有激肽，它能增强血管通透性并引起疼痛，进一步加重过敏症状。

昆虫毒液对局部组织产生的毒性变化主要表现为炎症反应和组织损伤。毒液中的酶类物质，如透明质酸酶、磷脂酶等，可分解组织中的细胞外基质成分，破坏组织结构的完整性，导致局部组织水肿、疼痛。此外，毒液中的毒素成分还可直接损伤细胞，引起细胞死亡，进一步加重局部组织的炎症反应和损伤程度，延缓伤口愈合过程。

第三节 动物咬伤与蜇伤的临床表现

一、伤口局部表现

犬猫咬伤后，儿童伤口多呈不规则撕裂状。缘自犬猫牙齿尖锐且咬合力强，在攻击时会造成皮肤和皮下组织的撕裂。伤口深度因咬伤力度和部位而异，浅者仅伤及表皮，深者可达肌肉甚至骨骼。例如，被大型犬咬伤腿部，可能会出现较深的伤口，伴有明显的组织缺损；而被猫抓伤手臂，伤口相对较浅，但可能较长且呈条状。出血情况也不尽相同，若咬伤部位血管丰富，如颈部、手部等，出血量会较多；若伤口较小且未累及大血管，出血则相对较少。

蛇虫蜇咬后，咬痕、蜇痕形态各异。毒蛇咬伤通常会留下一对或多对牙痕，如蝮蛇咬伤为一对较深的牙痕，而典型情况下眼镜蛇咬伤可能会有一对大牙痕及数对小牙痕。蜂蜇伤后，伤口常呈针眼状，周围可能迅速出现红肿。蜈蚣咬伤后，局部会出现红肿、疼痛，有时可见蜈蚣的齿痕。蝎子蜇伤处会有明显的蜇痕，周围组织红肿、发硬，且疼痛剧烈。毒蜘蛛咬伤后，伤口周围可能出现苍白、发红、起荨麻疹等表现，随着时间推移，可能发展为局部组织坏死。

被蛇虫蜇咬后，周围组织还会出现不同程度的反应。其中，轻度蜇咬可能仅导致局部红肿、瘙痒，如蜜蜂蜇伤后，多数儿童仅表现为局部的轻微红肿和短暂疼痛，数小时后可自行缓解。而严重的蜇咬可能引发水疱、坏死等，例如被某些毒蜘蛛咬伤后，伤口周围组织可能迅速坏死，形成溃疡。被毒蛇咬伤后，周围组织会因毒素作用而出现肿胀、疼痛加剧，甚至出现血疱、水疱，若不及时处理，可能导致局部组织大面积坏死，影响肢体功能。

二、全身症状表现

毒蛇咬伤后，儿童可能出现神经毒症状。在咬伤初期，可能表现为轻微的头晕、乏力、眼睑下垂，因这些症状缺乏特异性，易被忽视。随着毒素的扩散，会逐渐出现肌肉麻痹，表现为肢体无力、活动受限，严重时可导致呼吸肌麻痹，引发呼吸困难甚至呼吸衰竭，危及生命。例如，被银环蛇咬伤后，神经毒素会迅速作用于神经系统，导致肌肉松弛性麻痹，患儿可能在1～3h内出现吞咽困难、言语不清等症状，若未得到及时救治，病情会迅速恶化。

血液毒症状则表现为伤口疼痛剧烈，呈灼痛感，创面迅速肿胀，伤口周围皮肤青紫，主要是由于血液毒素导致局部血液循环障碍和血管通透性增加所致。随着病情发展，可能出现出血倾向，如鼻出血、牙龈出血、尿血、便血等，严重时可引发溶血，导致贫血、黄疸，甚至出现肾功能损害，表现为少尿、无尿等。以五步蛇咬伤为例，其血液毒素可大量破坏红细胞和凝血因子，使患儿出现严重的出血症状和组织坏死，若不及时使用抗毒血清和进行对症治疗，可能导致肾衰竭等严重后果。

昆虫蜇咬后，儿童可能出现不同程度的过敏反应症状。轻度过敏反应表现为皮疹，皮疹形态多样，可为红斑、丘疹、风团等，多分布于蜇咬部位周围，伴有瘙痒。例如，被蚊子叮咬后，部分儿童会在叮咬处出现小红疹，瘙痒明显。而严重的过敏反应可累及全身，出现呼吸困难、哮喘发作、过敏性休克等。如被黄蜂大量蜇伤后，过敏体质的儿童可能迅速出现全身荨麻疹、喉头水肿，导致呼吸困难、喘息，甚至血压下降、意识丧失等过敏性休克表现，若抢救不及时，可导致死亡。

第四节 动物咬伤与蜇伤的诊断方法

一、详细受伤过程询问

（一）受伤时间、地点与经过了解

准确记录儿童动物咬伤或蜇伤时间对判断病情至关重要。不同时间段受伤，涉及的动物活动规律存在差异。例如，某些毒蛇在夜间活动更为频繁，儿童在傍晚或夜间外出时遭遇毒蛇咬伤的风险相对增加。同时，身体对伤害的初期反应也会因时间不同而有所变化。在受伤初期，局部炎症反应可能较轻，但随着时间推移，若未得到及时处理，感染风险会逐渐上升，伤口肿胀、疼痛等症状也会加剧。

儿童在不同地点受伤，可能遭遇的动物种类及致伤因素大相径庭。在家庭环境中，常见的是宠物狗、猫的咬伤或抓伤。家庭宠物通常与儿童较为亲近，但在玩耍、喂食或宠物情绪不稳定时，可能会意外咬伤儿童。例如，当儿童抢夺宠物狗正在啃咬的玩具时，容易被狗咬伤。在学校环境里，可能因校园内的流浪猫狗或与同学饲养的宠物接触不当而受伤。而在户外场所，如公园、郊外等，儿童可能会遇到各种野生动物，像毒蛇、毒蜘蛛、蝎子等，受伤的可能性更为复杂多样。在山区徒步时，可能不慎踏入毒蛇的栖息区域而被咬伤；在草丛中玩耍时，容易惊扰到毒蜘蛛或蝎子，从而引发蜇伤。

详细了解受伤经过对于确定创伤类型、判断伤口污染程度具有关键作用。如果儿童是主动招惹动物，如用手触摸、逗弄陌生动物，动物可能会出于自我保护而发起攻击，导致咬伤或蜇伤，这种情况下伤口可能较深，且容易被动物口腔或毒刺上的细菌、病毒污染。若儿童是意外遭遇动物，例如在行走过程中突然被蛇咬伤，伤口相对可能较浅，但仍需警惕毒液的注入。此外，受伤经过还能帮助判断是否存在其他伴随伤害，如儿童在被狗咬伤时，因躲避摔倒可能导致擦伤、骨折等复合伤。

（二）受伤时周围环境情况

周围环境是否存在污染对伤口的后续处理影响显著。若在垃圾场、污水沟等污染严重的区域被动物咬伤或蜇伤，伤口极易被细菌、病毒、寄生虫等病原体污染，大大增加了感染的风险。例如，被狗咬伤后，伤口可能沾染破伤风杆菌、金黄色葡萄球菌等病菌，若不及时清创处理，可能引发破伤风、蜂窝织炎等严重感染性疾病。此外，此类环境中的伤口还可能残留异物，如玻璃碎片、泥土、木屑等，这些异物会进一步阻碍伤口愈合，引发炎症反应，甚至导致局部组织坏死。

温度、湿度等环境因素对伤口愈合和病情发展有着潜在影响。在高温环境下，伤口容易滋生细菌，这是因为温暖的环境有利于细菌的生长繁殖，从而加快炎症反应的速度，使伤口红肿、疼痛、化脓等症状加重，可能需要更频繁地更换敷料和进行伤口消毒。相反，寒冷的环境会影响血液循环，导致伤口局部血液供应减少，延缓伤口愈合进程，严重时甚至可能造成冻伤，尤其是肢体末端的伤口。湿度方面，高湿度环境易使伤口保持湿润，为细菌滋生提供了有利条件，增加感染风险；而低湿度环境则可能导致伤口干燥，影响新生组织的生长，使伤口愈合延迟。此外，噪声、强光等不良刺激会对儿童的心理产生负面影响，增加其恐惧、焦虑情绪，进而影响身体的应激反应和康复过程。例如，受伤后的儿童在嘈杂、强光的环境中可能会出现哭闹不止、情绪不稳定等情况，不利于伤口的恢复和身体的调养。

二、体格检查要点

（一）全身各部位损伤检查顺序与重点

对儿童动物咬伤与蜇伤进行体格检查时，按照先头部、再颈部、胸部、腹部、脊柱、骨盆、四肢等顺序进行检查较为合理。该顺序可系统覆盖身体各重要区域，避免遗漏损伤。从头部开始检查，可观察头皮是否有咬伤、抓伤或蜇伤的痕迹，有无肿胀、血肿、破损等情况，同时注意检查眼睛、耳朵、鼻子等部位是否有损伤，如眼部是否有充血、视力模糊，耳部是否有听力下降、耳道出血等。接着检查颈部，查看有无牙痕、蜇痕，注意颈椎的活动度是否正常，有无压痛，气管位置是否居中，颈部有无肿胀、淤血等，因为颈部有重要的血管、神经和气管等结构，受伤后可能导致严重后果。然后检查胸部，观察呼吸频率、节律是否正常，胸廓有无畸形，胸部有无压痛，听诊呼吸音是否清晰、对称，以判断是否存在肋骨骨折、气胸、血胸、肺挫伤等损伤。检查腹部时，注意腹部有无膨隆、压痛、反跳痛、肌紧张，肠鸣音是否正常，排查肝、脾、肾等内脏器官是否受损。脊柱检查要关注脊柱的形态是否正常，有无压痛、畸形，活动度是否受限，防止脊柱骨折或脱位损伤脊髓。骨盆检查需留意骨盆的稳定性，有无压痛、畸形，会阴部位有无出血等情况。最后检查四肢，观察四肢的形态是否对称，有无畸形、肿胀、压痛，活动度是否受限，末梢循环是否良好，判断是否有骨折、关节脱位、软组织挫伤等损伤。

不同部位的检查重点内容和注意事项各有不同。在头部检查中，重点要观察意识状态、瞳孔大小和对光反射，这有助于判断是否有颅脑损伤。例如，儿童出现意识模糊、瞳孔不等大或对光反射迟钝，可能提示颅内出血或脑震荡等严重问题。同时，注意检查头部有无畸形，头皮有无破损、出血、血肿等情况，若发现头皮有伤口，需进一步检查伤口深度、有无异物残留等。检查过程中要避免用力按压头部，以免加重潜在的颅脑损伤。颈部检查时，要重点检查颈椎的活动度、有无压痛，这能帮助判断颈椎是否受伤。例如，颈椎压痛或活动受限可能提示颈椎骨折或脱位。同时，注意气管位置是否居中，颈部有无肿胀、淤血、伤口等，若颈部有伤口，要警惕是否损伤颈动脉等重要血管。检查时应避免过度屈伸颈部，防止加重颈椎损伤。胸部检查重点在于观察呼吸频率、节律、胸廓有无畸形、胸部有无压痛、听诊呼吸音是否正常等，以此判断胸部有无骨折、气胸、血胸、肺挫伤等损伤。例如，呼吸急促、胸廓压痛、呼吸音减弱或消失等可能提示胸部有严重损伤。检查时避免用力按压胸部，以免加重肋骨骨折或肺挫伤。腹部检查重点观察腹部有无膨隆、压痛、反跳痛、肌紧张、肠鸣音是否正常等，以排查腹部内脏器官是否受损。例如，腹部压痛、反跳痛、肌紧张提示可能有腹腔内脏器破裂、穿孔等严重情况。检查时避免用力按压腹部，防止加重内脏损伤。脊柱检查要注意观察脊柱的形态、有无压痛、活动度是否受限等，判断脊柱是否骨折或脱位。例如，脊柱局部压痛、畸形、活动受限可能提示脊柱损伤。检查时避免强行弯曲或扭转脊柱，以免加重脊柱损伤。骨盆检查重点留意骨盆的稳定性、有无压痛、会阴部位有无出血等情况，判断骨盆是否骨折。例如，骨盆挤压痛、会阴出血可能提示骨盆骨折。检查时避免用力挤压骨盆，防止加重骨盆骨折。四肢检查重点观察四肢的形态、有无畸形、压痛、活动度是否受限、末梢循环是否良好等，判断是否有骨折、软组织挫伤、关节脱位等损伤。例如，肢体肿胀、畸形、活动受限、末梢苍白或青紫提示可能有骨折或血管损伤。检查时避免强行活动受伤的肢体，以免加重骨折或软组织损伤。

（二）生命体征判断与异常发现

儿童生命体征包括体温、脉搏、呼吸、血压等，这些指标的正常范围因年龄而异。正常儿童的体温一般在36.5℃～37.5℃之间，脉搏随年龄不同而有所变化，新生儿每分钟120～140次，婴儿每分钟110～130次，幼儿每分钟100～120次，学龄前儿童每分钟90～110次，学龄儿童每分钟80～100次。呼吸频率也因年龄而异，新生儿每分钟40～45次，婴儿每分钟30～40次，幼儿每分钟25～30次，学龄前儿童每分钟

20～25次，学龄儿童每分钟18～20次。儿童的血压也随年龄增长而逐渐升高，一般来说，新生儿的收缩压为50～70 mmHg，舒张压为30～40 mmHg；1岁以内婴儿的收缩压为70～90 mmHg，舒张压为40～50 mmHg；1～3岁幼儿的收缩压为80～100 mmHg，舒张压为50～60 mmHg；3～7岁儿童的收缩压为90～110 mmHg，舒张压为60～70 mmHg；7～12岁儿童的收缩压为100～120 mmHg，舒张压为70～80 mmHg。不同年龄段儿童生命体征正常数值存在差异的原因主要与儿童身体各器官系统的发育程度有关。例如，新生儿的心脏功能较弱，血管弹性较大，所以心率和血压相对较低；随着年龄增长，心脏功能逐渐增强，血管壁增厚，血压逐渐升高，心率逐渐减慢。

异常生命体征往往具有重要的警示意义。体温升高可能是由于动物咬伤或蜇伤后感染引起的，也可能是身体的应激反应。例如，伤口感染时，细菌及其毒素会刺激人体免疫系统，导致体温调节中枢紊乱，引起发热。若儿童出现高热，伴有寒战、精神萎靡等症状，可能提示存在严重的感染，如败血症等。脉搏增快可能是由于失血、疼痛、休克等原因引起的。当儿童受伤后失血过多时，心脏会加快跳动以维持血液循环。若此时脉搏过快，且伴有皮肤苍白、湿冷、烦躁不安等症状，则可能提示存在休克风险。呼吸频率加快可能是由于疼痛、气胸、肺挫伤等原因引起的。例如，胸部受伤导致气胸时，肺部受压，气体交换受阻，身体会通过加快呼吸频率来代偿，若儿童出现呼吸急促、呼吸困难、发绀等症状，可能提示存在呼吸功能障碍，病因可能是气胸、血胸、肺挫伤等情况。血压下降可能是由于失血、休克等原因引起的。当儿童大量失血时，血容量不足，血压会随之下降，若血压过低，伴有脉搏细弱、皮肤湿冷、意识模糊等症状，可能提示存在严重的休克，需要立即进行紧急处理。此外，异常的生命体征还可能提示其他并发症的存在，如颅脑损伤引起的中枢性高热、呼吸节律紊乱等；腹部内脏损伤引起的腹膜炎、休克等；脊柱损伤引起的截瘫、呼吸功能障碍等。例如，颅脑损伤导致脑组织受损时，可能影响下丘脑的体温调节中枢，引起中枢性高热，同时还可能影响呼吸中枢，导致呼吸节律紊乱。

三、辅助检查手段

（一）血液检查评估是否有中毒迹象

血液检查中的多项指标在判断儿童动物咬伤或蜇伤后是否中毒方面具有重要意义。血常规中的白细胞计数、中性粒细胞比例等指标可以反映是否存在感染。当儿童被动物咬伤或蜇伤后，如果伤口发生感染，白细胞计数会升高，中性粒细胞比例增加，这是因为白细胞和中性粒细胞是人体免疫系统的重要组成部分，在感染时会迅速增多以对抗病原体。例如，被狗咬伤后伤口感染，血常规检查可能显示白细胞计数明显高于正常范围，中性粒细胞比例也显著上升。血红蛋白和红细胞计数可以反映是否有失血情况。若儿童被毒蛇咬伤后出现出血症状，血红蛋白会降低，红细胞计数减少，因为失血会导致血液中的红细胞和血红蛋白含量下降。例如，被五步蛇等血液毒蛇咬伤后，可能会出现大量出血，此时血红蛋白和红细胞计数会明显降低。血小板计数可以反映凝血功能，若血小板计数降低，可能提示存在凝血功能障碍，这在蛇毒中毒后较为常见。例如，蛇毒中的某些成分可能破坏血小板或干扰血小板的功能，导致血小板计数减少，使血液凝固时间延长。凝血功能检查中的凝血酶原时间、活化部分凝血活酶时间、凝血酶时间等指标可以反映凝血功能是否正常。当儿童被毒蛇咬伤后，这些指标可能延长，表明凝血功能受到影响。例如，蝮蛇等毒蛇的毒液可含有凝血酶样物质，能激活凝血因子，导致血液在血管内凝固，消耗大量凝血因子，从而使凝血酶原时间、活化部分凝血活酶时间等延长，同时又因蛇毒中还可能含有纤溶酶，可溶解纤维蛋白，进一步破坏凝血功能，使凝血酶时间也延长。肝肾功能检查中的谷丙转氨酶、谷草转氨酶、肌酐、尿素氮等指标可以反映肝脏和肾脏的功能。若儿童被某些动物毒素损伤肝脏或肾脏，这些指标会出现异常。例如，一些蛇毒中的毒素可能对肝脏细胞造成损害，导致谷丙转氨酶、谷草转氨酶升高；对肾脏的损害则可能使肌酐、尿素氮水平上升，反映肾功能受损。一般来说，正常成人血肌酐男性为53～106 μmol/L，女性为44～97 μmol/L，尿素氮为3.2～7.1 mmol/L，当儿童这些指标超出正常范围时提示肾功能可能受损。

根据血液检查结果可以综合评估儿童是否存在中毒迹象以及中毒程度。如果血常规显示白细胞计数升高、中性粒细胞比例增加，同时伴有发热、局部红肿、疼痛等症状，可能提示存在感染的风险较高，需要及时进行抗感染治疗。若血红蛋白降低、红细胞计数减少，同时伴有血压下降、心率加快等症状，可能提示存在失血过多的风险，应考虑输血治疗以补充血液量。若血小板计数降低，凝血功能检查指标延长，可能提示存在出血风险增加，需要密切观察伤口出血情况，并采取相应的止血措施，如使用止血药物、压迫止血等。若肝肾功能检查指标异常，可能提示存在肝肾功能损伤的风险，需要进一步检查和治疗，如使用保护肝脏和肾脏的药物，必要时进行透析等治疗。例如，对于蛇毒中毒导致肝肾功能损伤的儿童，可根据具体情况使用解毒药物、保肝药物和肾衰治疗药物等，并密切监测肝肾功能指标的变化。

（二）针对毒蛇咬伤等情况检测毒液成分

在有条件的情况下，针对毒蛇咬伤检测毒液成分具有重要意义。通过检测毒液成分，可以确定毒蛇的种类，这对于选择合适的抗毒血清至关重要。不同种类的毒蛇其毒液成分存在差异，相应的抗毒血清也具有特异性。例如，眼镜蛇的毒液主要含有神经毒素和细胞毒素，而蝮蛇的毒液则是血液毒素和神经毒素的混合毒，准确鉴定毒蛇种类后就能使用针对性的抗毒血清进行治疗，提高治疗效果。检测毒液成分还可以了解毒液的毒性强弱，为制定个性化的治疗方案提供依据。例如，对于毒液毒性较强的毒蛇咬伤，可能需要加大抗毒血清的用量或采取更积极的治疗措施。

检测毒液成分常用的方法包括酶联免疫吸附法、高效液相色谱法等。酶联免疫吸附法具有较高的灵敏度和特异性，能够快速检测出毒液中的特定成分，其原理是利用抗原抗体特异性结合反应来检测毒液中的毒素抗原。高效液相色谱法则可以对毒液中的多种成分进行分离和定量分析，从而准确确定毒液的成分和含量，为治疗提供更精确的信息。然而，这些检测方法也存在一定的局限性。例如，酶联免疫吸附法可能受到样本中杂质的干扰，导致假阳性或假阴性结果；高效液相色谱法需要专业的设备和技术人员操作，成本较高且检测时间相对较长。检测结果能够指导后续治疗，医生可以根据毒液成分精准选择抗毒血清的种类和剂量，制定合理的治疗计划，包括使用其他辅助药物、进行对症治疗等，以提高患者的治愈率和康复效果。例如，若检测出是银环蛇咬伤，且毒液中神经毒素含量较高，医生会及时给予足量的银环蛇抗毒血清，并密切观察患者的神经症状，给予营养神经、改善呼吸功能等对症治疗。此外，在等待检测结果及后续治疗过程中，若患者出现呼吸困难、心搏骤停等紧急情况，应立即采取心肺复苏等急救措施。

第五节　动物咬伤与蜇伤的急救原则与技术

一、犬猫咬伤的伤口处理步骤

当儿童遭受犬猫咬伤后，应立即进行伤口处理。首先，使用肥皂水和流动清水交替冲洗伤口，冲洗时间不少于15min。肥皂水呈碱性，可有效中和犬猫唾液中的酸性物质及部分病菌，减少感染风险。冲洗时需注意力度适中，既要保证伤口得到充分清洗，又要避免过度用力导致伤口组织进一步损伤。例如，对于较浅的咬伤伤口，可以用缓慢流动的清水直接冲洗，同时用干净的纱布或棉球蘸取肥皂水轻轻擦拭伤口周围；对于较深的伤口，可用注射器抽取肥皂水冲洗，确保伤口内部得到清洁。

冲洗完成后，可选用碘附对伤口进行消毒。碘附具有广谱杀菌作用，且对皮肤刺激性较小，能有效杀灭伤口表面的细菌、病毒等病原体。消毒时，用碘附棉球或棉签轻轻涂抹伤口及周围皮肤，确保消毒彻底。若伤口较深或面积较大，可适当增加碘附的用量和消毒次数。

狂犬病疫苗接种是预防狂犬病的关键措施。我国常用的狂犬病疫苗接种程序为“5针法”，即在第0、3、7、14、28天各接种1剂，共5剂；也可选择“2～1～1”接种程序，即在第0天接种2剂，左右臂各1剂，第7天和第21天各接种1剂。接种剂量一般为每剂1 mL或2 mL，具体应根据疫苗产品说明和医生建议确定。接种部位通常为上臂三角肌或大腿前外侧肌肉，幼儿可选择大腿前外侧肌肉接种。在接种过程中，需注意观察儿童是否有不良反应，如接种部位红肿、疼痛、发热、头痛等。这些不良反应一般较为轻微，多在接种后1～2天内自行缓解。若出现高热（体温超过38.5℃）或严重过敏反应（如皮疹、呼吸困难、过敏性休克等），应立即就医进行处理。同时，在接种疫苗期间，儿童应注意休息，避免剧烈运动和过度劳累，饮食宜清淡，避免食用辛辣、刺激性食物，如辣椒、花椒、咖啡、浓茶等，以免影响疫苗效果或加重不良反应。

二、蛇虫蜇咬的急救处理要点

蛇虫蜇咬后，绑扎位置的选择至关重要。应在伤口近心端进行绑扎，以阻断毒液随血液及淋巴液回流。例如，若咬伤部位在手部，应绑扎在手腕上方；若在足部，则绑扎在踝关节上方。绑扎时需注意松紧适度，以能插入一指为宜。绑扎过紧可能会影响血液循环，导致肢体缺血、坏死；绑扎过松则无法有效阻止毒液扩散。每隔15～30 min应放松绑扎1～2 min，防止肢体因长时间缺血而造成不可逆损伤。在放松绑扎期间，应密切观察伤口及肢体远端的情况，如皮肤颜色、温度、感觉等，若发现异常应及时调整绑扎时间或采取其他相应措施。

毒液吸出可采用吸奶器、拔火罐等工具。使用吸奶器时，将吸奶器的吸头对准伤口，尽量贴合皮肤，然后缓慢抽吸，将毒液吸出。吸奶器的吸力以能有效吸出毒液且不造成伤口过度损伤为宜。操作时需注意避免过度挤压伤口周围组织，以免加速毒液扩散。拔火罐时，应选择大小合适的火罐，在伤口处形成负压，使毒液吸出。但需注意，火罐温度不宜过高，以免烫伤皮肤。在吸出毒液过程中，存在毒液扩散的风险。为降低此风险，可在伤口周围用冰敷或冷敷，使局部血管收缩，减缓毒液吸收速度。同时，吸出的毒液应妥善处理，避免接触到其他人或被误吸入口中。若施救者口腔有破损或溃疡，切勿用嘴直接吸吮毒液，以免毒液通过口腔黏膜进入体内，造成中毒。

抗毒血清使用具有明确的适应证。一般来说，被毒蛇咬伤且出现明显全身症状，如神经毒症状（头晕、乏力、眼睑下垂、肌肉麻痹、呼吸困难等）、血液毒症状（伤口剧痛、肿胀、出血、溶血、肾功能损害等），或被剧毒昆虫蜇伤后出现严重过敏反应（如过敏性休克、喉头水肿、呼吸困难、全身荨麻疹等），应及时使用抗毒血清。抗毒血清的使用时机越早越好，最好在咬伤或蜇伤后24 h内使用，尤其是在6～8 h内应用，可显著提高治疗效果。因为在毒素尚未广泛扩散和与组织器官结合之前，抗毒血清能够更有效地中和毒素，减轻中毒症状，降低器官功能损害的风险。在使用抗毒血清前，需进行皮肤过敏试验，以排除过敏反应。若皮试阳性，应权衡利弊，必要时可采用脱敏注射法。该注射法一般是将所需的抗毒血清剂量分次、小量、逐渐递增注入体内，具体的注射次数、每次注射剂量及间隔时间需根据患者情况和抗毒血清说明书确定。脱敏注射过程中，需密切观察患者的反应，一旦出现过敏症状，应立即停止注射，并进行相应的抗过敏治疗。

第六节　动物咬伤与蜇伤的急救处理规范

一、犬猫咬伤后的伤口处理、疫苗接种与观察

犬猫咬伤后，伤口处理需遵循严格规范。首先，用大量肥皂水和流动清水交替冲洗伤口，时间不少于15 min，以去除伤口内的污垢、细菌和病毒。冲洗时，水流压力应适中，避免过强冲击导致伤口组织进一步损伤。随后，用生理盐水冲洗伤口，清除残留的肥皂水。接着，使用0.5%碘附或75%酒精对伤口进行消毒，消毒范围应包括伤口周围至少15 cm的皮肤。消毒时，用无菌棉球或纱布蘸取消毒液，轻轻擦拭伤口及周围皮肤，避免消毒液流入伤口内引起刺激疼痛。对于较深的伤口，可在冲洗后用无菌注射器抽取双氧水冲洗，以杀灭厌氧菌。冲洗完毕后，伤口一般不予缝合，以利于引流和排毒，但对于严重撕裂伤或伤口较大影响愈合时，可在彻底清创和消毒后进行疏松缝合，并放置引流条。伤口处理后，需用无菌纱布覆盖并包扎，包扎时注意松

紧适度，避免过紧影响血液循环或过松导致纱布脱落。

狂犬病疫苗接种是预防狂犬病的关键环节。我国常用的狂犬病疫苗接种程序有“5针法”，即第0、3、7、14、28天各接种1剂，共5剂；“2～1～1”程序，第0天接种2剂，左右臂各1剂，第7天和第21天各接种1剂。接种剂量根据疫苗说明书确定，一般为每剂1 mL或2 mL。接种部位通常为上臂三角肌或大腿前外侧肌肉，幼儿因上臂三角肌发育尚不完全，多选择大腿前外侧肌肉接种。接种后，需密切观察儿童是否出现不良反应，如接种部位红肿、疼痛、硬结，一般在接种后1～2天内可自行缓解；发热，多为低热，体温一般不超过38.5℃，可通过多饮水、休息等方式缓解；少数儿童可能出现皮疹、瘙痒等过敏反应，一般给予抗过敏药物治疗后可恢复正常。若出现高热（体温超过38.5℃）、严重过敏反应（如荨麻疹、血管性水肿、呼吸困难、过敏性休克等），应立即就医进行处理。

在伤口感染预防方面，保持伤口清洁干燥至关重要。定期更换伤口敷料，一般在伤口无渗液情况下，每2～3天更换一次；若伤口有渗液或污染，应及时更换。更换敷料时，严格遵循无菌操作原则，先用碘附消毒伤口周围皮肤，再轻轻去除原有敷料，避免损伤新生组织。观察伤口有无红肿、渗液、异味等感染迹象，若伤口出现红肿，范围逐渐扩大，伴有疼痛加剧、发热，或有脓性渗液、异味等，提示伤口感染，应及时就医进行清创、抗感染治疗。同时，注意避免儿童搔抓伤口，可适当给予约束或分散其注意力，防止伤口破损加重感染风险。

二、蛇虫蜇咬的急救处理与抗毒血清应用

不同毒蛇咬伤后，抗毒血清的选择必须精准。我国常见的毒蛇有蝮蛇、五步蛇、眼镜蛇、银环蛇等，针对每种毒蛇都有相应的单价抗毒血清。例如，被蝮蛇咬伤应选用抗蝮蛇毒血清；被五步蛇咬伤则需使用抗五步蛇毒血清。若无法确定毒蛇种类，在条件允许时，可选用多价抗毒血清。抗毒血清的使用方法一般为静脉注射，也可根据情况进行肌内或皮下注射。使用剂量根据儿童体重及中毒程度确定，通常儿童使用剂量与成人相同，但需谨慎操作，防止过敏反应等并发症。在使用抗毒血清前，务必进行皮肤过敏试验，取少量抗毒血清用生理盐水稀释后，在前臂内侧皮内注射0.05～0.1 mL，观察20～30 min，若皮试部位出现红晕、荨麻疹、瘙痒、伪足等症状，判定为皮试阳性。皮试阳性者，若病情危急必须使用抗毒血清，可采用脱敏注射法，将抗毒血清稀释后，分小剂量、多次缓慢注射，并密切观察患者反应，及生命体

征（如心率、血压、呼吸等）。一旦出现过敏症状，立即停止注射并进行抗过敏治疗。

昆虫蜇咬后过敏反应的处理措施因过敏程度而异。轻度过敏反应，如局部出现红肿、瘙痒、风团等皮疹，可口服抗组胺药物，如氯雷他定糖浆、西替利嗪滴剂等，按照儿童体重给予相应剂量，一般可缓解症状。局部可涂抹炉甘石洗剂减轻瘙痒。若出现严重过敏反应，如全身性荨麻疹、喉头水肿、呼吸困难、过敏性休克等，应立即就医。在送往医院途中，让患儿平卧，保持呼吸道通畅，若出现心跳呼吸骤停，立即进行心肺复苏术。到达医院后，根据病情给予肾上腺素皮下注射或肌内注射，剂量为0.01 mg/kg，最大剂量不超过0.5 mg，以缓解喉头水肿和过敏性休克症状；同时，静脉滴注糖皮质激素，如地塞米松、甲泼尼龙等，以减轻炎症反应。对于出现呼吸困难者，给予吸氧，必要时进行气管插管或气管切开，辅助呼吸。后续预防过敏反应再次发生，需明确过敏原，如蜜蜂、黄蜂等昆虫蜇伤，应教育儿童尽量避免接触此类昆虫及它们的巢穴。在户外活动时，穿着长袖长裤，减少皮肤暴露部位；避免使用香水、化妆品等可能吸引昆虫的物品。若儿童既往有严重昆虫过敏史，可考虑随身携带肾上腺素自动注射器，以便在紧急情况下自行注射。

蛇虫蜇咬后急救处理过程中，整体规范要求包括现场急救的快速反应和正确操作。一旦发现儿童被蛇虫蜇咬，应立即让患儿脱离危险环境，避免再次蜇咬。对于蛇咬伤，要尽量记住蛇的特征，如蛇的颜色、形状、斑纹等，以便医生判断蛇的种类。若被昆虫蜇咬，检查蜇刺是否残留，若有可用镊子小心拔出，但避免挤压毒囊。在转运患儿过程中，保持患儿安静，减少活动，避免毒液扩散。密切观察患儿生命体征，如呼吸、心跳、血压等，若出现异常及时处理。到达医院后，及时向医生提供详细的受伤经过和现场情况，以便医生制定准确的治疗方案。

第七节　动物咬伤与蜇伤的预后与康复

一、影响预后的因素分析

动物咬伤与蜇伤的预后受到多种因素综合影响。伤害严重程度起着关键作用，例如毒蛇咬伤部位靠近重要器官，像心脏、脑部等，毒素可能迅速作用于这些重要器官，导致心搏骤停、脑疝等严重后果，预后往往较差。若咬伤或蜇伤伤口面积大、深度深，也会增加感染风险和组织修复难度，如大面积的狗咬伤可能导致大量失血、伤口感染难以控制，进而影响预后。此外，伤口的位置也会对预后产生影响，关节附近的伤口可能因活动而延迟愈合，面部伤口则可能因影响美观而给患者带来心理压力，间接影响康复进程。

急救处理的及时性和规范性对预后至关重要。及时使用抗毒血清能有效中和毒素，减轻中毒症状，例如被剧毒蛇咬伤后，在短时间内注射相应的抗毒血清可显著降低死亡率和致残率。若错过最佳急救时机，毒素会在体内大量扩散，引发多器官功能衰竭等严重并发症。规范的伤口处理可降低感染风险，如正确的清洗、消毒和包扎伤口能减少细菌滋生，促进伤口愈合。如果处理不当，伤口可能发生感染，导致伤口化脓、溃烂，延长愈合时间，甚至可能引发全身性感染，危及生命。

二、康复治疗的重要性与方法

犬猫咬伤后，伤口愈合过程中的瘢痕预防对儿童尤为重要，因其可能因美观需求以及避免瘢痕对心理产生不良影响等原因，需积极预防瘢痕形成。常用的瘢痕预防方法包括使用祛疤药物，如硅酮凝胶等，可在伤口愈合后按照医生建议涂抹，抑制瘢痕增生。一般建议持续使用2～3个月或更长时间，具体使用周期需根据瘢痕恢复情况和医生指导确定。同时，要避免搔抓伤口，防止伤口破损加重瘢痕形成。保持伤口清洁干燥，避免阳光直射，减少色素沉着。在饮食方面，适当增加富含维生素C和锌的食物摄入，如柑橘类水果、草莓、菠菜、南瓜等，有助于促进胶原蛋白合成，利于伤口愈合。

蛇虫咬伤后中毒儿童身体机能恢复训练具有重要意义。通过恢复训练可以帮助儿童恢复肢体力量、提高心肺功能等。训练应遵循循序渐进的原则，初期可进行简单的关节活动和肌肉收缩练习，如握拳、屈伸膝关节等，随着身体恢复逐渐增加运动强度和复杂度，如进行短距离步行、上下楼梯等锻炼。运动时要注意安全，避免过度劳累和受伤，同时要有家人陪伴，以便在出现不适时及时处理。也可在医生指导下进行物理治疗，如按摩、理疗等，促进血液循环，加速身体机能恢复。

儿童意外伤害后心理康复不容忽视。儿童受到动物咬伤或蜇伤后，可能会出现恐惧动物、害怕出门等心理创伤表现。例如，被狗咬伤后，儿童可能一见到狗就会惊恐万分，甚至不敢到户外活动，影响正常生活和社交。心理疏导与干预可采用多种措施，如通过游戏、沟通等方式帮助儿童克服心理阴影。家长可以陪伴儿童玩一些与动物相关的游戏，让儿童逐渐熟悉和了解动物，减少恐惧。同时，要耐心与儿童沟通，倾听他们的感受，给予安慰和鼓励，帮助他们树立正确的认知。在必要时，可寻求专业心理咨询师的帮助，进行系统的心理治疗，如认知行为疗法等，帮助儿童调整情绪，克服恐惧心理，恢复心理健康。

总之，动物咬伤与蜇伤给儿童带来的伤痛不容小觑，通过对常见类型的认识，我们明晰不同动物致伤的差异。了解其机制、临床表现与诊断方法，能让我们在第一时间准确判断儿童的伤情。急救原则与技术、处理规范更是挽救生命、减轻伤害的关键，而预后与康复环节为儿童后续的健康成长保驾护航。希望本章内容能成为医护人员、家长手中有力的武器，在面对这类意外伤害时，冷静应对，给予儿童最及时、恰当的保护，让他们远离伤痛，健康成长。

第三篇　儿童中毒篇

第九章　药物误服

在儿科医疗领域，药物误服是引发儿童意外伤害的关键因素之一，其形势严峻，亟待关注。儿童天性活泼好动、好奇心强，却缺乏对药物危害的认知，而家长稍有疏忽，如药品存放随意、用药知识欠缺，便极易酿成大祸。本章将深入探究药物误服的各类常见情形，从家庭用药的混乱，到儿童用药的不规范，全方位剖析中毒机制、临床表现、诊断策略、急救要点以及预后康复等关键环节，旨在为医护人员、家长筑牢知识防线，守护儿童远离药物误服的阴霾。

第一节　药物误服的常见情形

一、家庭常用药的错误使用

在家庭环境中，家长常常因疏忽或医药知识不足，按成人用药习惯给儿童确定剂量，未考虑儿童特殊体质及用药差异，导致儿童误服药物的情况发生。儿童的身体各器官和系统尚未发育成熟，肝脏的解毒功能和肾脏的排泄功能都相对较弱，对药物的代谢能力远不及成人。例如，将成人的退烧药（如布洛芬、对乙酰氨基酚等）剂量直接用于儿童身上，可能会使药物在儿童体内的浓度过高，从而造成药物过量的情况，引发严重的不良反应，危害儿童的健康。

对药物功效及适用年龄的认知不足，也是导致儿童误服药物的一个重要因素。部分家长在给儿童用药时，仅凭自己的主观判断，误把成人药用于儿童。有的家长看到儿童出现某些症状，就盲目地给儿童服用成人用的降压药，以为能治疗儿童的病症，却全然不知成人药的成分和作用机制可能对儿童并不适用，甚至会对儿童的身体造成极大的损害。

药物存放不当也是一个不容忽视的问题。许多家长没有将药物放在儿童够不到的地方，使得儿童因好奇而误拿误服药物。一些家庭常备的外用药，如颜色鲜艳、气味独特的药水，可能会被儿童当成饮料误服，导致中毒事件的发生。

二、儿童用药不规范导致中毒

儿童用药不规范的现象在家庭中较为普遍，这无疑增加了儿童药物中毒的风险。部分家长自行加减药物剂量，这种行为往往是出于对儿童病情的过度担忧或错误判断。有些家长在儿童病情稍有好转时，就自行减少药物剂量或干脆停药，这不仅破坏了药物治疗的连贯性，容易使病情反复，还可能因药物剂量不足导致病情加重，进而引发药物中毒的风险。而另一些家长则可能因为急于看到儿童康复，自行增加药物剂量，认为这样可以加快治疗进程，却忽略了过量药物对儿童身体的潜在危害。

为了让儿童顺利服药，不少家长将药掺在牛奶、果汁中。然而，他们并不知道有些药物会和牛奶、果汁中的成分发生反应，这可能会影响药效，甚至产生有毒物质，导致儿童中毒。某些抗生素与牛奶中的钙结合后，会降低药物的吸收效果，同时还可能形成不溶性物质，对胃肠道造成刺激，增加不良反应的发生概率。

儿童专用药品短缺的现状，也使得儿童用药不规范的问题更加突出。在市场上，儿童专用药的品种和数量相对有限，很多时候医生只能根据儿童的年龄、体重等因素，将成人药物进行折算后给儿童使用。这种靠“掰”“猜”“减”来确定用药量的方式，难以精准把控药物的剂量，很容易造成药物过量服用，从而引发中毒事件。

第二节　药物误服的中毒机制

一、不同药物对各系统的作用原理

（一）对神经系统的影响机制

某些药物过量会干扰神经递质的正常传递与合成，像有机磷农药中毒抑制胆碱酯酶活性，使乙酰胆碱蓄积，导致神经系统功能紊乱，出现多汗、流口水、瞳孔缩小等症状。常见的还有抗组胺药物，过量服用可能影响神经递质的平衡，引发嗜睡、头晕等神经系统症状。

精神类药物误服过量可能影响神经细胞的兴奋性，引发精神异常、惊厥或者嗜睡、昏迷等不同程度的神经系统表现。

药物作用于中枢神经系统的不同部位，改变其正常的电生理活动和信号传导，进而破坏神经系统的协调控制功能，致使机体出现各种异常反应。

（二）消化系统损害机制

药物刺激胃肠道黏膜，破坏黏膜屏障，引起炎症反应，如阿司匹林过量服用会腐蚀胃黏膜，造成胃痛、恶心、呕吐甚至胃肠道出血等情况。像布洛芬非甾体抗炎药，过量服用也可能出现类似的胃肠道刺激症状。

影响胃肠道的正常蠕动和消化液分泌功能，使消化过程受阻，食物消化吸收不良，导致腹胀、腹泻或者便秘等消化系统症状出现。

干扰肝脏对药物的代谢解毒过程，药物及其代谢产物在肝脏累积，损害肝细胞，引发肝功能异常，影响整个消化系统的正常运转。

（三）心血管系统受影响的途径

部分药物改变心肌细胞的电生理特性，影响心脏的正常节律，出现心律失常，例如洋地黄类药物中毒时会引发室性期前收缩、阵发性房性心动过速等多种心律异常情况。还有奎尼丁等抗心律失常药，使用不当也可能导致心律失常加重。

影响血管平滑肌的收缩舒张功能，导致血压异常波动，或使血管通透性改变，引发水肿等情况，像某些降压药误服过量会造成血压骤降。

药物作用于心血管系统的调节机制，破坏神经、体液等对心血管的正常调控，使心脏和血管不能协同工作，影响血液循环的稳定。

二、药物在儿童体内的吸收、分布与代谢特点

（一）儿童特殊生理对药物代谢的影响

儿童肝脏的代谢酶系统发育尚不完善，对药物的代谢转化能力相对较弱，使得药物在体内的半衰期延长，容易在体内蓄积，增加中毒风险。

肾脏功能未成熟，药物的排泄速度较慢，不能像成人那样及时将药物排出体外，导致药物在体内停留时间久，浓度过高而引发不良反应。

儿童的胃肠道生理特点，如胃酸分泌、胃肠蠕动等与成人不同，影响药物的吸收速度和程度，进而改变药物在体内的整体代谢过程。

（二）药物在体内的转运与蓄积

药物进入儿童体内后，通过血液循环被运输到各个组织器官，由于儿童身体各器官的血流量分布特点，部分器官更容易成为药物蓄积的场所，如肝脏、肾脏等。

不同药物的脂溶性、水溶性等理化性质决定了其在体内不同组织中的分布情况，

脂溶性药物容易进入富含脂质的脑组织等，过量时易对这些重要器官造成损害。

药物在体内反复作用，若不能及时代谢排出，会不断蓄积，当其达到一定浓度时，就会引发相应的中毒症状，而且蓄积的过程可能较为隐匿，不易被早期察觉。

第三节　药物误服的临床表现

一、急性中毒的一般症状

（一）意识障碍与精神异常

药物误服后可能导致儿童出现嗜睡、昏睡，对外界刺激反应迟钝，严重时陷入昏迷，难以唤醒，如安眠药中毒常表现为意识不清。有的药物会引发精神失常，如兴奋、狂躁、幻觉、谵妄等，儿童会出现行为失控、言语增多等异常表现，例如阿托品中毒后可出现中枢兴奋症状。从轻度的精神萎靡到严重的意识丧失等不同程度的意识和精神改变，反映了药物对中枢神经系统损害的不同程度和阶段。

（二）呕吐、腹泻等胃肠道表现

误服药物刺激胃肠道，引起恶心、呕吐，初期可能只是偶尔呕吐，随着中毒加重，呕吐频率和程度都会增加，甚至呈喷射性呕吐。出现腹泻症状，大便次数增多，性状改变，可为稀便、水样便等，严重腹泻可导致脱水、电解质紊乱，影响儿童身体内环境稳定。同时可能伴有腹痛、腹胀、食欲缺乏等消化系统不适症状，影响儿童营养摄入和身体正常发育。

二、特定药物中毒的典型体征

（一）某些抗生素中毒的特征表现

部分抗生素过量使用可能导致听力损害，起初可能只是轻微耳鸣，逐渐发展为听力下降，严重时可造成永久性耳聋，对儿童语言学习等产生极大影响。引起皮疹、瘙痒等过敏反应，皮肤出现红斑、丘疹等不同形态的皮损，分布部位不一，有的还可能伴有发热等全身症状。影响造血系统，造成白细胞、血小板等血细胞数量减少，使儿童抵抗力下降，容易被感染，且有出血倾向，如鼻出血、牙龈出血等。

（二）退烧药过量的症状体征

大量服用退烧药会导致出汗过多，使儿童身体散热过快，体温可能降得过低，出现寒战、手脚冰凉等低体温表现，影响机体正常代谢。对肝脏、肾脏等器官造成损害，引发肝肾功能指标异常，如谷丙转氨酶、肌酐等升高，严重时可导致肝肾功能衰竭。引起胃肠道不适加重，出现剧烈呕吐、胃痛等症状，因为退烧药本身对胃肠道就有一定刺激，过量服用刺激更甚。

（三）精神类药物、麻醉药中毒的特殊表现

精神类药物过量误服常出现深度意识障碍，如昏迷时间延长，唤醒困难，且苏醒后可能仍有精神萎靡、认知功能减退等表现。麻醉药中毒可导致呼吸抑制，呼吸频率减慢、呼吸变浅，严重时可出现呼吸暂停，危及生命，同时伴有血压下降等循环系统异常。影响神经系统功能，导致肢体无力、肌肉松弛，甚至出现抽搐等情况，且恢复过程相对缓慢，需要密切观察和精心治疗。

第四节　药物误服的诊断方法

一、详细病史采集

（一）中毒时间、药物种类推测

准确掌握儿童最后一次接触药物的时间至关重要，这能帮助医生大致推算药物在体内作用的时长。不同药物中毒在不同时间阶段会呈现相应的症状发展特点，例如，某些药物中毒初期可能仅表现为轻微不适，随着时间推移，症状会逐渐加重。若能明确中毒时间，医生便可依据药物的代谢动力学规律，更精准地判断中毒程度。了解家中近期存放的药物种类是诊断的重要环节。通过排查可能被误服的药物，并结合儿童出现的症状，分析哪种药物误服的可能性最大。比如家里同时存放有降压药和退烧药，儿童若出现低血压和嗜睡症状，医生便需重点考虑降压药误服的情况。询问家长是否发现药物有缺失、剩余量异常等情况，可为药物误服的诊断提供关键线索。有时儿童可能误服了少量药物，初期症状并不明显，这些细节往往能成为确诊的重要依据。

（二）接触史与现场情况了解

详细询问儿童在误服药物前后所处的环境，是否有其他人在场，其他人是否看到儿童接触药物的过程等信息十分关键。例如，是在卧室玩耍时还是在厨房附近发现异常情况，这些细节可能为确定误服场景提供线索。了解现场是否有散落的药物、药瓶、药盒等，并查看药物包装上的说明书，获取药物名称、成分、用法用量等关键信

息，这对判断误服药物的性质和可能产生的后果具有重要意义。对于怀疑在幼儿园、学校等场所误服药物的情况，及时与相关老师、工作人员沟通，了解当时的具体场景和儿童的表现，全面掌握接触药物的情况，有助于医生做出准确的诊断。

二、体格检查重点

（一）生命体征监测与异常体征识别

儿童药物误服后，其生命体征往往会出现相应变化，因此密切观察体温、脉搏、呼吸、血压等生命体征极为重要。体温过高或过低都可能提示不同的中毒情况，如感染性中毒可能伴有发热，而某些药物导致的休克前期可出现体温下降的表现。脉搏的变化也不容忽视，脉搏过快、过慢或者节律不齐，可能是药物对心脏功能产生影响的信号。如洋地黄中毒可出现心律失常，反映在脉搏上便会有相应变化。呼吸方面，呼吸急促、困难等也提示呼吸系统受到药物干扰。血压的异常升高或降低，关乎药物对心血管系统的作用以及机体的整体应激状态，低血压可能是严重中毒导致休克的表现之一，需要及时识别并处理。

（二）皮肤黏膜、瞳孔等特殊体征观察

皮肤黏膜的颜色变化能为诊断提供重要线索。发绀可能提示缺氧，是呼吸功能受抑制的表现；苍白可能与失血、休克或者药物导致的血管收缩有关；黄疸则可能是药物损害肝脏引起的黄疸。观察皮肤有无皮疹、瘀点瘀斑等也必不可少，皮疹可能是药物过敏反应，瘀点瘀斑提示有出血倾向，与药物影响凝血功能或血小板数量等因素相关。检查瞳孔大小、形状及对光反射情况，对判断药物中毒类型有重要提示作用。例如，瞳孔缩小常见于有机磷农药中毒等，瞳孔扩大可能是阿托品类药物中毒的表现。

三、实验室检查手段

（一）血液、尿液药物筛查技术

血液检测在药物误服诊断中具有关键作用，通过分析血液中是否存在特定药物成分及其浓度，可了解药物在体内的吸收情况。比如检测出某种抗生素浓度过高，就能证实该药物误服过量的推测。尿液检查同样不容忽视，它能发现药物及其代谢产物，对于一些经肾脏排泄的药物，尿液筛查有助于确定药物种类，同时还能通过尿液的理化性状等辅助判断肾脏功能是否受到药物影响。不同的检测方法和技术可以针对不同类型的药物进行精准筛查，为明确诊断提供科学依据，帮助医生制定合理的治疗方案。

（二）肝肾功能、电解质等生化指标辅助诊断

检测肝功能指标如谷丙转氨酶、谷草转氨酶、胆红素等，可判断肝脏是否因药物中毒而受损，了解肝脏代谢和解毒功能的变化情况，以便及时采取保肝等治疗措施。肾功能指标如肌酐、尿素氮、尿酸等能反映肾脏排泄和滤过功能，药物过量可能导致肾脏负担加重、功能受损，通过这些指标变化可评估肾脏损伤程度并指导后续治疗。监测电解质如钾、钠、氯、钙等的水平也至关重要，药物中毒可能引起电解质紊乱，影响神经肌肉兴奋性、心脏功能等，纠正电解质失衡对改善患儿病情十分关键。

第五节　药物误服的急救原则与技术

一、现场急救的即刻措施

（一）催吐、洗胃的正确操作与时机

对于误服药物时间较短（一般在4～6h内），且药物不是强腐蚀性、不是石油制品等不宜催吐洗胃的情况下，可以采用催吐方法，刺激儿童咽喉部促使其呕吐，减少药物吸收，但要注意避免误吸。例如，当发现儿童误服了过量的维生素片等相对安全的药物时，可在医生指导下进行催吐。让儿童保持坐姿或站姿，身体前倾，家长可用手指或筷子等轻柔地刺激儿童的咽喉后壁，引发呕吐反射。每次呕吐后，让儿童稍作休息，可适量饮用清水，再继续催吐，直至呕吐物中不再含有药物残渣。但如果儿童已经出现意识不清或抽搐等情况，则不宜催吐，以免导致窒息。

洗胃则需更专业的操作，要根据药物性质选择合适的洗胃液，如误服碱性药物可用弱酸性溶液洗胃，酸性药物则用弱碱性溶液，操作时要保证洗胃液温度适宜、灌入量合适，避免对胃肠道造成损伤。若儿童误服了碱性较强的小苏打片，可选用稀醋酸或柠檬汁等弱酸性溶液作为洗胃液。洗胃时，应使用专业的洗胃管经口腔或鼻腔插入胃内，先将胃内容物抽出，再缓慢注入洗胃液，每次灌入量不宜超过儿童胃容量的1/3，一般为100～200mL，然后再将洗胃液抽出，如此反复进行，直至洗出液澄清无味。洗胃液的温度应接近体温，约37～38℃，过冷或过热都可能对胃黏膜造成刺激。在洗胃过程中，要密切观察儿童的生命体征，如面色、呼吸、脉搏等，如有异常应立即停止洗胃并进行相应处理。

了解不同药物的特性，判断是否适合催吐、洗胃以及把握最佳的实施时间，是现

场急救减少药物吸收、减轻中毒程度的关键环节。比如，对于一些具有强腐蚀性的药物，如强酸、强碱等，催吐和洗胃可能会导致胃肠道穿孔等严重并发症，此时应严禁进行催吐和洗胃，而应尽快将儿童送往医院，采取其他相应的急救措施。对于一些缓释剂型的药物，由于药物在体内缓慢释放，即使误服时间超过了4～6h，也可能仍有药物在胃内持续释放并吸收，这种情况下也需要考虑洗胃等措施，但需要医生根据具体情况进行综合判断。

（二）保持呼吸道通畅与心肺复苏

当儿童因药物中毒出现呕吐、意识不清等情况时，要及时清理口腔、鼻腔的分泌物，将头偏向一侧，防止误吸导致窒息，确保呼吸道畅通，维持正常呼吸功能。如果儿童在中毒后出现呕吐，应立即将其头部转向一侧，用手指或纱布等清除口腔内的呕吐物，防止呕吐物堵塞气道。对于意识不清的儿童，要密切观察其呼吸情况，如有呼吸不畅或呼吸暂停的迹象，应及时采取措施，如调整头部位置、清除气道异物等。若发现儿童鼻腔内有分泌物堵塞，可使用生理盐水滴鼻，然后用吸鼻器轻轻吸出分泌物，但操作时要注意避免损伤鼻腔黏膜。

如果发现儿童呼吸、心跳停止，需立即按照胸外按压、开放气道、人工呼吸的步骤规范进行心肺复苏操作，争取在黄金时间内挽救生命，为后续的专业救治争取机会。进行胸外按压时，让儿童仰卧在硬板床上或地上，施救者将一只手的掌根放在儿童两乳头连线中点，另一只手叠放在第一只手上，手臂伸直，用身体的重量垂直向下按压，按压频率为每分钟100～120次，按压深度为胸廓前后径的1/3～1/2，约5～6cm。按压时要保证用力均匀、连续，尽量减少按压中断。按压30次后，进行开放气道，可采用仰头抬颏法，将一只手放在儿童的前额，用力向后压，另一只手的手指放在下颌骨的下方，向上抬起下颌，使气道通畅。然后进行人工呼吸，施救者用嘴严密地包住儿童的嘴，捏住鼻子，缓慢吹气，每次吹气时间持续1秒以上，观察到儿童的胸廓有明显起伏即可，吹气2次后，继续进行胸外按压，如此反复进行，直到专业急救人员到达或儿童恢复自主呼吸和心跳。

在急救现场要时刻观察儿童呼吸、心跳等情况，根据实际需要及时调整急救措施，保障生命安全。在进行心肺复苏的过程中，要每隔2min左右检查一次儿童的呼吸、心跳恢复情况，可通过触摸颈动脉搏动、观察胸廓起伏、听呼吸音等方式进行判断。如果在急救过程中儿童恢复了自主呼吸和心跳，但仍处于昏迷状态，应将其置于侧卧位，密切观察生命体征，并尽快送往医院进行进一步的治疗。如果经过长时间的急救，儿童的呼吸、心跳仍未恢复，应持续进行急救操作，直到专业急救人员判定抢救无效为止。

二、特效解毒剂的应用

（一）常见药物对应的特效解毒药物

有机磷农药中毒可使用阿托品、氯解磷定等解毒剂，阿托品能对抗因乙酰胆碱蓄积引起的毒蕈碱样症状，氯解磷定则可恢复胆碱酯酶活性，两者配合能有效解毒。例如，当儿童误服有机磷农药后，应立即送往医院，医生会根据中毒的程度给予相应剂量的阿托品和解磷定。轻度中毒时，阿托品的首次剂量可能为0.02～0.03 mg/kg静脉注射，氯解磷定的剂量为15～30 mg/kg配成2.5%溶液静脉缓慢注射；中度中毒时，阿托品剂量为0.03～0.05 mg/kg，15～30 min 1次皮下注射，氯解磷定剂量可适当增加；重度中毒时，阿托品首次剂量0.05～0.1 mg/kg静脉注射，以后每次0.05 mg/kg，5～10 min 1次，至瞳孔开始散大，肺水肿消退，氯解磷定也需足量使用，并根据病情重复注射，同时要密切观察患儿的症状变化，如瞳孔大小、皮肤湿度、呼吸情况等，以调整药物剂量。

重金属中毒（如汞、铅等）可选用相应的金属络合剂，如二巯丙醇、依地酸钙钠等，通过与重金属离子结合形成稳定的络合物，促使其排出体外，减轻中毒症状。若儿童误服铅制剂导致铅中毒，可使用依地酸钙钠进行解毒。一般将1 g依地酸钙钠加于5%葡萄糖液250 mL中，静脉滴注，1次/d，连用3天为一疗程，间隔3～4天后可重复用药。在使用过程中，要注意监测患儿的肝肾功能、血常规等指标，因为金属络合剂可能会有一定的副作用，如引起肾脏损害等。同时，要观察患儿中毒症状的改善情况，如腹痛、贫血、神经系统症状等是否减轻。

对于某些药物中毒有特异性的解毒药物，熟悉这些对应关系，能在确诊药物误服类型后及时应用，提高解毒效果。比如，亚硝酸盐中毒可使用亚甲蓝（美蓝）作为特效解毒剂，1%亚甲蓝5～10 mL（1～2 mg/kg）稀释后静脉注射，若症状不消失或重现，0.5～1 h后可再重复。在使用亚甲蓝时，要严格控制剂量，因为过量使用可能会导致中毒症状加重。注射时要密切观察患儿的口唇颜色、呼吸、心率等变化，若口唇变为暗紫色即停止注射，同时要注意监测高铁血红蛋白的含量，以评估解毒效果。

（二）解毒剂的使用剂量与注意事项

根据儿童的体重、年龄以及中毒的严重程度准确计算解毒剂的使用剂量，剂量不足可能无法达到良好解毒效果，过量使用则可能引发其他不良反应，加重机体负担。例如，在使用阿托品治疗有机磷农药中毒时，对于不同年龄和体重的儿童，剂量差异较大。新生儿的阿托品用量需谨慎，一般为0.01～0.02mg/kg，而随着年龄增长，剂量逐渐增加，但在计算剂量时，需精确至小数点后几位，以确保用药安全有效。同时，需依据中毒程度调整剂量，重度中毒时可能需较大剂量的阿托品才能拮抗乙酰胆碱，但在使用过程中要密切观察患儿是否出现阿托品中毒的症状，如瞳孔散大、皮肤潮红、高热、躁动等，一旦出现这些症状，应及时调整剂量或停药。

需注意解毒剂的使用方法，部分解毒剂需静脉注射，部分可肌内注射，严格按照规范操作，同时观察用药过程中儿童的反应，如有无过敏、不良反应等情况发生。以氯解磷定为例，一般采用静脉缓慢注射或点滴的方式给药，在注射过程中要注意观察患儿是否有头晕、恶心、呕吐、心率加快等不良反应。若出现过敏反应，如皮疹、瘙痒、呼吸困难等，应立即停止注射，并给予相应的抗过敏治疗。对于一些肌内注射的解毒剂，如二巯丙醇，在注射时要注意选择合适的注射部位，如臀部外上象限，避免损伤神经和血管，同时要观察注射部位是否有红肿、疼痛、硬结等局部反应。

了解不同解毒剂的配伍禁忌，避免与其他药物发生相互作用，影响解毒效果或产生新的危害，确保解毒剂安全有效地发挥作用。例如，阿托品不能与碱性药物配伍使用，因为碱性环境会使阿托品水解失效。在使用多种药物进行解毒治疗时，要仔细核对药物的配伍情况，如有疑问，应及时咨询药师或医生。同时，在用药过程中，要密切观察患儿的病情变化，若出现药物相互作用导致的不良反应，如药物疗效降低、毒性增加等情况，应及时调整治疗方案。

三、对症支持治疗

（一）纠正水、电解质紊乱与酸碱失衡

药物中毒可能导致儿童频繁呕吐、腹泻，使体内水分和电解质大量丢失，引发脱水、低钠血症、低钾血症等情况，要及时通过口服补液盐或者静脉输液等方式补充丢失的水分和电解质，维持内环境稳定。如果儿童因误服泻药导致大量腹泻，出现轻度脱水症状，如口渴、皮肤干燥、尿量减少等，可先给予口服补液盐。一般按照每千克体重50～100mL的量，在4～6h内少量多次喂服。口服补液盐中含有适量的氯化钠、

氯化钾、碳酸氢钠等成分，能够补充腹泻丢失的水分和电解质。若脱水症状较为严重，出现精神萎靡、眼窝凹陷、皮肤弹性差、少尿或无尿等情况，则需要及时静脉输液。根据脱水的性质和程度，选择合适的输液溶液，如等渗性脱水可选用生理盐水和5%葡萄糖液按1：1的比例混合液；低渗性脱水可选用高渗盐水，如3%氯化钠溶液；高渗性脱水则可选用5%葡萄糖液或低渗盐水。同时，要注意补充钾离子，一般在尿量恢复后开始补钾，可选用10%氯化钾溶液，按照每千克体重0.2～0.3g的剂量，加入输液溶液中缓慢滴注，但要注意钾离子的浓度不宜过高，滴注速度不宜过快，以免引起心律失常等不良反应。

部分药物可影响机体酸碱平衡，导致出现代谢性酸中毒或碱中毒，通过检测血气分析等指标了解酸碱状态，给予相应的纠酸或纠碱治疗，保障身体各器官正常代谢功能。例如，阿司匹林中毒可能导致代谢性酸中毒，当血气分析显示pH值低于7.35，碳酸氢根离子浓度降低时，可根据酸中毒的程度给予碳酸氢钠溶液进行纠酸治疗。一般轻度酸中毒可通过静脉滴注适量的5%碳酸氢钠溶液，按照每千克体重5mL的剂量，根据血气分析结果调整滴注速度和剂量；重度酸中毒则可能需要更积极的治疗措施，如采用碳酸氢钠持续静脉滴注，并密切监测血气分析指标，直到pH值恢复正常范围。对于因呕吐导致的代谢性碱中毒，可通过补充生理盐水和氯化钾来纠正，一般不需要使用酸性药物。在纠正酸碱失衡的过程中，要密切观察患儿的呼吸、心率、血压等生命体征，以及精神状态、意识等变化，因为酸碱失衡的纠正过程可能会对机体产生一定的影响，如过快纠正酸中毒可能导致低钾血症、低钙血症等并发症，进而引起心律失常、抽搐等症状。

密切监测水、电解质及酸碱平衡指标变化，根据实际情况调整治疗方案，防止因紊乱未纠正而引发其他并发症，促进患儿身体恢复。在治疗过程中，要定期复查血常规、血生化、血气分析等指标，一般每4～6h复查一次，根据检查结果及时调整补液量、电解质补充量和酸碱调节剂的使用剂量。例如，在补充钾离子的过程中，如果发现血钾浓度过高，超过5.5mmol/L，应立即停止补钾，并采取相应的降钾措施，如静脉注射葡萄糖酸钙、胰岛素加葡萄糖溶液等，以防止高钾血症导致的心搏骤停等严重并发症。同时，要注意观察患儿的临床症状是否改善，如呕吐、腹泻是否停止，精神状态是否好转等，综合判断治疗效果，及时调整治疗方案，以达到最佳的治疗效果。

（二）脏器功能保护与支持

对于中毒后受到损害的肝脏、肾脏等重要脏器，采取相应的保护措施，如使用保肝药物促进肝细胞修复，保证肾脏灌注、避免使用肾毒性药物等，帮助脏器功能恢复。如果儿童误服了对肝脏有损害的药物，如某些抗生素或解热镇痛药，可使用还原型谷胱甘肽等保肝药物。还原性谷胱甘肽能够参与肝细胞内的氧化还原反应，保护肝细胞免受自由基的损伤，促进肝细胞的修复和再生。一般可将还原型谷胱甘肽0.6～1.2g加入5%葡萄糖溶液250mL中，静脉滴注，每日1～2次。同时，要密切监测肝功能指标，如谷丙转氨酶、谷草转氨酶、胆红素等，观察其变化趋势，以评估保肝治疗的效果。对于肾脏功能的保护，要确保患儿有足够的液体摄入，以维持肾脏的灌注，避免因脱水导致肾脏缺血性损伤。在选择药物时，要避免使用具有肾毒性的药物，如氨基糖苷类抗生素等。如果患儿出现少尿或无尿等肾功能异常情况，可考虑使用利尿剂，如呋塞米，促进尿液排出，但要注意监测电解质平衡，防止因利尿导致电解质紊乱。

支持心脏功能，必要时使用营养心肌药物，维持正常的血液循环，保障各器官的血液供应，因为药物中毒可能影响心脏泵血功能，导致全身组织器官缺氧、功能障碍。当儿童误服某些可能导致心脏毒性的药物，如洋地黄类药物中毒时，可能会出现心律失常、心肌收缩力减弱等心脏功能损害的症状。此时，可使用营养心肌药物，如磷酸肌酸钠。磷酸肌酸钠能够为心肌细胞提供能量，稳定心肌细胞膜，减轻心肌损伤。一般将磷酸肌酸钠1～2g加入5%葡萄糖溶液250mL中，静脉滴注，每日1～2次。同时，要密切监测心电图、心肌酶谱等指标，如肌酸激酶同工酶、肌钙蛋白等，观察心脏功能的变化情况。对于心律失常的患儿，要根据心律失常的类型选择合适的治疗方法，如使用抗心律失常药物或进行心脏电复律等，但在使用抗心律失常药物时，要注意药物的剂量和不良反应，避免对心脏功能造成进一步的损害。

关注其他脏器如肺、脑等的功能情况，给予吸氧、改善脑循环等支持治疗，减轻药物对这些脏器的损害，提高整体的救治成功率。如果儿童药物中毒后出现呼吸困难、发绀等肺部功能受损的症状，应立即给予吸氧治疗，可根据患儿的病情选择合适的吸氧方式，如鼻导管吸氧、面罩吸氧等。对于严重缺氧的患儿，可能需要进行机械通气支持，以保证肺部的气体交换功能。同时，要注意保持呼吸道通畅，及时清除呼吸道分泌物，防止肺部感染的发生。对于药物中毒导致脑功能损害的患儿，如出现昏迷、抽搐等症状，可使用改善脑循环的药物，如醒脑静注射液。醒脑静注射液能够促进脑部血液循环，减轻脑水肿，保护脑细胞。一般将醒脑静注射液10～20 mL加入5％葡萄糖溶液250 mL中，静脉滴注，每日1～2次。此外，还可给予头部降温、高压氧治疗等，以促进脑功能的恢复。在治疗过程中，要密切观察患儿的意识状态、瞳孔变化、肢体活动等情况，评估脑功能的恢复程度，及时调整治疗方案。

四、中毒患儿的转运要点

在转运中毒患儿前，要确保呼吸道通畅、生命体征相对平稳，进行必要的急救处理如催吐、洗胃、建立静脉通道等，准备好急救药品和设备，如氧气袋、简易呼吸器等，以应对转运途中可能出现的突发情况。如果患儿在转运前仍有呕吐的风险，应将其头部偏向一侧，并准备好吸引器，以便及时清除口腔内的呕吐物，防止误吸。对于已经进行洗胃的患儿，要确保胃管固定牢固，防止胃管脱出。建立静脉通道时，要选择合适的静脉穿刺部位，一般可选择上肢的贵要静脉、头静脉或下肢的大隐静脉等，确保输液通畅，并根据患儿的病情调整输液速度。准备急救药品时，要根据患儿可能出现的情况备齐相应的药品，如阿托品、肾上腺素、地西泮等，以及常用的急救设备，如氧气袋、简易呼吸器、心电监护仪等，并检查设备的性能是否良好，确保在转运途中能够正常使用。

第六节　常见药物误服类型的急救处理

一、抗生素、退烧药等常见药物中毒处理细则

对于抗生素中毒，若出现过敏反应，要立即停用药物，给予抗过敏治疗，如使用抗组胺药物、糖皮质激素等，若患儿出现呼吸困难，应及时吸氧并保持呼吸道通畅，必要时进行气管插管等急救措施。当患儿出现皮肤瘙痒、红疹等轻度抗生素过敏反应时，可口服氯雷他定等抗组胺药物进行抗过敏治疗，并密切观察患儿症状变化。若出现呼吸困难、血压下降等严重过敏反应，应立即肌内注射肾上腺素，并给予吸氧，保持呼吸道通畅。若呼吸困难严重，需及时进行气管插管，以维持呼吸功能。

退烧药过量时，一方面要依据体温情况采取降温或保暖措施纠正体温异常，另一方面密切监测肝肾功能，给予保肝、护肾等支持治疗，补充水分和电解质，预防脱水和电解质紊乱。若儿童误服退烧药过量，出现体温过低、寒战等症状，应及时采取保

暖措施，如加盖棉被、使用热水袋等，但要注意避免烫伤。同时，密切监测肝肾功能指标，如发现肝肾功能异常，可给予还原型谷胱甘肽等保肝药物，以及呋塞米等利尿剂促进药物排泄，保护肾脏功能。及时补充口服补液盐或静脉输液，以纠正脱水和电解质紊乱。此外，若体温过高（如＞38.5℃），可采用物理降温（如温水擦浴）或适当使用退热药物（需注意剂量避免再次过量）进行降温处理。

根据不同抗生素、退烧药的药理特性和中毒表现，针对性地进行洗胃、催吐、解毒等处理，促进药物排出，减轻中毒症状，防止并发症发生。如误服青霉素类抗生素，可依据服药时间判断是否实施洗胃或催吐。若服药时间较短，可在医生指导下进行催吐，减少药物吸收。对于某些可能有特效解毒剂的抗生素中毒，如氨基糖苷类抗生素导致的神经肌肉阻滞，可使用葡萄糖酸钙等钙剂进行解毒。对于退烧药过量，若服药时间在4～6h内，可考虑洗胃，同时可给予乙酰半胱氨酸等解毒剂治疗对乙酰氨基酚过量中毒。在治疗过程中，要密切观察患儿的症状变化，如意识状态、胃肠道症状、生命体征等，及时调整治疗方案。

二、精神类药物、麻醉药中毒的应对方法

精神类药物中毒要尽快清除未吸收的药物，可采取洗胃等措施，同时使用拮抗剂对抗药物的中枢神经系统抑制等作用，维持呼吸、循环功能稳定，密切观察精神状态变化，必要时进行心理干预。当发现儿童误服精神类药物后，应尽快进行洗胃，以清除胃内未吸收的药物。同时，根据药物类型，可使用相应的拮抗剂，如氟马西尼可用于苯二氮卓类药物中毒的解救。在治疗过程中，密切监测呼吸、心率、血压等生命体征，维持呼吸、循环功能稳定。对于出现精神异常的患儿，要加强护理和观察，必要时请心理医生进行心理干预，帮助患儿恢复心理健康。

麻醉药中毒导致呼吸抑制时，要立即进行有效的人工呼吸、气管插管并使用呼吸机辅助通气，应用特效解毒剂逆转麻醉药的作用，纠正低血压等循环障碍，加强对重要脏器的保护和支持。若儿童误服麻醉药出现呼吸抑制，应立即进行人工呼吸，保持呼吸道通畅，并尽快进行气管插管，连接呼吸机辅助通气。同时，根据麻醉药的种类，可应用相应的特效解毒剂，如纳洛酮可用于阿片类药物中毒的解救。对于出现低血压等循环障碍的患儿，可给予升压药物治疗，如多巴胺等。在治疗过程中，加强对心、肝、肾等重要脏器的保护和支持，可给予相应的药物治疗，如磷酸肌酸钠保护心肌功能，还原型谷胱甘肽保护肝脏功能等。

针对精神类药物、麻醉药中毒可能出现的抽搐、昏迷等严重情况，制定个性化的急救方案，做好长期的康复护理准备，促进患儿神经系统等功能恢复。对于出现抽搐的患儿，可给予地西泮等药物止痉治疗，并采取措施防止患儿受伤，如在床边加设防护栏等。对于昏迷的患儿，要加强护理，定期翻身、拍背，防止压疮和肺部感染等并发症的发生。在患儿病情稳定后，要制定个性化的康复护理方案，包括康复训练、心理辅导等，促进患儿神经系统等功能的恢复，提高生活质量。

第七节　药物误服的预后与康复

一、影响中毒预后的因素分析

（一）药物种类、剂量与中毒时间

不同种类的药物对人体的毒性作用机制和强度各异，这直接影响着中毒的预后。例如，某些剧毒药物如百草枯，一旦误服，即使剂量较小，也可能导致严重的肺部纤维化等不可逆损伤，预后极差，死亡率高达80%。而一些相对毒性较低的药物，如常见的维生素类药物，即使误服剂量稍大，其对身体的损害通常较为轻微，预后较好。药物剂量与中毒预后紧密相关，通常误服剂量越大，对机体各器官和系统损害越严重，恢复难度也越大。大剂量的抗生素误服可能会导致严重的肝肾功能损害、听力丧失等并发症，甚至危及生命；而小剂量误服时，可能仅出现轻微的胃肠道不适或短暂的肝功能异常，经过及时治疗后能够较快恢复。中毒时间也是一个关键因素，中毒时间越长，药物在体内吸收、分布和代谢越充分，对机体损害越广泛深入，治疗难度和复杂性增加，预后越差。例如，有机磷农药中毒后，随着时间推移，乙酰胆碱在体内大量蓄积，会引发一系列严重的神经系统、心血管系统等并发症，若未能在早期及时进行有效的救治，可能导致患者死亡或留下严重的后遗症。

（二）急救及时性与有效性

急救的及时性对于药物误服患儿的预后起着决定性作用。在中毒后的黄金时间内采取正确的急救措施，能够显著减少药物的吸收，减轻中毒症状，降低并发症的发生风险，从而大大改善预后。例如，对于误服药物时间较短（一般在4～6h内）且药物性质适合催吐洗胃的情况，及时进行催吐、洗胃，可以有效清除胃内尚未吸收的药物，减少药物进入血液循环的量。若能在发现儿童误服药物后的1～2h内开始洗胃，往往能取得较好的治疗效果，患儿可能仅出现轻微不适，经过短期观察和对症处理后即可康复。相反，如果急救延迟，药物在体内持续吸收和作用，可能会导致中毒症状加重，引发多器官功能障碍等严重并发症，即使后续进行积极治疗，也可能会留下不同程度的后遗症，甚至导致死亡。

急救措施的有效性同样至关重要。准确判断药物种类并采用针对性的解毒剂是提高急救效果的关键。例如，有机磷农药中毒时，及时应用阿托品、氯解磷定等特效解毒剂，能够迅速缓解中毒症状，恢复胆碱酯酶活性，降低死亡率和致残率。若解毒剂使用不当或剂量不准确，则机体可能无法有效对抗药物毒性，延误病情。在使用阿托品治疗有机磷农药中毒时，剂量不足可能无法缓解中毒症状，而剂量过大则可能导致阿托品中毒等新的问题。此外，急救过程中的综合治疗措施，如维持呼吸道通畅、纠正水、电解质紊乱与酸碱失衡、保护重要脏器功能等，也直接影响着预后。如果在急救中能够及时清理呼吸道分泌物，保持呼吸通畅，避免缺氧对脑组织等重要器官的进一步损害；同时，根据患儿的水、电解质及酸碱平衡情况进行精准的补液和调节，保护肝、肾等脏器功能，就能为患儿的康复创造有利条件，提高预后良好的可能性。反之，若急救过程中忽视了这些重要环节，可能会导致病情恶化，增加死亡风险或导致严重的后遗症。

二、中毒患儿的康复治疗

（一）神经系统功能恢复的康复手段

对于药物误服导致神经系统损伤的患儿，康复治疗至关重要。物理治疗方面，可采用按摩、理疗等方法促进局部血液循环，缓解肌肉紧张，减轻因神经系统损伤导致的肌肉痉挛、僵硬等症状。例如，对于因药物中毒引起的肢体瘫痪患儿，定期进行肢体按摩，能够促进肌肉的血液循环，防止肌肉萎缩，同时刺激神经末梢，有助于神经功能的恢复。运动疗法根据患儿的具体情况制定个性化的康复训练计划，循序渐进地进行力量训练、平衡训练、协调训练等，帮助患儿恢复运动功能。从简单的关节活动、坐立平衡训练开始，逐渐过渡到站立、行走、上下楼梯等复杂动作的训练，以提高患儿的自理能力和生活质量。

在认知和心理康复方面，针对药物中毒所致的如记忆力减退、注意力不集中等认知障碍，可借助认知训练加以改善。采用拼图、积木、数字游戏等多种形式的训练活动，刺激患儿的大脑思维，提高其认知能力。心理疏导对于患儿的心理健康恢复同样不可或缺。由于药物中毒的经历可能给患儿带来恐惧、焦虑等心理阴影，心理医生或家长应给予患儿充分的关爱和支持，通过耐心的沟通交流、陪伴玩耍等方式，帮助患儿缓解心理压力，树立战胜疾病的信心，促进其心理状态的健康发展。

（二）脏器功能康复与营养支持

药物误服可能导致肝脏、肾脏等重要脏器功能受损，因此脏器功能康复是康复治疗的重要环节。在肝脏功能康复方面，可使用一些保肝药物，如还原型谷胱甘肽、甘草酸制剂等，这些药物能够促进肝细胞的修复和再生，增强肝脏的解毒功能；同时，合理的饮食调整对肝脏功能恢复亦至关重要，给予患儿高蛋白、高维生素、低脂、易消化的食物，如瘦肉、鱼类、新鲜蔬菜水果等，避免食用油腻、辛辣、刺激性食物，以减轻肝脏的负担，促进肝脏的修复。

对于肾脏功能康复，要保证充足的水分摄入，以促进药物代谢产物的排泄，减轻其对肾脏的毒性影响。根据患儿的肾功能情况，合理调整蛋白质的摄入量，避免高蛋白饮食加重肾脏负担，同时确保摄入足够的热量和其他营养物质，维持机体的正常代谢。可适当补充维生素C、维生素E、锌等具肾脏保护作用的营养素，减轻肾脏氧化损伤，促进肾功能恢复。

营养支持在中毒患儿的康复过程中起着基础性的作用。由于药物中毒可能影响患儿的食欲和消化功能，导致营养摄入不足，因此需要根据患儿的年龄、体重、病情等因素制定个性化的营养方案。保证患儿摄入足够的蛋白质、碳水化合物、脂肪、维生素和矿物质等营养素，以满足机体修复和生长发育的需求。对于不能正常进食的患儿，可采用鼻饲、静脉营养等方式给予营养支持，确保患儿在康复过程中有充足的能量和营养供应。

（三）中毒后随访的重要性与内容

中毒后随访对于及时发现和处理患儿可能出现的后遗症以及评估康复效果具有极其重要的意义。随访的时间安排通常为出院后1周、1个月、3个月、6个月等，在随访过程中，医生会对患儿进行全面的检查和评估，包括询问患儿的症状表现，如是否仍有头痛、头晕、恶心、呕吐、乏力等不适症状；检查生命体征，如体温、脉搏、呼吸、血压等是否稳定；进行体格检查，重点检查神经系统、消化系统、心血管系统等重要器官的功能状态，如观察患儿的精神状态、意识水平、瞳孔反应、肢体活动、腹部体征等。

定期复查的项目主要包括实验室检查和影像学检查。实验室检查如血常规、肝肾功能、电解质、心肌酶谱等，通过这些检查可以了解患儿的血液细胞成分是否正常，肝脏、肾脏功能是否恢复，体内电解质是否平衡，心肌是否受损等情况。例如，肝肾功能检查能够直接反映肝脏和肾脏的恢复程度，如果发现肝功能指标（如谷丙转氨酶、谷草转氨酶、胆红素等）或肾功能指标（如肌酐、尿素氮等）仍有异常，提示可能存在肝脏或肾脏的慢性损伤，需要进一步调整治疗方案。影像学检查如头颅CT、腹部B超等，可用于观察患儿的脑部结构是否有异常改变，以及腹部脏器的形态、结构和血流情况等，有助于早期发现脑部病变、肝脾肿大、肾脏积水等并发症，以便及时采取相应的治疗措施。

在随访过程中，心理疏导与成长发育监测也是重要内容。心理医生或医护人员应密切关注患儿的心理状态变化，及时发现并处理可能出现的心理问题，如焦虑、抑郁、恐惧等情绪障碍或攻击、退缩等行为异常。对于年龄较小的患儿，要关注其生长发育情况，包括身高、体重、智力发育、语言能力、运动能力等方面是否与同龄儿童相符。如果发现患儿存在生长发育迟缓或异常，应及时进行干预，如提供营养指导、康复训练、特殊教育等支持，确保患儿能够健康成长。通过全面的随访和监测，能够及时调整康复治疗方案，提高患儿的康复效果，减少后遗症的发生，保障患儿的身心健康和全面发展。

综上所述，药物误服对儿童健康危害深远。我们明晰了各环节要点，了解常见情形，可从源头预防；熟悉中毒机制，有助于精准施治；掌握诊断方法，能及时发现隐患；急救原则与技术更是挽救生命的关键；不同药物误服的针对性处理，为复杂状况提供解法；预后因素与康复手段，则为儿童后续成长护航。期望借此章节，医护人员可专业应对，家长能谨慎防范，共同为儿童打造安全无虞的成长环境，让他们健康成长。

第十章　食物中毒

在儿科医疗领域，食物中毒严重威胁着儿童的健康与安全。儿童因其好奇心旺盛、辨别能力薄弱，极易成为食物中毒的受害者。变质食物中潜藏的细菌、真菌，以及野外看似诱人的有毒动植物，都可能在不经意间被儿童接触或误食。本章将抽丝剥茧，深度剖析食物中毒的方方面面，从常见诱因、内在机制，到精准诊断、急救要领，再到康复预后，为儿科医护人员、家长呈上系统且实用的知识体系，力求在这场与食物中毒的较量中，守护儿童的成长之路。

第一节　食物中毒的常见原因

一、变质食物引发中毒

食物变质是导致儿童食物中毒的常见原因之一。在日常生活中，若食物保存不当，便容易受到细菌、真菌等微生物的污染，进而产生毒素。夏季气温较高，空气湿度大，这种环境为微生物的生长繁殖提供了有利条件，饭菜等食物极易变质。例如，被金黄色葡萄球菌污染的剩米饭、牛奶及其制品等，在适宜温度下搁置一段时间后，病菌会大量繁殖并产生肠毒素。这种肠毒素耐热性极强，加热煮沸30 min仍毒性不减，儿童食用后可能引发食物中毒。变质食物引发的中毒症状多表现为恶心、呕吐、腹痛、腹泻等急性胃肠炎症状。这是因为细菌或毒素刺激胃肠道黏膜，导致胃肠道功能紊乱。部分儿童可能还会伴有发热、乏力等全身症状，严重时甚至会出现脱水、电解质紊乱等情况，对儿童的健康构成严重威胁。

二、误食有毒动植物

儿童好奇心强，对周围事物缺乏足够的认知和辨别能力，容易误食有毒动植物而导致食物中毒。常见的有毒动植物有很多，如毒蘑菇、河豚、生的四季豆、发芽的马铃薯、鲜黄花菜、含氰苷类植物（如苦杏仁、桃仁等）以及一些常见的观赏植物（如滴水观音、夹竹桃等）。毒蘑菇种类繁多，我国有80多种毒蕈，其中含有剧毒毒素的有10多种。其外观往往与可食用蘑菇相似，容易被误认。误食毒蘑菇后，一般在0.5～6h内出现症状，胃肠炎性中毒主要表现为恶心、剧烈呕吐、腹痛、腹泻等；神经精神型中毒则会出现幻觉、狂笑、手舞足蹈、行动不稳等症状，还可能有多汗、流涎、脉缓、瞳孔缩小等表现；溶血型中毒通常在发病3～4天出现黄疸、血尿、肝脾肿大等溶血症状，死亡率较高。河豚的某些脏器及组织中含河鲀毒素，其毒性稳定，经炒煮、盐腌和日晒等均不能被破坏。儿童误食后10min至3h内会出现症状，主要表现为感觉障碍、瘫痪、呼吸衰竭等，死亡率极高。生的四季豆中含有的皂苷和植物血凝素，未充分煮熟时食用可导致中毒，一般在进食后1～5h出现症状，如恶心、呕吐、胸闷、心慌、出冷汗、手脚发冷、四肢麻木、畏寒等。马铃薯发芽或部分变绿时，其中的龙葵碱大量增加，烹调时若未能去除或破坏掉龙葵碱，食后会发生中毒，多在进食后10min至数小时出现症状，先有咽喉抓痒感及灼烧感，上腹部灼烧感或疼痛，随后出现胃肠炎症状，剧烈呕吐、腹泻，还可伴有头晕、头痛、轻度意识障碍、呼吸困难等，重者可因心脏衰竭、呼吸中枢麻痹死亡。含氰苷类植物如苦杏仁、桃仁等，儿童若误食过量，其中的氰苷在体内会水解生成氢氰酸，可导致中毒，出现头晕、头痛、恶心、呕吐、心悸、呼吸困难等症状，严重时可因呼吸麻痹而死亡。一些常见的观赏植物如滴水观音、夹竹桃等，其汁液或植株含有毒素。滴水观音的茎内白色汁液有毒，滴下的水也有毒，误碰或误食其汁液可能会引起咽部和口部不适、胃里有灼痛感，严重时可能导致心脏停搏死亡。夹竹桃全株有毒，误食其花朵、叶子等可能出现头痛、恶心呕吐、食欲下降、疲倦乏力、心动过缓等症状，严重时可致心律失常、传导阻滞等，甚至危及生命。

第二节 食物中毒的机制

一、不同食物中毒源对机体的作用原理

（一）细菌毒素对消化系统及全身的影响

细菌毒素是导致食物中毒的重要因素之一，不同细菌产生的毒素对人体消化系统和全身各器官、系统有着不同的作用机制。以金黄色葡萄球菌为例，其产生的肠毒

素具有极强的耐热性，在高温环境下仍能保持活性。当儿童摄入被金黄色葡萄球菌污染且产生肠毒素的食物后，肠毒素会作用于胃肠道黏膜。具体而言，它会刺激胃肠道黏膜上皮细胞的腺苷酸环化酶，使细胞内的环磷酸腺苷（cAMP）水平升高，进而导致胃肠道黏膜细胞分泌功能亢进，大量液体和电解质分泌到肠腔，引起呕吐和腹泻等症状。同时，肠毒素还可能影响肠道的正常蠕动节奏，使肠道蠕动加快或紊乱，进一步加重胃肠道症状。除了对消化系统的直接作用外，金黄色葡萄球菌肠毒素吸收入血后，可通过血液循环到达全身各个部位，对其他器官系统产生不良影响。它可能作用于神经系统，导致儿童出现头晕、头痛、乏力等症状，这是因为毒素干扰了神经系统的正常生理功能，影响了神经递质的传递和神经细胞的代谢。在严重的情况下，细菌毒素还可能影响心血管系统，导致血压下降、心率加快等，甚至引发休克，这是由于毒素对心脏和血管平滑肌细胞的作用，使血管张力改变，心脏功能受到抑制。

再如大肠杆菌，某些致病性大肠杆菌菌株能产生志贺样毒素。这种毒素进入人体后，会先与肠道上皮细胞表面的特定受体结合，然后通过内吞作用进入细胞内。在细胞内，志贺样毒素可抑制蛋白质的合成，导致肠道上皮细胞受损，肠黏膜屏障功能破坏，从而使患者引起腹泻、腹痛等胃肠道症状，严重时可出现血便。志贺样毒素一旦吸收入血，会随血流到达肾脏，与肾脏细胞的特定靶点结合，损伤肾小球内皮细胞和肾小管上皮细胞，引发溶血性尿毒综合征，表现为血尿、少尿或无尿、肾功能衰竭等严重后果。此外，它还可能影响血液系统，导致血小板减少、贫血等症状，这是因为毒素干扰了骨髓造血干细胞的正常功能，抑制了血小板和红细胞的生成。

沙门氏菌食物中毒也较为常见，沙门氏菌在肠道内繁殖过程中，可产生内毒素和外毒素。内毒素能激活肠道黏膜的免疫细胞，引发炎症反应，使肠道黏膜充血、水肿、渗出增加，导致腹痛、腹泻等症状。内毒素还可通过肠道黏膜进入血液循环，作用于全身的巨噬细胞和内皮细胞，释放一系列炎症介质，如肿瘤坏死因子-α（TNF-α）、白细胞介素-1（IL-1）等，引起发热、全身不适等全身症状，严重时可导致感染性休克。沙门氏菌外毒素则可直接作用于肠道上皮细胞，改变细胞的通透性，使肠道内的水分和电解质大量丢失，加重腹泻症状。

（二）有毒动植物所含毒素的作用靶点与途径

有毒动植物所含毒素的作用靶点与途径各异，对人体健康造成的危害也各不相同。例如，毒蘑菇中的鹅膏毒肽主要作用于肝脏细胞。它会特异性地抑制肝细胞内的

RNA聚合酶Ⅱ，这种酶在蛋白质合成过程中起着关键作用，负责转录合成信使RNA（mRNA）。鹅膏毒肽与RNA聚合酶Ⅱ结合后使其失活，阻断mRNA合成，致肝细胞无法正常合成蛋白质，进而引起肝细胞坏死、肝功能衰竭。中毒初期，儿童可出现恶心、呕吐、腹痛、腹泻等胃肠道症状，这是由于毒蘑菇中的毒素刺激胃肠道黏膜所致。随着毒素的吸收和作用，随后会出现黄疸、肝区疼痛、肝功能异常等肝脏受损的表现，严重时可因肝功能衰竭而死亡。

河鲀毒素是一种毒性极强的神经毒素，主要存在于河豚的肝脏、卵巢、皮肤等组织中。其作用靶点是神经细胞膜上的钠离子通道。正常情况下，钠离子通道的开放和关闭控制着神经细胞的兴奋性和动作电位的产生。河鲀毒素能够特异性地与钠离子通道结合，阻止钠离子的内流，从而使神经细胞的动作电位无法产生，神经冲动的传导被阻断。当儿童误食含有河鲀毒素的河豚后，毒素迅速作用于神经系统，首先影响周围神经，导致口唇、舌尖、手指等部位出现麻木、刺痛感，随后逐渐蔓延至四肢及全身。随着中毒程度的加深，会出现肢体无力、共济失调、肌肉麻痹等症状，严重时可累及呼吸肌，导致呼吸衰竭，这是因为呼吸肌的麻痹使呼吸运动无法正常进行，最终危及生命。

含氰苷类植物如苦杏仁、桃仁等所含的氰苷，在人体胃肠道内经水解后会产生氢氰酸。氢氰酸的主要作用靶点是细胞内的线粒体呼吸链。线粒体呼吸链是细胞进行有氧呼吸、产生能量（ATP）的关键部位。氢氰酸可与线粒体呼吸链中的细胞色素氧化酶中的铁离子结合，使其失去传递电子的能力，从而阻断了呼吸链的电子传递过程，导致细胞无法利用氧进行有氧呼吸，能量产生急剧减少。同时，无氧呼吸过程增强，产生大量乳酸，引起细胞内酸中毒。儿童误食含氰苷类植物后，会迅速出现中毒症状，如头晕、头痛、恶心、呕吐、心悸、呼吸困难等。由于中枢神经系统对缺氧最为敏感，所以早期症状主要表现为神经系统的功能障碍，严重时可因呼吸中枢麻痹而死亡。

某些有毒植物的毒素还可能作用于心血管系统。例如，夹竹桃中的强心苷类毒素可作用于心肌细胞膜上的钠钾–ATP酶。该酶在维持心肌细胞的离子平衡和正常生理功能方面起着重要作用。强心苷类毒素与钠钾–ATP酶结合后，抑制其活性，使细胞内钠离子浓度升高，钾离子浓度降低，进而导致心肌细胞的兴奋性、自律性、传导性和收缩性发生改变，出现心律失常、心跳加快或减慢、心肌收缩力减弱等症状，严重时可导致心搏骤停。

二、毒物的吸收、分布与代谢特点

（一）特殊食物中毒源在体内的代谢过程

黄曲霉毒素是一种常见且危害严重的特殊食物中毒源，主要存在于霉变的花生、谷物、果仁和大米等食物中。当儿童摄入含有黄曲霉毒素的食物后，黄曲霉毒素主要经消化道吸收，尤其是在小肠部位，通过被动扩散和主动转运的方式进入肠黏膜细胞，然后进入血液循环。进入血液后，黄曲霉毒素大部分会分布到肝脏，少部分分布在肾脏、血液、肌肉、脂肪组织等。在肝脏中，黄曲霉毒素主要经羟基化、去甲基和环氧化等作用进行代谢转化。其中，环氧化作用产生的黄曲霉毒素环氧化物是主要毒性代谢产物，可与肝细胞内DNA、RNA和蛋白质等生物大分子结合形成加合物，导致基因突变、染色体畸变等遗传物质损伤，进而引发肝癌等恶性肿瘤。此外，黄曲霉毒素还可诱导肝脏细胞内的一些酶系统，如细胞色素P450酶系，使其活性发生改变，影响肝脏对其他药物和毒物的代谢功能，进一步加重肝脏的损伤。一部分黄曲霉毒素及其代谢产物会通过肝脏的排泄系统，如胆汁，排入肠道，随粪便排出体外；另一部分则可能通过肾脏经尿液排出。但由于黄曲霉毒素的毒性较强，其在体内的代谢过程相对缓慢，即使摄入量较少，也可能在体内蓄积，对儿童的健康造成长期潜在危害。

（二）对儿童生理代谢的干扰

儿童由于生理机能尚未发育完善，食物中毒源的毒素更容易对其正常的生理代谢产生干扰。在消化系统方面，毒素可能破坏胃肠道黏膜细胞的正常结构和功能。例如，细菌毒素可导致胃肠道黏膜上皮细胞的损伤，使肠道的吸收功能下降，影响营养物质的吸收，如维生素、矿物质、氨基酸等。这可能导致儿童出现营养不良、生长发育迟缓等问题。同时，胃肠道功能紊乱还可能引起消化液分泌异常，进一步影响食物的消化和吸收。在代谢方面，毒素可能干扰肝脏的正常代谢功能。肝脏是人体重要的代谢器官，负责多种物质的合成、分解和转化。食物中毒产生的毒素可能影响肝脏细胞内的酶系统，如前所述的黄曲霉毒素对细胞色素P450酶系的影响，导致肝脏对脂肪、蛋白质、糖类等物质的代谢失衡。例如，可能使脂肪代谢紊乱，导致脂肪在肝脏内堆积，形成脂肪肝；或者使蛋白质合成减少，影响身体组织的修复和生长。此外，毒素还可能影响肾脏的排泄功能，肾脏在维持体内水、电解质和酸碱平衡方面起着关键作用。食物中毒后，肾脏可能因毒素的作用而受损，导致其对水、电解质的重吸收和排泄功能障碍，引起水、电解质紊乱，如低钾血症、高钠血症等，酸碱平衡失调，如代谢性酸中毒或碱中毒等，这些都会对儿童的身体健康产生严重影响。在激素调节方面，毒素可能干扰内分泌系统的正常功能。例如，某些毒素可能影响甲状腺激素的合成、分泌或作用，甲状腺激素对儿童的生长发育、神经系统发育和基础代谢率有着重要调节作用。甲状腺激素分泌异常可能导致儿童生长发育异常、智力发育迟缓、基础代谢率改变等问题。又如，毒素还可能影响胰岛素的分泌和作用，导致血糖调节失衡，出现高血糖或低血糖等情况，进一步影响儿童的身体机能和生长发育。

第三节 食物中毒的临床表现

一、急性中毒的一般症状

（一）呕吐、腹泻等胃肠道表现

食物中毒后，儿童常出现呕吐、腹泻等胃肠道症状。呕吐的频率和程度因中毒源不同而异，一般较为频繁，可能每隔几分钟就会发生一次。呕吐物的性状特点也有所不同，初期可能为进食的食物，随后可能变为含有胆汁的液体，严重时甚至会带有血丝。例如，金黄色葡萄球菌肠毒素引发的食物中毒，呕吐多较为剧烈，这是因为肠毒素刺激胃肠道黏膜，引起胃肠道的强烈反应，促使胃部肌肉收缩，将胃内容物强力排出。

腹泻的次数同样因中毒情况而有差别，轻者每日数次，重者可达数十次，大便性状多样，如黄色稀便、水样便、黏液便或脓血便等。大肠杆菌O157：H7感染导致的食物中毒，常出现水样便或血水样便，这是由于该菌产生的毒素破坏了肠道黏膜上皮细胞，影响了肠道对水分和电解质的正常吸收与分泌，同时损伤肠道血管，导致血液渗出。

（二）发热、乏力等全身症状

发热也是食物中毒常见的全身症状之一，其出现的时间通常在中毒后的数小时至数天内，热度范围多在37.5～39℃之间，不过也可能因中毒的严重程度和个体差异而有所不同。发热的产生机制主要是食物中毒引发了身体的免疫反应，细菌或毒素作为外来抗原，刺激免疫系统中的巨噬细胞、淋巴细胞等免疫细胞释放如白细胞介素-1、肿瘤坏死因子-α等内源性致热原，这些致热原作用于下丘脑的体温调节中枢，使体温调定点上移，从而导致发热。例如，沙门氏菌食物中毒时，病菌在肠道内繁殖并释放内毒素，内毒素进入血液循环后触发免疫反应，进而引起发热。

乏力程度与持续时间也各不相同，轻度中毒时，儿童可能仅表现为稍感疲倦、活动耐力下降；重度中毒时，则可能出现极度乏力，甚至无法站立或行走，且乏力症状可持续数天至数周。乏力的产生与中毒导致的身体代谢紊乱、能量消耗增加以及电解质失衡等因素有关。呕吐和腹泻会使身体丢失大量水分和电解质，如钾、钠、氯等，影响神经肌肉的正常功能，导致肌肉收缩无力，同时也会影响心脏、肝脏等重要器官的功能，使身体整体机能下降，从而产生乏力感。此外，发热过程中身体代谢加快，能量消耗增多，若营养补充不及时，也会加重乏力症状。

二、特定食物中毒的典型体征

（一）细菌性食物中毒的特征性症状体征

不同细菌引发的食物中毒具有特有的体征。沙门氏菌食物中毒时，腹痛常出现在脐周或右下腹，疼痛程度轻重不一，可为隐痛、胀痛或绞痛，部分患者还会伴有明显的腹泻，多为水样便或带有黏液、脓血的稀便，这是因为沙门氏菌在肠道内大量繁殖，侵袭肠道黏膜，导致肠道炎症和渗出。同时，患者往往伴有发热，体温可达38～39℃，还可能出现全身乏力、头痛、肌肉疼痛等症状，发热通常在进食后12～72h内出现，这是由于沙门氏菌及其毒素引发了全身性的炎症反应，刺激免疫系统产生一系列免疫应答，释放致热物质，影响体温调节中枢。

副溶血性弧菌食物中毒的粪便多为水样便、血水样便、黏液便或脓血便，里急后重感不明显。患者常伴有上腹部阵发性绞痛，这是由于该菌产生的溶血毒素等对胃肠道黏膜和肠道平滑肌产生刺激，引起肠道痉挛性收缩。此外，还可能出现恶心、呕吐、发热等症状，发热一般在37.5～38.5℃之间，这是细菌毒素导致身体免疫反应和炎症的表现。

葡萄球菌肠毒素食物中毒起病急骤，呕吐尤为剧烈，呕吐物可呈胆汁性或含血黏液，这是因为葡萄球菌肠毒素对胃黏膜具有强烈的刺激作用，导致胃部肌肉剧烈收缩，使胃内容物喷射而出。腹泻相对较轻，多为黄色稀便或水样便，每日数次，常伴有恶心、腹痛、发热等症状，发热一般在38℃左右，这些症状是由于肠毒素进入肠道后，影响肠道正常功能，引发肠道炎症反应，同时肠毒素刺激神经系统，导致全身不适。

变形杆菌食物中毒则常表现为脐周阵发性剧烈绞痛，这是由于变形杆菌在肠道内生长繁殖过程中产生的毒素和酶，对肠道神经和肌肉产生刺激，引起肠道蠕动失调和痉挛。腹泻为水样便，伴有黏液，且有恶臭气味，一日数次，同时可能伴有恶心、呕吐、发热等症状，发热程度多在37.5～38.5℃之间，这是变形杆菌及其毒素作用于胃肠道和全身免疫系统，引发炎症反应的结果。

（二）有毒蘑菇中毒的特殊表现

有毒蘑菇中毒后的症状复杂多样，具有多种特殊表现。某些毒蘑菇中毒会引起幻觉，如毒蝇伞中毒，患者可能出现幻视、幻听、精神错乱等症状，看到不存在的物体或景象，听到异常的声音，甚至出现行为异常，如手舞足蹈、狂笑或大哭等，这是因为毒蘑菇中的毒素作用于中枢神经系统，影响神经递质的正常传递和神经细胞的功能，干扰了大脑对视觉、听觉等感觉信息的处理和对行为的控制。

部分毒蘑菇会导致溶血症状，如鹿花菌中毒，多在发病3～4天后出现黄疸、血尿、肝脾肿大等表现，这是由于毒蘑菇中的毒素破坏了红细胞的细胞膜，使红细胞内的血红蛋白释放到血液中，同时肝脏和脾脏在处理这些异常红细胞时发生肿大，胆红素代谢异常，导致黄疸和血尿的出现，严重时可因溶血导致急性肾衰竭、休克等并发症，甚至危及生命。

还有些毒蘑菇中毒会引起胃肠炎症状，如毒红菇中毒，主要表现为恶心、剧烈呕吐、腹痛、腹泻等，这是因为毒红菇中的毒素刺激胃肠道黏膜，导致胃肠道黏膜充血、水肿、渗出，引起胃肠道功能紊乱，与一般的细菌性胃肠炎症状相似，但通常更为严重，若不及时治疗，可能因脱水、电解质紊乱、休克等而死亡。

（三）发芽土豆中毒的相关症状

发芽土豆含有的龙葵素中毒后，在口腔、胃肠道以及神经系统等方面会呈现出特定症状。在口腔方面，患者会先有咽喉瘙痒感及灼烧感，这是由于龙葵素对口腔黏膜和咽喉黏膜产生直接刺激，引起局部黏膜的炎症反应。随后会出现上腹部灼烧感或疼痛，这是因为龙葵素进入胃肠道后，刺激胃黏膜，导致胃黏膜受损，胃酸分泌增加，引起胃部疼痛。

胃肠道症状主要表现为剧烈呕吐、腹泻，这是龙葵素作用于胃肠道平滑肌，导致胃肠道蠕动加快、痉挛，同时影响胃肠道黏膜的吸收和分泌功能，使胃肠道内的食物和液体快速排出。严重时可因呕吐和腹泻导致脱水、电解质紊乱，甚至休克。

在神经系统方面，可伴有头晕、头痛、轻度意识障碍、呼吸困难等症状，这是因为龙葵素能够影响神经系统的正常功能，干扰神经细胞的代谢和神经冲动的传导，对中枢神经系统产生抑制作用，导致大脑供血不足、缺氧，进而出现头晕、头痛等症状，严重时可影响呼吸中枢，导致呼吸困难，若呼吸中枢麻痹则可致死亡。

第四节　食物中毒的诊断方法

一、详细病史采集

（一）中毒时间、食物种类推测

准确推断中毒时间对于食物中毒的诊断至关重要。儿童食物中毒的发作时间因中毒源不同而存在差异。若为误食化学性毒物，如有机磷农药等，症状往往在数分钟至半小时内迅速出现，这是因为化学毒物通常能快速被胃肠道吸收并作用于机体。而细菌性食物中毒一般在进食后1～12h内发病，例如沙门氏菌感染，其发病时间相对较为集中在这个时间段；偶有1～3d后发病的情况，如某些致病性大肠杆菌引发的食物中毒。变质食物导致的中毒，发病时间也多在进食后数小时内。通过详细询问患儿出现症状的时间，并结合食物的消化时间、毒物的作用特点等因素，可以大致确定中毒发生的时间范围。

在病史询问过程中，需全面了解患儿此前的进食情况，包括食物的种类、来源、烹饪方式以及进食量等。对于可能导致中毒的食物种类，需要重点排查。例如，询问是否食用了变质的肉类、蛋类、奶制品等富含蛋白质的食物，这些食物容易被细菌污染并产生毒素，如金黄色葡萄球菌污染牛奶后产生的肠毒素可引发中毒。还要关注是否进食了野生蘑菇、发芽土豆、未煮熟的四季豆等常见的有毒食物。对于食用的水果和蔬菜，要了解其新鲜程度、是否有农药残留等情况。如食用了喷洒有机磷农药且未清洗干净的果蔬，可能导致有机磷中毒。通过对进食食物种类的仔细梳理，可以初步筛选出可能导致中毒的可疑食物，为进一步明确中毒源提供重要线索。

（二）进食环境与同餐人员情况了解

了解进食环境对于判断食物中毒的原因具有重要意义。询问进食场所是否卫生，如餐厅、家庭厨房等环境的清洁程度，包括餐具是否清洁、食材储存是否得当等。若在卫生条件差的路边摊或小餐馆进食，食物受到细菌、病毒、寄生虫等污染的风险较高。观察食物储存环境，如是否存在食物变质、发霉、异味等现象，例如在高温潮湿的夏季，食物容易变质，若发现有变质迹象的食物被食用，那么很可能是导致中毒的原因。还要考虑是否有有毒物质混入食物的可能，如厨房中是否存放有毒化学品且摆放不当，可能误混入食物中。

询问同餐人员是否出现类似中毒症状也是关键环节。如果同餐人员均出现了相似的胃肠道症状，如恶心、呕吐、腹痛、腹泻等，或其他系统症状，如发热、乏力、头晕等，那么食物中毒的可能性较大。通过了解同餐人员的发病情况，可以初步判断中毒的范围和严重程度，有助于进一步确定是否为食物中毒以及中毒源排查。例如，在一次集体聚餐后，多人出现了相似的食物中毒症状，通过对聚餐食物的调查和同餐人员症状的分析，能够更快地锁定可疑食物，为及时救治提供依据。

二、体格检查重点

（一）生命体征监测与异常体征识别

生命体征的监测是评估食物中毒患儿病情严重程度的重要依据。体温方面，发热是食物中毒常见的症状之一，多数患儿体温会升高至37.5～39℃之间，这是由于食物中毒引发身体的免疫反应，导致体温调节中枢紊乱。不同类型的食物中毒发热程度和热型可能有所不同，例如沙门氏菌食物中毒常伴有高热，体温可达38～39℃，且持续时间较长；而某些轻度食物中毒可能仅表现为低热。在测量体温时，应注意测量方法的准确性，对于儿童可采用腋温、肛温或耳温测量，避免因测量误差导致误判。

脉搏的监测也不容忽视，食物中毒可能导致患儿脉搏发生变化。一般来说，轻度中毒时脉搏可能稍加快，通常在每分钟90～110次；而在严重中毒，尤其是出现脱水、休克等并发症时，脉搏会明显加快，可超过每分钟120次，且脉搏细弱。这是因为中毒导致身体代谢紊乱、血容量不足，心脏为了维持血液循环而加快跳动。同时，还需注意脉搏的节律是否整齐，某些毒物可能影响心脏的传导系统，导致心律失常，如河鲀毒素中毒可引起心动过缓、房室传导阻滞等。

呼吸频率和节律同样是重要的监测指标。食物中毒患儿可能出现呼吸频率加快，每分钟可达25～35次，甚至更高，这是由于中毒引起身体代谢异常，酸性代谢产物增加，刺激呼吸中枢，使呼吸加快以排出过多的二氧化碳。例如，在细菌性食物中毒引发的代谢性酸中毒时，呼吸会代偿性增快。同时，要观察呼吸节律是否规则，某些毒物可抑制呼吸中枢，导致呼吸节律紊乱，如毒蘑菇中毒中的某些品种可引起呼吸减慢、呼吸暂停等危险情况。

血压的变化在食物中毒患儿中也较为常见。轻度中毒时血压可能基本正常或略有波动，而在严重中毒伴有脱水、休克时，血压会明显下降，收缩压可低于90 mmHg，舒张压低于60 mmHg。这是因为食物中毒导致大量呕吐、腹泻，使身体失去大量水分和电解质，血容量急剧减少，血管充盈不足，从而引起血压下降。

通过精确监测和分析生命体征，能够初步判断食物中毒的严重程度及有无并发症，为及时施行有效治疗措施提供重要依据。例如，一个患儿出现高热、脉搏细弱、呼吸急促、血压下降等生命体征异常，提示可能是严重的食物中毒，伴有休克的发生，需要立即进行抗休克治疗，包括补充液体、纠正电解质紊乱、应用血管活性药物等。

（二）腹部体征及其他相关体征观察

腹部体征的检查对于食物中毒的诊断具有重要提示作用。观察患儿腹部是否有压痛、反跳痛以及压痛的部位和程度。一般来说，食物中毒引起的胃肠道炎症常导致脐周或上腹部压痛，如沙门氏菌食物中毒多表现为脐周压痛，而葡萄球菌肠毒素食物中毒则常以上腹部压痛为主。若出现反跳痛，提示可能存在腹膜炎等严重并发症，这是由于胃肠道炎症严重，累及腹膜所致。例如，在某些细菌性食物中毒导致肠道穿孔时，会出现明显的腹部反跳痛、腹肌紧张等腹膜炎体征。

肠鸣音的变化也是腹部检查的重点内容。食物中毒时，肠鸣音通常会亢进，表现为肠鸣音次数增多，每分钟可达10～15次，且声音响亮、高亢，这是因为胃肠道受到刺激，蠕动加快，试图将有毒物质排出体外。但在某些严重中毒导致麻痹性肠梗阻时，肠鸣音会减弱或消失，这是由于肠道神经受到抑制，蠕动功能丧失。如肉毒杆菌中毒可影响神经肌肉接头的传递，导致肠道麻痹，肠鸣音减弱或消失。

除了腹部体征外，还需观察患儿全身其他相关体征。检查皮肤有无皮疹、黄疸等表现，某些食物中毒可伴有皮肤症状。例如，在食用某些鱼类后出现的组胺中毒，患儿可能出现皮肤潮红、荨麻疹等皮疹症状，这是由于组胺释放导致皮肤血管扩张和通透性增加所致。而毒蘑菇中毒中的部分类型，如鹅膏毒肽中毒，可能在中毒后数天出现黄疸，这是因为毒素对肝脏造成损害，影响胆红素的代谢和排泄。观察患儿的精神状态、意识水平也非常重要，如是否有烦躁、嗜睡、昏迷等表现。一些严重的食物中毒，如肉毒毒素中毒，可影响神经系统功能，导致患儿出现精神萎靡、意识障碍甚至昏迷，这是因为肉毒毒素抑制神经递质的释放，干扰神经冲动的传导，影响大脑的功能。此外，还要注意检查患儿的口腔黏膜、眼部等部位是否有异常，如口腔黏膜是否有溃疡、出血，眼部是否有瞳孔变化等，某些毒物可能对这些部位产生特殊影响，为精准诊断提供更全面的线索。

三、实验室检查手段

（一）血液、粪便等标本的检测

血液和粪便标本的检测在食物中毒诊断中具有重要价值。对于血液标本，采集后主要检测白细胞计数、分类以及血清中的各种生化指标。在细菌性食物中毒时，白细胞计数通常会升高，尤其是中性粒细胞比例增加，这是因为细菌感染引发身体的炎症反应，骨髓中的造血干细胞加速生成白细胞，以对抗细菌感染。例如，沙门氏菌食物中毒患儿的白细胞计数可明显升高，可达（10～20）× 10^9/L甚至更高，中性粒细胞比例可超过70%。同时，还可检测血清中的电解质水平，如钾、钠、氯等，食物中毒引发的呕吐、腹泻常导致电解质紊乱，如低钾、低钠血症等，检测可及时评估其严重程度，并采取纠正措施。此外，对于怀疑有肝肾功能损害的患儿，还需检测肝功能指标（如谷丙转氨酶、谷草转氨酶、胆红素等）和肾功能指标（如肌酐、尿素氮等），某些毒物可直接损伤肝脏和肾脏细胞，导致这些指标异常升高。例如，毒蘑菇中的鹅膏毒肽可严重损害肝脏，使谷丙转氨酶、谷草转氨酶急剧升高，胆红素水平上升，出现黄疸等症状；一些化学性毒物如汞、铅等中毒可影响肾脏功能，导致肌酐、尿素氮升高，反映肾功能受损。

粪便标本的检测主要包括粪便常规检查和病原体检测。粪便常规检查可观察粪便的性状、颜色、有无脓血等，如细菌性食物中毒时，粪便可能为水样便、黏液便或脓血便，这有助于初步判断感染的类型和程度。同时，进行粪便细菌培养是确定细菌性食物中毒病原体的关键方法，通过将粪便标本接种在特定的培养基上，培养出病原菌，并进一步进行鉴定，可明确是何种细菌导致的中毒。例如，培养出沙门氏菌、志贺氏菌、大肠杆菌等病原菌，即可确诊为相应细菌引起的食物中毒。此外，对于某些特殊的食物中毒，如病毒感染导致的食物中毒（如诺如病毒），还可采用免疫学方法或分子生物学方法检测粪便中的病毒抗原或核酸，以确定病毒的种类。

（二）肝肾功能、电解质等生化指标辅助诊断

肝肾功能和电解质等生化指标的检测对于全面评估食物中毒患儿的病情和预后具

有重要意义。肝功能检查中，除了上述提到的谷丙转氨酶、谷草转氨酶和胆红素外，还可检测白蛋白、球蛋白、凝血酶原时间等指标。在食物中毒导致肝脏损伤时，白蛋白合成可能减少，导致人血白蛋白水平下降；球蛋白可能因免疫反应而升高；凝血酶原时间可能延长，这是因为肝脏受损影响了凝血因子的合成，使血液凝固功能下降，容易出现出血倾向。这些指标的变化不仅反映了肝脏的受损程度，还可用于监测治疗效果和判断预后。例如，在治疗过程中，如果肝功能指标逐渐恢复正常，说明肝脏功能在逐步改善，预后较好；反之，如果指标持续恶化，则提示病情严重，可能出现肝功能衰竭等并发症。

肾功能检查中的肌酐和尿素氮是反映肾小球滤过功能的重要指标。食物中毒引起的脱水、休克或毒物直接对肾脏的损害，均可导致肌酐和尿素氮升高。一般来说，儿童血清肌酐正常范围在24.9～69.7μmol/L，尿素氮在1.8～6.4mmol/L，当食物中毒患儿的肌酐和尿素氮明显超出正常范围时，提示肾脏功能受损。此外，还可检测肾脏的浓缩和稀释功能，如测定尿比重、尿渗透压等，了解肾小管的功能状态。例如，在某些中毒导致肾小管损伤时，尿比重可能固定在1.010左右，提示肾小管浓缩和稀释功能障碍。

电解质检测对于维持患儿体内的酸碱平衡和神经肌肉功能至关重要。呕吐和腹泻可导致大量电解质丢失，引起电解质紊乱。常见的电解质紊乱包括低钾血症（血清钾低于3.5mmol/L）、低钠血症（血清钠低于135mmol/L）、低氯血症（血清氯低于96mmol/L）等。低钾血症可导致患儿肌肉无力、心律失常等症状，严重时可危及生命；低钠血症可引起患儿恶心、呕吐、头痛、嗜睡等神经系统症状和循环系统症状，如血压下降等。通过检测电解质水平，及时发现并纠正电解质紊乱，可有效缓解患儿的症状，促进病情恢复。例如，对于低钾血症患儿，可通过口服或静脉补钾进行纠正，但补钾过程中需注意浓度和速度，避免发生高钾血症等并发症。同时，还可检测血清中的碳酸氢根离子水平，了解患儿是否存在酸碱平衡失调，如代谢性酸中毒或碱中毒，这对于指导治疗和调整药物剂量具有重要参考价值。

第五节　食物中毒的急救原则与技术

一、现场急救的即刻措施

（一）催吐、洗胃的正确操作与时机

催吐是排出胃内毒物的重要方法之一，适用于中毒时间较短（一般在4～6 h内）且意识清醒的患儿。对于年龄较小的儿童，可采用刺激咽后壁的方法催吐，如用手指、筷子或压舌板轻轻按压舌根部，刺激其产生呕吐反射。但需注意动作要轻柔，避免损伤咽喉部。较大儿童可口服适量温盐水（约15～20 mL/kg）后15～30 min尝试进行催吐，以增加催吐效果并减少毒物对胃黏膜的刺激。催吐过程中应密切观察患儿的反应，防止呕吐物误吸导致窒息。当呕吐物为清亮液体且无明显异味时，可停止催吐。对于摄入腐蚀性毒物（如强酸、强碱等）、石油制品（如汽油、煤油等），或出现抽搐、昏迷等症状患儿，禁止催吐，以免造成更严重损伤。

洗胃也是清除胃内毒物的有效手段，但需依据中毒情况谨慎选择洗胃的时机和方式。洗胃一般在中毒后6 h内进行效果较好，越早进行，毒物吸收越少。对于某些毒物，如有机磷农药中毒，即使中毒时间稍长，也应积极洗胃。洗胃时应根据毒物的种类选择合适的洗胃液，如敌百虫中毒禁用碱性洗胃液（如碳酸氢钠溶液），因其在碱性环境下会转化为毒性更强的敌敌畏；而乐果中毒则不宜使用高锰酸钾溶液洗胃，否则会使其氧化成毒性更强的物质。一般来说，常用的洗胃液有生理盐水、2%碳酸氢钠溶液（敌百虫中毒除外）、1∶5000高锰酸钾溶液等。洗胃操作需由专业医护人员进行，通过胃管将洗胃液缓慢注入胃内，每次注入量不宜过多（一般为10～20 mL/kg），具体需根据患儿个体情况调整。然后反复抽吸，直至洗出液澄清无味为止。在洗胃过程中，要密切观察患儿的生命体征，如出现异常应立即停止洗胃并进行相应处理。此外，洗胃过程中还需注意洗胃液的温度，一般以接近体温为宜，避免过冷或过热刺激胃部。

（二）保持呼吸道通畅

在患儿出现呕吐、昏迷等情况时，保持呼吸道通畅至关重要，以防止窒息等危险情况发生。若患儿呕吐，应立即将其头部偏向一侧，清除口腔内的呕吐物，可用纱布或手帕包裹手指，将呕吐物抠出，避免呕吐物反流进入气管导致窒息。对于昏迷的患儿，应采取平卧位，头偏向一侧，可在颈部下方垫一薄枕，使头部稍向后仰，以保持

气道通畅。同时，要密切观察患儿的呼吸情况，若发现呼吸急促、困难或有呼吸暂停等现象，应及时检查呼吸道是否有异物堵塞，并进行相应的处理，如进行人工呼吸、吸氧等。若怀疑有气道异物，可尝试采用海姆利希急救法进行清除，但操作时需谨慎，避免对患儿造成损伤。在整个急救过程中，要确保患儿的呼吸道始终处于通畅状态，为后续的治疗争取时间。

二、特效解毒剂的应用

（一）常见食物中毒对应的特效解毒药物

不同类型的食物中毒需要使用相应的特效解毒药物进行治疗。例如，有机磷农药中毒的特效解毒剂是阿托品和胆碱酯酶复能剂（如碘解磷定、氯解磷定等）。阿托品能竞争性阻断乙酰胆碱与M受体的结合，缓解毒蕈碱样症状（如瞳孔缩小、腺体分泌增加、平滑肌痉挛等），但对烟碱样症状（如肌肉震颤、抽搐等）效果较差。胆碱酯酶复能剂则可使被抑制的胆碱酯酶恢复活性，分解体内积聚的乙酰胆碱，从而缓解中毒症状。两者联合使用可起到协同作用，提高解毒效果。

毒蘑菇中毒的特效解毒药物因蘑菇种类而异。对于含有鹅膏毒肽的毒蘑菇中毒，可使用青霉素G进行治疗，其作用机制可能是通过抑制肝细胞对鹅膏毒肽的摄取，从而减少毒素对肝脏的损害。此外，水飞蓟宾也有一定的解毒作用，它能够稳定肝细胞膜，促进肝细胞的修复和再生，减轻肝脏炎症反应。对于误食含毒蕈碱的毒蘑菇中毒，可使用阿托品进行解救，以对抗毒蕈碱样症状。

亚硝酸盐中毒的特效解毒剂是亚甲蓝（又称美蓝）。亚硝酸盐可使血红蛋白中的二价铁氧化为三价铁，形成高铁血红蛋白，失去运输氧的能力，导致组织缺氧。亚甲蓝可作为电子传递体，促进高铁血红蛋白还原为正常血红蛋白，恢复其携氧功能，从而缓解中毒症状。一般采用小剂量（1～2 mg/kg）的亚甲蓝缓慢静脉注射，注射速度不宜过快，以免引起不良反应。

河鲀毒素中毒目前尚无特效解毒药物，但可试用半胱氨酸等药物进行治疗。半胱氨酸可能通过与河鲀毒素结合，降低其毒性，或促进毒素的代谢和排泄，从而减轻中毒症状。同时，对于河鲀毒素中毒引起的呼吸衰竭、心律失常等并发症，应采取相应的对症支持治疗措施，如机械通气、抗心律失常药物治疗等，以维持患儿的生命体征稳定。

（二）解毒剂的使用剂量与注意事项

使用特效解毒剂时，准确的剂量计算至关重要。以阿托品为例，在治疗有机磷农药中毒时，其剂量应根据患儿的中毒程度、年龄、体重等因素进行个体化调整。一般来说，轻度中毒可首次给予0.02～0.03mg/kg静脉注射，每15～30分钟重复一次，直至瞳孔散大、口干、皮肤干燥等症状出现后逐渐减量；中度中毒首次剂量为0.03～0.05mg/kg，静脉注射，每15分钟重复一次，病情好转后逐渐减量；重度中毒首次剂量为0.05～0.1mg/kg，静脉注射，必要时可每5～10分钟重复一次，待症状明显改善后逐渐减量并延长给药时间。在使用过程中，要密切观察患儿的反应，如出现瞳孔散大、心率加快、烦躁不安等阿托品症状时，应适当减量或延长给药时间，避免阿托品中毒。

碘解磷定的使用剂量一般为轻度中毒15mg/kg，中度中毒30mg/kg，重度中毒50～100mg/kg，用生理盐水或5%葡萄糖溶液稀释后缓慢静脉注射，注射速度不宜过快，以免引起呼吸抑制、低血压等不良反应。氯解磷定的剂量与碘解磷定相似，可根据病情选择使用。在使用胆碱酯酶复能剂时，应注意其对不同有机磷农药中毒的效果不同，如对乐果、马拉硫磷等中毒的疗效相对较差，且在中毒72h后使用效果不佳，因此应尽早使用。

亚甲蓝在治疗亚硝酸盐中毒时，剂量为1～2mg/kg，用25%葡萄糖溶液稀释后缓慢静脉注射，注射时间不少于5min。亚甲蓝的剂量过大可能会导致患儿出现恶心、呕吐、腹痛、头痛、头晕、多汗等不良反应，甚至会使高铁血红蛋白重新氧化为血红蛋白，加重组织缺氧，因此必须严格控制剂量。

在使用特效解毒剂时，还需注意药物的不良反应、配伍禁忌等。例如，阿托品可引起口干、视力模糊、心悸、尿潴留等不良反应，对于患有青光眼、前列腺肥大等疾病的患儿应慎用或禁用。碘解磷定在注射过程中可能引起恶心、呕吐、心率加快、血压升高等不良反应，同时，它与碱性药物配伍会分解失效，因此不能与碳酸氢钠等碱性药物混合使用。此外，在使用多种药物进行治疗时，应注意药物之间的相互作用，避免发生不良反应或降低疗效。

三、对症支持治疗

（一）纠正水、电解质紊乱与酸碱失衡

食物中毒后，患儿常因呕吐、腹泻等症状导致大量水分和电解质丢失，容易出现

水、电解质紊乱及酸碱失衡。常见的水、电解质紊乱包括脱水、低钾血症、低钠血症等，酸碱失衡多为代谢性酸中毒。

脱水程度可根据患儿的临床表现、体重变化、皮肤弹性、眼窝凹陷程度、尿量等指标进行判断。轻度脱水时，患儿精神稍差，略有烦躁不安，皮肤稍干燥，弹性尚可，眼窝和前囟稍凹陷，尿量稍减少；中度脱水时，患儿精神萎靡或烦躁不安，皮肤干燥、苍白，弹性较差，眼窝和前囟明显凹陷，口唇干燥，四肢稍凉，尿量明显减少；重度脱水时，患儿呈重病容，精神极度萎靡，表情淡漠，昏睡甚至昏迷，皮肤发灰或有花纹，干燥、弹性极差，眼窝和前囟深陷，眼睑不能闭合，口唇极干燥，因血容量明显减少可出现休克症状，如心音低钝、脉搏细速、血压下降、四肢厥冷等，尿量极少或无尿。根据脱水程度的不同，应选择合适的补液方案。轻度脱水可采用口服补液盐Ⅲ（ORSⅢ）进行补液，其配方为氯化钠2.6g、枸橼酸钠2.9g、氯化钾1.5g、无水葡萄糖20g，加水至1000mL。一般轻度脱水患儿每千克体重给予50～80mL的ORS，在4～6h内少量多次喂服。对于中、重度脱水患儿，则需要静脉补液，补液量应根据患儿的体重、脱水程度、年龄等因素进行计算。一般来说，中度脱水患儿每千克体重第一天的补液量为120～150mL，重度脱水患儿为150～180mL。补液时应遵循先快后慢、先盐后糖、先浓后淡、见尿补钾的原则，合理安排补液的种类、顺序和速度。

低钾血症也是食物中毒后常见的电解质紊乱之一，可导致患儿肌肉无力、腹胀、心律失常等症状。当血清钾浓度低于3.5mmol/L时，即可诊断为低钾血症。对于轻度低钾血症患儿，可通过口服氯化钾溶液进行补钾，一般每日给予2～3mmol/kg（相当于150～225mg/kg氯化钾），分3～4次服用。对于中、重度低钾血症患儿或不能口服补钾的患儿，则需要静脉补钾。静脉补钾时，应注意钾的浓度不宜过高（一般不超过0.3%），速度不宜过快（每小时不超过0.5mmol/kg），以免引起高钾血症导致心搏骤停等严重后果。同时，在补钾过程中应密切监测患儿的心电图、血清钾浓度等指标，根据病情调整补钾方案。

低钠血症可分为轻度（血清钠130～135mmol/L）、中度（血清钠125～129mmol/L）和重度（血清钠低于125mmol/L）。轻度低钠血症可通过饮食中适当增加盐分摄入来纠正，对于中、重度低钠血症患儿，则需要根据病情静脉输注生理盐水或高渗盐水。但在纠正低钠血症时，应注意避免过快纠正，以免引起脑桥中央髓鞘溶解症等严重并发症。一般来说，血清钠浓度每小时升高不宜超过0.5mmol/L，每天升高不宜超过10mmol/L。

代谢性酸中毒是食物中毒后由于酸性代谢产物积聚或碱性物质丢失过多导致的酸碱失衡。轻度代谢性酸中毒患儿可通过补液、纠正脱水和电解质紊乱等措施自行缓解。对于中、重度代谢性酸中毒患儿（血pH值低于7.2或碳酸氢根离子浓度低于10mmol/L），则需要静脉输注碱性药物进行纠正，常用的碱性药物为碳酸氢钠。碳酸氢钠的用量可根据患儿的血气分析结果进行计算，公式为：所需碳酸氢钠（mmol）=（目标碳酸氢根离子浓度－实测碳酸氢根离子浓度）× 体重（kg）× 0.3。在使用碳酸氢钠纠正酸中毒时，应密切监测患儿的血气分析指标，避免过度纠正导致碱中毒。

（二）胃肠道功能保护与支持

食物中毒可对患儿的胃肠道黏膜造成损伤，影响胃肠道功能。因此，在治疗过程中应采取措施保护和支持胃肠道功能，促进其恢复正常。

在饮食调整方面，中毒初期，患儿胃肠道功能较弱，应给予禁食，一般禁食时间为4～6h，以减轻胃肠道负担。待呕吐、腹泻症状缓解后，可先给予少量清淡、易消化的流食，如米汤、面汤等，逐渐过渡到半流食（如粥、面条、蒸蛋等）、软食，最后恢复正常饮食。饮食宜清淡、低脂、低纤维，避免食用辛辣、油腻、刺激性食物及生冷食物，以免加重胃肠道负担。同时，要注意饮食卫生，避免再次食用不洁食物导致病情反复。

使用胃肠黏膜保护剂也是保护胃肠道功能的重要措施之一。常用的胃肠黏膜保护剂有蒙脱石散等，它能够吸附胃肠道内的毒素和病原体，减少其对黏膜的刺激和损伤，同时还可促进胃肠道黏膜的修复和再生。一般给予蒙脱石散每次1～3g，每日3次，饭前空腹服用。

对于胃肠道动力紊乱的患儿，可根据病情适当使用胃肠动力调节剂。如多潘立酮可促进胃排空，缓解恶心、呕吐等症状，一般剂量为每次0.3mg/kg，每日3～4次，饭前15～30min服用。但对于存在胃肠道出血、肠梗阻等情况的患儿应慎用或禁用胃肠动力调节剂。此外，还可适当补充益生菌，如双歧杆菌、嗜酸乳杆菌等，以调节肠道菌群平衡，增强肠道免疫力，促进肠道功能恢复。益生菌可通过口服制剂给予，一般按照说明书的剂量和用法使用。

（三）抗感染治疗

在食物中毒后，是否需要进行抗感染治疗应根据具体情况而定。如果是细菌性食物中毒，且病情较轻，一般不需要常规使用抗生素进行治疗，通过对症支持治疗即可。这是因为大多数轻度细菌性食物中毒患儿可通过自身的免疫功能清除病原菌，且抗生素的使用可能会导致肠道菌群失调，加重病情。但对于病情较重、伴有高热、脓血便、里急后重等症状，或明确为侵袭性细菌感染（如沙门氏菌、志贺氏菌等）的患儿，则需要及时应用抗生素进行治疗。

选择抗感染药物时，应根据病原菌的种类、药敏试验结果以及患儿的年龄、病情等因素综合考虑。对于革兰氏阳性菌感染，可选用青霉素类（如青霉素G、阿莫西林等）、头孢菌素类（如头孢唑林、头孢呋辛等）等抗生素；对于革兰氏阴性菌感染，可选用喹诺酮类（如左氧氟沙星、环丙沙星等，但18岁以下儿童一般禁用，因其可能影响软骨发育）、三代头孢菌素类（如头孢噻肟、头孢曲松钠）等抗生素。在使用抗生素前，应尽量采集患儿的血液、粪便等标本进行病原菌培养和药敏试验，以便根据药敏结果调整抗生素的种类和剂量，提高治疗效果。

抗生素的使用疗程应根据患儿的病情而定，一般为3～7天。在使用过程中，应密切观察患儿的症状、体征以及药物的不良反应，如出现皮疹、瘙痒、恶心、呕吐、腹泻等不良反应，应及时停药并进行相应处理。同时，要注意避免滥用抗生素，防止细菌耐药性的产生。

四、中毒患儿的转运要点

（一）转运前的准备与评估

在转运中毒患儿之前，必须对患儿的病情进行全面、准确的评估，这是确保转运安全的关键环节。评估内容包括生命体征（如体温、脉搏、呼吸、血压等）的监测，观察患儿的意识状态、瞳孔大小及对光反射、面色、肢端温度等情况，了解患儿的中毒症状（如呕吐、腹泻、腹痛等）是否缓解或加重，以及是否存在并发症（如脱水、休克、心律失常等）。同时，要详细询问患儿的中毒经过、进食时间、食物种类等信息，以便为后续的治疗提供参考。

根据评估结果，准备好转运所需的急救设备和药品，如便携式氧气瓶、吸引器、心电监护仪、除颤仪、简易呼吸器、各种型号的注射器、输液器、常用急救药品（如肾上腺素、阿托品、多巴胺、碳酸氢钠等）以及针对患儿中毒类型的特效解毒剂（如有机磷农药中毒的阿托品和解磷定、亚硝酸盐中毒的亚甲蓝等）。同时，可考虑携带一些常用的抗过敏药物（如地茎松苯海拉明等）以应对转运道中可能出现的过敏反应。确保急救设备性能良好，药品齐全、有效，并熟悉其使用方法。此外，还应准备好患儿的病历资料、检查报告等，以便接收医院的医生能够及时了解患儿的病情。

（二）转运途中的监测与应急处理

在转运途中，要持续监测患儿的生命体征和病情变化，这对于及时发现问题并采取相应措施至关重要。使用便携式心电监护仪监测患儿的心率、心律、呼吸频率、血压、血氧饱和度等指标，并做好记录。密切观察患儿的意识状态、面色、瞳孔变化等，注意有无呕吐、抽搐、呼吸困难等症状的发生或加重。若发现患儿生命体征不稳定或病情恶化，如出现呼吸骤停、心搏骤停等紧急情况，应立即在转运途中进行急救处理。

对于呼吸骤停的患儿，在确保转运安全的前提下，立即在转运途中将患儿置于平坦、硬质的平面上，迅速清除口腔、鼻腔内的异物，保持呼吸道通畅，采用简易呼吸器进行人工呼吸，频率为每分钟16～20次。同时，观察患儿的胸部起伏情况，确保人工呼吸有效。若患儿心跳也同时停止，应立即进行胸外心脏按压，按压部位为两乳头连线中点（胸骨中下1/3交界处），按压频率为每分钟100～120次，按压深度为胸廓前后径的1/3～1/2（约5～6cm）。按压与人工呼吸的比例为30：2，即每进行30次胸外心脏按压，进行2次人工呼吸，如此反复进行，直到患儿恢复自主呼吸和心跳或到达医院。

在转运过程中，要保持与接收医院的联系，及时向医院通报患儿的病情变化和预计到达时间，以便医院做好接收患儿的准备工作，包括安排好急救人员、准备好相应的检查设备和治疗措施等。同时，要注意保护患儿的安全，避免在转运途中发生二次伤害，如固定好担架，防止患儿滑落；在车辆行驶过程中，保持平稳，避免急刹车、急转弯等。

第六节　常见食物中毒类型的急救处理

一、细菌性食物中毒的处理方案

对于常见的沙门氏菌、副溶血性弧菌等细菌性食物中毒，现场急救至关重要。一旦发现儿童出现疑似细菌性食物中毒症状，如恶心、呕吐、腹痛、腹泻等，应立即让其卧床安静休息，避免剧烈活动，以减少身体的消耗。同时，要对呕吐物进行严格消毒处理，防止病原体传播。呕吐后，可给予容易消化的半流质饮食，如米汤、稀粥等，以补充身体流失的水分和营养，但需注意少量多次进食，避免加重胃肠道负担。若呕吐症状较为严重，可在医生指导下考虑使用甲氧氯普胺等药物。对于腹痛明显的患儿，可用手导引或针刺足三里、天枢等穴位，每次20～30 min，每天2～3次，可起到一定的止痛作用。此操作需具备专业资质人员进行。有助于缓解症状。

在用药方面，若病情较轻，一般不需要使用抗生素，可通过对症支持治疗，如纠正水电解质紊乱、保护胃肠道功能等，促进身体恢复。但对于病情较重、伴有高热、脓血便、里急后重等症状的患儿，则需要及时应用抗生素进行治疗。对于沙门氏菌食物中毒，可选用三代头孢菌素类（如头孢噻肟、头孢曲松钠）或喹诺酮类（如左氧氟沙星，但18岁以下儿童一般禁用）抗生素；对于副溶血性弧菌食物中毒，可选用庆大霉素、阿米卡星、诺氟沙星等抗生素，但小儿患者应尽量避免使用氯霉素、四环素、氨基糖甙类药物，以免引起不良反应。抗生素的使用剂量和疗程应根据患儿的年龄、体重、病情严重程度等因素进行个体化调整，一般疗程为3～7天。

后续观察也不容忽视。在治疗过程中，应密切观察患儿的症状是否缓解，如呕吐、腹泻次数是否减少，腹痛是否减轻，体温是否恢复正常等。同时，要注意观察患儿的精神状态、食欲、尿量等情况，以判断病情的转归。若患儿症状逐渐减轻，可继续当前治疗方案，并逐渐调整饮食，恢复正常饮食。若患儿症状未见明显改善或出现加重趋势，如出现脱水、休克、意识障碍等并发症，应立即送往医院进行进一步治疗，包括静脉补液、纠正酸碱平衡失调、抗感染等综合治疗措施，必要时进行重症监护。此外，对于细菌性食物中毒患儿，在康复后还应注意饮食卫生，避免再次食用被污染的食物，加强锻炼，提高身体免疫力，以预防再次发生食物中毒。

二、有毒蘑菇、发芽土豆等中毒的救治方法

有毒蘑菇中毒后的急救处理需根据中毒类型采取相应措施。对于含毒蕈碱的毒蘑菇中毒，可使用阿托品进行解救。阿托品能拮抗毒蕈碱样症状，一般剂量为儿童每次0.03～0.05 mg/kg皮下或肌内注射，需根据患儿中毒严重程度、反应等个体化调整重复给药间隔（一般开始时可每15～30 min观察后决定是否重复给药），必要时可加大剂量并改为静脉注射，直至瞳孔散大、心率增快等症状缓解。同时，要密切观察患儿的

反应，防止阿托品中毒。对于肝损害型毒蘑菇中毒，可使用细胞色素c、糖皮质激素等药物进行治疗。细胞色素c主要参与细胞呼吸电子传递过程，糖皮质激素适用于溶血毒素引起的溶血反应，对中毒性心肌病、中毒性肝损伤和脑神经病变有一定的治疗作用，其原则是早期短程大剂量、对症及综合治疗。此外，还应进行补液，纠正水、电解质紊乱和酸碱平衡失调，积极保肝和支持治疗。对于病情严重的患儿，可能需要进行血液净化治疗，如血液透析、血浆置换疗法等，必要时可考虑人工肝治疗。若出血严重，应及时输新鲜血浆，补充必要的凝血因子，如给予凝血酶原复合物等，并碱化尿液，早期防治中毒性脑水肿，及时用碱性药物控制抽搐，防治呼吸衰竭，病情严重者早期防治弥散性血管内凝血（DIC）。在中毒早期，应尽快进行催吐、洗胃等处理，以清除胃肠道内的毒素。催吐仅限神志清醒者，可让患儿大量饮用温清水或淡盐水，然后刺激咽喉反复呕吐。洗胃液可用1：2000～1：5000的高锰酸钾溶液、1%～4%乳酸溶液、浓茶或含碘溶液等，以清除和沉淀毒素。但对于强腐蚀性毒物中毒等特殊情况，禁止催吐和洗胃。

发芽土豆中毒后，应立即采取催吐措施，如使用勺子、筷子等刺激咽喉部位，引导、促进呕吐，以减少毒物的吸收。若中毒症状较轻，可适量饮用食醋，因为发芽土豆中的龙葵素是一种弱碱性物质，遇醋酸极易分解。同时，可让患儿喝口服补液盐，多喝糖开水及浓盐水，加速排泄。若中毒症状严重，如出现剧烈呕吐、腹泻、腹痛、头晕、头痛、呼吸困难等症状，应及时送往医院进行治疗。在医院，可进行洗胃、导泻等处理，以促进有害物质排出体外。临床上常使用温水、生理盐水等进行洗胃，通过胃管将洗胃液缓慢注入胃内，然后反复抽吸，直至洗胃液澄清无味为止。导泻可采用硫酸镁、大黄、蓖麻油等药物，但需注意如果患者存在呼吸不畅的情况，应避免使用硫酸镁；如果腹泻严重，也不建议进行导泻。对于严重脱水或电解质紊乱者，需谨慎评估后再决定是否使用导泻药物，以免加重病情。对于中毒症状严重的患儿，还可进行静脉大量输液，运用维生素C等药物进行解毒及对症治疗，以维持患儿的水、电解质平衡，保护重要脏器功能，促进身体恢复。在康复期间，患儿应注意休息，避免剧烈运动和过度劳累，饮食宜清淡、易消化，避免食用辛辣、油腻、刺激性食物，以减轻胃肠道负担，促进胃肠道功能的恢复。

第七节 食物中毒的预后与康复

一、影响中毒预后的因素分析

（一）食物中毒的类型、严重程度与中毒时间

不同类型的食物中毒对患儿预后影响差异显著。细菌性食物中毒，如沙门氏菌、大肠杆菌等所致中毒，若能及时诊断与治疗，多数患儿预后良好。因这类中毒在及时使用有效抗生素、纠正水与电解质紊乱后，胃肠道功能可逐渐恢复。但若是肉毒杆菌食物中毒，因其产生的肉毒毒素可严重损害神经系统，即便经过积极治疗，仍可能遗留神经系统后遗症，如肢体无力、吞咽困难等，对患儿生活质量影响较大。

有毒动植物中毒的预后通常较为严重。例如，毒蘑菇中毒中的肝损害型，如鹅膏毒肽中毒，其毒素可致肝细胞大量坏死，易引发急性肝衰竭，病死率较高。即使患儿经抢救存活，也可能因肝脏严重受损，长期存在肝功能异常，甚至发展为慢性肝病。河鲀毒素中毒同样危险，一旦中毒，河鲀毒素可迅速阻断神经冲动传导，导致呼吸肌麻痹、心搏骤停等严重后果，死亡率极高，且幸存者可能有神经系统功能障碍等后遗症。

中毒严重程度是决定预后的关键因素。轻度中毒患儿仅表现出轻微胃肠道症状，无明显脱水、电解质紊乱及其他器官功能损害，经及时治疗，一般1～3天即可恢复，且无后遗症。中度中毒患儿除胃肠道症状外，伴有一定程度脱水、电解质紊乱，或有轻度肝肾功能损害等，若能在发病后24～48 h内得到有效救治，通常1～2周可康复，但部分患儿可能在短期内有胃肠道功能紊乱、乏力等不适。重度中毒患儿则多出现严重脱水、休克、昏迷、多器官功能衰竭等，如不及时抢救，可能在数小时至数天内死亡；即便抢救成功，也常因多器官严重受损，面临长期康复治疗，且可能遗留永久性器官功能障碍、神经系统后遗症等。

中毒时间长短对预后亦有重要影响。中毒时间越短，毒物在体内吸收量相对较少，对机体损害程度较轻，治疗相对容易，预后较好。例如，在误食毒物后1～2 h内即采取催吐、洗胃等有效措施，可显著减少毒物吸收，减轻中毒症状，降低并发症发生率，患儿往往能较快康复。反之，中毒时间较长，毒物大量吸收并在体内分布、代谢，对各器官系统造成广泛而严重损害，治疗难度增大，预后较差。如某些毒物在体内长时间作用，可导致不可逆的器官损伤，如长时间的肝毒性可致肝硬化，肾毒性可

致慢性肾衰竭等。

（二）急救及时性与有效性

急救开始的时间早晚直接关乎患儿预后。在食物中毒发生后的“黄金时段”内实施急救，能最大程度减少毒物吸收，减轻中毒症状与并发症发生风险。例如，对于化学性食物中毒，如有机磷农药中毒，在中毒后1h内进行洗胃、使用特效解毒剂等急救处理，患儿多可在短时间内恢复，且很少遗留后遗症。若延误急救时机，超过6h，毒物大量吸收，可能引发严重中毒症状，如呼吸衰竭、心律失常、休克等，即使后续积极治疗，也可能因器官功能受损难以完全恢复，导致预后不良。

采取的急救措施是否准确有效同样对患儿预后起决定性作用。准确判断食物中毒类型并及时应用特效解毒剂，能显著提高救治成功率。如有机磷农药中毒时，正确联合使用阿托品与胆碱酯酶复能剂，可有效缓解中毒症状，降低病死率与致残率。若解毒剂使用不当，如剂量不准确、用药时间延迟或药物选择错误，可能延误病情，加重中毒症状，甚至危及患儿生命。例如，有机磷农药中毒时阿托品使用过量可致阿托品中毒，出现高热、谵忘等症状。

此外，急救过程中的综合治疗措施，如纠正水与电解质紊乱、维持酸碱平衡、保护重要脏器功能等是否到位，也影响患儿预后。及时且合理的补液治疗，可纠正脱水与电解质紊乱，维持内环境稳定，防止休克、心律失常等并发症发生，促进患儿康复。若补液方案不合理，如补液量不足、电解质补充不当，可能导致病情恶化，影响预后。在救治过程中，对重要脏器功能的监测与保护也至关重要。如及时发现并处理中毒性心肌炎、中毒性脑病、急性肾衰竭等并发症，可改善患儿预后；反之，若对并发症处理不及时或不当，可能导致器官功能不可逆损害，增加致残率与病死率。

二、中毒患儿的康复治疗

（一）胃肠道功能恢复的康复措施

合理饮食安排是促进患儿胃肠道功能恢复的重要环节。中毒初期，患儿胃肠道黏膜受损，消化功能减弱，一般需禁食4～6h，以减轻胃肠道负担，让其得到充分休息。之后，可先给予少量温的、清淡、易消化的流食，如米汤、面汤等，每次30～50mL，每隔2～3h喂食一次。随着患儿症状改善，逐渐增加流食的量与浓度，并过渡到半流食，如米粥、软面条、蒸蛋羹等，可适当添加少量蔬菜泥、果泥，以补充维生素与膳食纤维。半流食阶段，每次喂食量可增至50～80mL，喂食间隔延长至3～4h。当患儿胃肠道功能进一步恢复，可逐渐添加软食，如馒头、软米饭、煮烂的肉类等，但仍需避免食用油腻、辛辣、刺激性食物以及生冷食物，以防加重胃肠道负担。整个饮食恢复过程应循序渐进，根据患儿的耐受情况适时调整。

适当的胃肠功能锻炼也有助于恢复。在患儿病情稳定后，可鼓励其进行适量的活动，如在床边散步、进行简单的腹部按摩等。腹部按摩可采用顺时针方向轻柔按摩患儿腹部，每次5～10 min，每天2～3次，以促进胃肠道蠕动，增强胃肠动力。但需注意按摩力度适中，避免过度用力引起不适。同时，还可在医生指导下，根据患儿年龄与身体状况，选择一些适合的康复运动，如幼儿可进行简单的肢体伸展运动，大龄儿童可尝试慢等相对简单的轻度运动，在身体条件允许且有专业指导的情况下，部分大龄儿童可尝试简单的瑜伽动作，以促进全身血液循环，改善胃肠道血供，利于胃肠功能恢复。但运动应遵循逐渐增加强度与时间的原则，避免过度劳累。

（二）营养支持与饮食调整

根据患儿中毒后的身体状况制定个性化营养支持方案至关重要。对于轻度中毒且胃肠道功能恢复较好的患儿，可通过饮食调整满足营养需求。保证充足的蛋白质摄入，如选择瘦肉、鱼类、豆类、蛋类等优质蛋白质食物，以促进身体组织修复与生长发育。同时，提供富含维生素与矿物质的食物，如新鲜蔬菜、水果、坚果等，有助于维持机体正常代谢与生理功能。例如，维生素C可促进铁的吸收，增强免疫力；维生素B族参与神经系统功能调节与能量代谢；钙、镁、锌等矿物质对骨骼发育、神经肌肉功能等方面具有重要作用。

对于中毒较重、存在营养不良或胃肠道功能受损严重的患儿，可能需要额外的营养补充。可在医生指导下，选用合适的营养补充剂，如蛋白粉、维生素制剂、矿物质补充剂等（婴幼儿及肝肾功能不全的患儿慎用蛋白粉）。对于不能经口进食或经口进食不足的患儿，可采用鼻饲或静脉营养支持的方式。鼻饲时，应选择营养均衡、易消化的鼻饲营养液，根据患儿年龄、体重与营养需求确定鼻饲量与频率。静脉营养支持则需根据患儿具体情况，精确计算葡萄糖、氨基酸、脂肪乳、维生素、矿物质等营养素的摄入量，以满足患儿机体代谢与生长发育的需要。在营养支持过程中，需密切监测患儿的营养状况，如体重、身高、人血白蛋白、血红蛋白等指标的变化，还可考虑监测血清前白蛋白、转铁蛋白等对短期营养状况更敏感的指标，及时调整营养支持方案，确保患儿获得充足且合理的营养。

饮食结构调整应注重营养均衡与多样化。增加蔬菜、水果、全谷类食物的摄入，减少高热量、高脂肪、高糖食物的比例。例如，可将部分精制米面替换为糙米、全麦面包等全谷类食物；鼓励患儿多吃色彩鲜艳的蔬菜与水果，以保证摄入各种维生素、矿物质与膳食纤维。同时，合理安排饮食时间与餐量，定时定量进餐，避免暴饮暴食或过度饥饿，以维持胃肠道正常的消化与吸收节律。

（三）中毒后随访的重要性与内容

中毒后随访对患儿意义重大。通过随访可及时发现潜在问题，如迟发性并发症、器官功能恢复异常等，并采取相应治疗措施，保障患儿健康成长。随访时，需关注患儿身体症状是否完全消失，包括胃肠道症状，如恶心、呕吐、腹痛、腹泻等是否复发；神经系统症状，如头晕、头痛、乏力、精神状态异常等是否持续或加重，以及其他系统症状，如皮疹、黄疸、呼吸困难等是否再次出现。若患儿仍有残留症状，需进一步评估其严重程度与原因，调整治疗方案。

同时，监测各项生化指标是否恢复正常也是随访的重要内容。定期检查血常规，观察白细胞计数、红细胞计数、血红蛋白、血小板计数等指标，了解患儿是否存在感染、贫血、血液系统异常等情况。检测肝肾功能指标，如谷丙转氨酶、谷草转氨酶、胆红素、肌酐、尿素氮等，评估肝脏与肾脏功能恢复情况，及时发现肝肾功能损害的迹象并进行干预。此外，还需关注电解质水平，如钾、钠、氯、钙等，确保体内电解质平衡稳定，防止因电解质紊乱引发心律失常、肌肉无力等并发症。

除身体检查与生化指标监测外，随访还应包括对患儿生长发育情况的评估。测量患儿身高、体重、头围等生长指标，并与同龄儿童正常生长曲线进行比较，判断中毒事件是否对患儿生长发育产生影响。若发现患儿生长发育迟缓，需进一步分析原因，如是否因营养摄入不足、器官功能受损导致生长激素分泌异常等，并制定针对性的干预措施，如调整饮食结构、补充营养、进行生长激素治疗等。同时，关注患儿智力发育、语言能力、运动能力等方面的发展，通过与家长交流、进行简单的神经发育测试等方式，早期发现可能存在的神经精神发育异常，及时给予康复训练与教育支持。

（四）定期复查的项目与指标监测

患儿定期复查需检测多项项目。血常规检查中，白细胞计数正常范围为（4～10）$\times 10^9$/L，红细胞计数在不同年龄段有所差异，如新生儿为（6～7）$\times 10^{12}$/L，婴儿为（4.2～4.7）$\times 10^{12}$/L，儿童为（4～4.5）$\times 10^{12}$/L，血红蛋白正常范围为新生儿

150～220 g/L，婴儿100～140 g/L，儿童120～160 g/L，血小板计数正常为（100～300）×10⁹/L。通过这些指标可判断患儿是否存在感染、贫血、血液系统疾病等。肝肾功能检查里，谷丙转氨酶（ALT）正常范围为5～40 U/L，谷草转氨酶（AST）为8～40 U/L，总胆红素为3.4～17.1 μmol/L，直接胆红素为0～6.8 μmol/L，肌酐儿童正常范围为20～110 μmol/L，尿素氮为2.5～6.4 mmol/L，可反映肝脏与肾脏功能状态。

此外，还需检测电解质，如血清钾正常范围为3.5～5.5 mmol/L，钠为135～145 mmol/L，氯为96～108 mmol/L，钙为2.2～2.7 mmol/L，以评估体内电解质平衡。对于怀疑有心肌损伤的患儿，可检测心肌酶谱，如肌酸激酶同工酶（CK–MB）正常范围为0～25 U/L，肌钙蛋白I（cTnI）正常为0～0.1 μg/L，用于判断心肌是否受损及损伤程度。同时，乳酸脱氢酶（LDH）、肌酸激酶（CK）也是常用的心肌损伤辅助诊断指标。根据患儿中毒类型与病情，还可能进行其他特殊检查，如怀疑有毒蘑菇中毒致肝损伤的患儿，可检查凝血功能，包括凝血酶原时间（PT）、活化部分凝血活酶时间（APTT）等，以评估肝脏凝血因子合成功能；对于某些化学性食物中毒，可检测毒物在体内的代谢产物浓度，以确定毒物是否完全清除。

在复查过程中，若发现某项指标异常，需进一步分析原因并采取相应措施。如血常规中白细胞计数升高，可能提示存在感染，需结合患儿临床症状、体征及其他检查结果，判断感染部位与病原体，给予抗感染治疗。若肝肾功能指标异常，如谷丙转氨酶、肌酐升高，可能表示肝脏或肾脏功能受损，需进一步检查明确病因，如是否为中毒后遗留的肝肾功能不全、是否存在其他肝脏或肾脏疾病等，并给予相应的保肝、护肾治疗，调整饮食结构，避免使用可能加重肝肾功能负担的药物等。通过定期复查与指标监测，可及时掌握患儿身体恢复情况，调整治疗与康复方案，促进患儿健康恢复。

（五）心理疏导与成长发育监测

食物中毒可能给患儿带来心理阴影，如恐惧、焦虑、不安等情绪，因此心理疏导十分必要。可借助儿童行为量表（CBCL）、儿童焦虑性情绪障碍筛查量表（SCARED）等对患儿心理问题的类型及严重程度进行量化评估。医护人员与家长应给予患儿充分关爱与陪伴，耐心倾听其感受与担忧，用简单易懂的语言向患儿解释食物中毒的原因、治疗过程与康复情况，帮助其消除恐惧与困惑。例如，可通过讲故事、看图片等方式，向患儿介绍食物的安全知识，让其明白如何避免再次发生类似情况，增强其安全感与自我保护意识。对于年龄较大的患儿，可鼓励其表达内心想法与情绪，引导他们正确面对疾病，树立战胜疾病的信心。

同时，可采用一些心理支持方法，如游戏治疗、音乐治疗等，帮助患儿缓解紧张情绪，放松身心。游戏治疗中，可设计一些与健康饮食、身体康复相关的游戏活动，让患儿在游戏中学习知识，转移注意力，减轻心理压力。音乐治疗则可根据患儿喜好选择舒缓、轻松的音乐，每天定时播放，让患儿在音乐氛围中放松心情，改善心理状态。

关注患儿后续成长发育情况也至关重要。除了定期进行身体检查与生长发育指标监测外，还需关注其神经系统发育、认知能力、学习能力、社交能力等方面的发展。在日常生活中，家长可通过与患儿互动、玩耍、阅读等方式，促进其语言表达、思维能力与社交技能的发展。例如，每天安排一定时间与患儿一起阅读绘本、讲故事，鼓励患儿提问并回答问题，培养其阅读兴趣与思维能力；带患儿参加户外活动，与其他小朋友一起玩耍，提高其社交能力与适应能力。

若在成长发育监测过程中发现患儿存在发育迟缓、学习困难、行为异常等问题，应及时寻求专业医生或心理专家的帮助，进行全面评估与诊断，并制定个性化的干预措施。如对于存在学习困难的患儿，可进行学习能力训练、心理辅导等；对于有行为异常的患儿，需分析原因，可能与中毒后的心理创伤、家庭环境等多种因素有关，针对性地进行行为矫正与心理治疗，确保患儿身心健康发展。

综上所述，了解儿童食物中毒的常见原因，让相关从业人员能从源头设防；明晰中毒机制，为精准治疗奠基；掌握诊断方法，确保及时发现隐患；急救原则与技术是挽救生命的关键步骤；不同类型中毒处理方案给予实操指南；关注预后康复，为儿童长远健康护航。

第十一章　环境毒物接触

在儿科医疗的领域中，环境毒物接触严重威胁着儿童们的成长与健康。工业蓬勃发展与农业现代化进程中，化学污染物与农药残留肆意扩散，儿童因其特殊的生活习性与生理特质，如好奇多动、代谢机能尚不完善等，极易陷入环境毒物的“魔掌”。本章将深入探究环境毒物接触的多元来源、复杂中毒机制、特征性临床表现、精准诊断路径、高效急救策略以及全面的预后康复方案，为儿科医护人员、家长呈上系统且实用的知识宝典，力保儿童们在充满挑战的环境中健康成长。

第一节　环境毒物接触的常见来源

一、农药残留与接触

在农业生产中，农药是保障农作物产量的重要手段，常见的农药种类包括有机磷农药、有机氯农药、氨基甲酸酯类农药和拟除虫菊酯类农药等。有机磷农药如敌敌畏、乐果等，是广谱杀虫剂，应用广泛，部分挥发性强，在自然环境中部分品种相对稳定，并非都容易分解，进入生物体内易被酶分解，慢性中毒少，急性中毒多，对神经系统有较大危害。有机氯农药如六六六、DDT等，曾在植物保护和卫生防疫方面发挥重要作用，但因其高残留和污染问题，我国已禁止使用部分品种，然而仍有违规使用情况。这类农药脂溶性强，不易水解和降解，非常稳定，会聚集于人体脂肪，可致急性或慢性中毒，对肝、肾和神经系统有损伤，还可能致癌。氨基甲酸酯类农药主要是新型杀虫剂，部分品种也可用作除草剂，如抗蚜威、克百威等，其毒性与有机磷相似，但相对较轻，恢复也快。拟除虫菊酯类农药如氯氰菊酯、溴氰菊酯等，对人类低毒，但有蓄积性，中毒表现症状为神经系统症状和皮肤刺激征状。

农药使用后，一部分会附着于作物上，一部分散落在土壤、大气和水等环境中，环境残存的农药中的一部分又会被植物吸收，从而可能通过食物链进入人体。儿童接触农药残留的途径主要有两种。一是食用受污染的食物，我国大规模使用农药已有超20年，部分地区蔬菜农药残留超标比例较高，儿童食用含有农残的食物后，毒素会慢慢渗透进入身体，由于儿童处于生长发育期，细胞增生迅速，身体各器官发育尚未成熟，部分物质的排泄能力低于成人，农残容易在体内日积月累，损害肝肾等器官，影响大脑发育，甚至可能诱发白血病等严重疾病。比如，长期食用有机磷农药残留量超标的果蔬，可能导致儿童出现肌肉震颤、痉挛等症状；有机氯农药残留可能造成儿童脑和智力发育异常，表现出反应迟缓、智力低下等。二是呼吸吸入，在城市绿化树木、农村农作物防虫喷洒农药时，农药会随风飘散在空气中，儿童通过呼吸进入体内。

不同农药残留量对儿童健康影响存在差异。少量的农药残留可能在短期内不会引起明显症状，但长期积累可能会影响儿童的生长发育、神经系统功能以及免疫系统等。而大量的农药残留摄入或吸入，则可能导致急性中毒，出现呕吐、腹泻、抽搐、昏迷等严重症状，甚至危及生命。例如，误食含有高浓度有机磷农药的食物，儿童可能迅速出现中毒症状，若不及时救治，可能导致死亡。

二、工业化学品污染与中毒

工业生产过程中会排放大量的化学污染物，其中常见的包括重金属（如铅、汞、镉等）、有机溶剂（如苯、甲苯、二甲苯等）、挥发性有机物（VOCs）等。这些污染物会通过各种途径进入空气、土壤和水源，进而对周边环境造成污染。例如，钢铁行业会排放焦炉煤气、钢铁冶炼灰尘和烟尘、钢铁炼铁废水、钢铁行业废弃物等；化工行业排放的废气主要来自炉窑燃烧过程以及工艺中产生的挥发性有机物的逸散，废水主要源于有机合成、精细化工、无机化学等工艺。

儿童接触这些工业化学品的方式主要有以下几种。居住在工厂周边的儿童，可能通过呼吸受污染的空气，摄入空气中的重金属颗粒、挥发性有机物等，从而引起呼吸道刺激、咳嗽、气喘等症状，长期暴露还可能影响肺部功能，甚至导致慢性疾病。当儿童在户外活动时，接触被污染的土壤或水源，如在被重金属污染的土地上玩耍后不及时洗手就进食，或者饮用受污染的水，可能会摄入重金属、有机溶剂等污染物，这些物质进入体内后，会在肝脏、肾脏等器官蓄积，对这些器官的功能造成损害，影响儿童的生长发育和身体健康。此外，一些工业化学品可能会残留在玩具、文具等儿童日常接触的物品上，儿童通过皮肤接触或误食这些受污染的物品，也可能导致中毒。比如，某些塑料玩具中可能含有铅等重金属，儿童长期接触或啃咬这些玩具，可能会导致铅中毒，出现贫血、腹痛、头痛等症状。

工业化学品对儿童的潜在中毒风险不容忽视。重金属中毒可能会影响儿童的神经系统发育，导致智力低下、行为异常等；有机溶剂中毒可能会损害儿童的肝脏、肾脏功能，引起中毒性肝炎、肾炎等疾病，还可能对血液系统造成影响，导致白细胞减少、血小板降低等。例如，铅中毒会影响儿童的神经系统，导致儿童注意力涣散、学习困难、多动等症状，严重时可造成智力损伤；汞中毒会损害儿童的肾脏和神经系统，出现蛋白尿、肢体麻木、共济失调等症状。

第二节　环境毒物接触的中毒机制

一、不同环境毒物对各系统的作用原理

（一）对神经系统的毒性作用机制

常见的环境毒物如铅、汞等重金属，以及有机磷农药等，会对儿童神经系统产生严重的毒性作用。铅进入人体后，会与人体细胞中的巯基紧密结合，从而对含巯基的各种酶的活性产生严重影响。例如，它会使乙酰胆碱的合成与释放减少，而乙酰胆碱是与学习、记忆等过程密切相关的、正常智力发育所必需的一种神经递质。铅还可抑制血红素代谢过程中的δ-氨基乙酰丙酸脱水酶，使δ-氨基乙酰丙酸转化成卟啉的过程受阻，δ-氨基乙酰丙酸大量积聚，因其本身具有假性神经递质的作用，长期增多可引起思维改变和智力缺陷。即使是轻度的铅中毒早期，也可导致患儿出现注意力涣散、记忆力减退、理解力降低与学习困难等症状。铅影响小儿智能发育的形态学改变主要体现为大脑海马区神经元的苔状纤维变细、变短，锥体细胞变薄，齿状颗粒细胞的树突结构紊乱，大脑皮层突触退变，而大脑海马区是与正常学习、记忆过程密切相关的重要部位。

汞对神经系统的毒性作用也较为复杂。它可以通过多种途径进入人体，在细胞内干扰神经细胞的正常代谢和功能。例如，汞能够与细胞内的蛋白质、酶等结合，影响其活性，进而破坏神经细胞的结构和功能完整性。长期暴露于汞环境中，儿童可能会出现共济失调、震颤、智力下降等症状，严重时可导致不可逆的神经损伤。

有机磷农药进入人体后，主要抑制乙酰胆碱酯酶的活性。乙酰胆碱酯酶负责将神经递质乙酰胆碱水解为乙酸和胆碱，当该酶功能被抑制时，神经递质乙酰胆碱在神经突触和神经肌肉接头处过量蓄积。这会累及自主神经系统、神经肌肉接头及中枢神经系统，引发一系列副交感神经过度兴奋的症状，如心动过缓、出汗、瞳孔缩小、腹痛、腹泻等，严重时甚至可能出现肺水肿、昏迷、死亡等情况。

这些毒物对神经系统的毒性作用机制相互关联，共同影响着儿童神经系统的发育和功能。由于儿童正处于生长发育阶段，神经系统尚未完全成熟，对这些毒物的敏感性较高，因此更容易受到损害，进而出现认知障碍、行为异常等表现，如学习困难、注意力不集中、多动、情绪不稳定等。

（二）对呼吸系统、皮肤等的损害途径

毒物对呼吸系统的损害途径主要包括吸入和血液循环两种方式。当儿童吸入有毒气体、蒸气或粉尘时，这些毒物会直接作用于呼吸道黏膜和肺泡，引发炎症反应。例如，刺激性气体如二氧化硫、氮氧化物等，可与呼吸道黏膜表面的水分结合，形成酸性或碱性物质，刺激呼吸道黏膜，导致黏膜充血、水肿、分泌物增多，引起咳嗽、咳痰、呼吸困难等症状。某些毒物还可能导致气道痉挛，使气道狭窄，进一步加重呼吸困难，如氯气中毒可引起支气管痉挛，导致喘息发作。

一些毒物进入血液循环后，可随血液到达肺部，对肺部组织产生损害。例如，百草枯等除草剂进入人体后，会在肺部大量蓄积，产生氧自由基，引发脂质过氧化反应，破坏肺泡上皮细胞和毛细血管内皮细胞的结构和功能，导致肺出血、肺水肿、肺纤维化等严重病变，最终影响呼吸功能，甚至导致呼吸衰竭。

毒物接触皮肤后，会通过不同的机制对皮肤造成损害。一些毒物具有腐蚀性，如强酸、强碱等，它们能够直接破坏皮肤的屏障结构，使皮肤组织发生凝固性坏死或溶解性坏死，形成灼伤、溃疡等病变，并伴有剧痛。例如，硫酸接触皮肤后，会迅速使皮肤组织脱水炭化，造成深度灼伤。

部分毒物可引起皮肤过敏反应。这些毒物作为过敏原，与皮肤接触后，可使机体产生免疫反应，激活肥大细胞和嗜碱性粒细胞，释放组胺等炎症介质，导致皮肤出现红斑、丘疹、水疱、瘙痒等症状。像某些化妆品、洗涤剂中的化学物质，以及植物中的毒漆树、豚草等，都可能引发皮肤过敏反应。某些毒物还可能通过皮肤吸收进入体内，进而对其他系统产生毒性作用。例如，有机磷农药可通过皮肤吸收进入血液循环，对神经系统、肝脏、肾脏等器官造成损害。

二、毒物的吸收、分布与代谢特点

（一）环境毒物进入儿童体内的途径与吸收方式

儿童可通过多种途径接触并吸收环境毒物，主要包括消化道摄入、呼吸道吸入和皮肤接触。

消化道摄入是常见的途径之一。儿童可能因误食被毒物污染的食物、水或药物而摄入毒物。例如，食用含有农药残留的水果、蔬菜，饮用受重金属污染的水，或误服家中存放的药品等。在消化道中，毒物的吸收速度和程度受到多种因素的影响。一般来说，脂溶性高、分子量小的毒物更容易被吸收，如有机氯农药等。此外，儿童的饮食习惯和消化功能也会对毒物吸收产生影响。例如，婴幼儿胃肠道蠕动相对较慢，消化液分泌相对较少，可能导致毒物在胃肠道内停留时间延长，增加吸收的机会。

呼吸道吸入也是重要的途径。儿童在呼吸过程中，可能吸入空气中的有毒气体、蒸汽或粉尘。如工业废气中的二氧化硫、一氧化碳、苯系物等，以及家庭装修产生的甲醛、氡气等。呼吸道的结构和功能特点使得毒物能够迅速进入体内。鼻腔中的鼻毛和黏液可以过滤部分较大颗粒的毒物，但对于微小颗粒和气体毒物的阻挡作用有限。毒物进入呼吸道后，可通过肺泡上皮细胞迅速吸收进入血液循环。而且，儿童（以5～10岁为例）每分钟呼吸次数约20～30次，而成人为12～20次/min，儿童按体重计算的相对呼吸量约为成人的1.5～2倍。这也增加了呼吸道吸入毒物的风险。

皮肤接触同样不容忽视。儿童的皮肤较薄，表皮角质层尚未发育完善，皮肤的屏障功能相对较弱，因此更容易吸收毒物。一些脂溶性毒物，如有机磷农药、某些有机溶剂等，可通过皮肤的角质层渗透进入真皮层，再进入血液循环。此外，皮肤有破损或炎症时，毒物的吸收会明显增加。例如，儿童在接触某些植物（如毒葛、毒橡树）后，可能因皮肤过敏搔抓导致皮肤破损，使植物中的漆酚等有毒成分更易吸收，引发更严重的中毒症状。

（二）在体内的分布与蓄积特点

毒物进入儿童体内后，会在不同的脏器和组织中分布，其分布规律与毒物的理化性质、细胞膜的通透性以及各组织器官的血流量、亲和力等因素有关。

一些毒物具有亲脂性，容易透过细胞膜，在富含脂质的组织中分布较多。例如，铅、汞等重金属可与红细胞膜、神经细胞膜等富含脂质的膜结构结合，进入细胞内。

铅主要蓄积在骨骼（约占90%～95%）、牙齿、肝脏、肾脏等部位。在骨骼中，铅可取代钙的位置，长期沉积，对骨骼的生长发育产生不良影响，导致骨骼畸形、骨质疏松等；在肝脏和肾脏，铅会干扰细胞的正常代谢和功能，引起肝肾功能损害。汞主要蓄积在肾脏、肝脏、大脑等器官，在肾脏中，汞可损伤肾小管上皮细胞，影响肾脏的排泄功能，导致蛋白尿、血尿等；在大脑中，汞会损害神经细胞，引起神经系统症状，如记忆力减退、震颤、共济失调等。

某些毒物还会选择性地分布于特定的组织或器官，这与其对这些组织或器官的亲和力有关。例如，百草枯主要蓄积在肺部，因为肺泡上皮细胞对百草枯具有较高的摄取和蓄积能力。百草枯在肺部引发的氧化应激反应，会导致肺泡结构破坏、肺纤维化等严重后果，严重影响呼吸功能。

毒物在体内的蓄积会对相应器官功能产生长期影响。随着毒物在器官内的不断蓄积，器官的负担逐渐加重，细胞功能受到损害，最终可能导致器官功能衰竭。例如，长期暴露于铅环境中的儿童，铅在肾脏的蓄积可逐渐引起肾小管功能障碍，表现为尿浓缩功能减退、氨基酸尿、糖尿等，严重时可发展为慢性肾衰竭；在肝脏，铅可导致肝脂肪变性、坏死，影响肝脏的解毒和合成功能，出现肝功能异常，如谷丙转氨酶、谷草转氨酶升高等。

（三）儿童特殊生理对其代谢的影响

儿童正处于生长发育阶段，其生理特点与成人不同，这使得毒物在儿童体内的代谢过程也具有特殊性。

儿童的肝脏代谢酶系统尚未发育完善，与毒物代谢相关的酶活性相对较低，如细胞色素P450酶系等。这些酶在毒物的氧化、还原、水解等代谢过程中起着关键作用。由于酶活性不足，毒物在儿童体内的代谢速度较慢，转化过程可能不完全，导致毒物在体内停留时间延长，增加了中毒的风险和对机体的损害程度。例如，对于某些药物或毒物，成人能够通过肝脏代谢酶迅速将其转化为无毒或低毒的代谢产物排出体外，而儿童可能无法有效地进行这种转化，使得毒物在体内持续作用，对身体各器官造成更持久的伤害。

儿童的肾脏排泄功能相对较弱。肾脏是毒物排泄的重要器官之一，通过肾小球滤过、肾小管分泌和重吸收等过程，将毒物及其代谢产物排出体外。然而，儿童的肾脏在结构和功能上尚未完全成熟，肾小球滤过率相对较低以5岁儿童为例，其数值约为成人的60%～70%（正常成人肾小球滤过率约为90～120 mL/min/1.73 m^2），肾小管的分泌和重吸收功能也不如成人完善。这使得毒物及其代谢产物在体内的排泄速度减慢，容易在体内蓄积。例如，一些水溶性毒物在儿童体内可能因肾脏排泄不畅而在血液中浓度升高，加重对身体的毒性作用，对肾脏本身也会造成进一步的损害，形成恶性循环。

第三节　环境毒物接触的临床表现

一、急性中毒的一般症状

（一）呼吸道刺激征状

当儿童吸入刺激性环境毒物（如含氯气体、甲醛等）后，通常会迅速出现呼吸道刺激征状。这些症状可在吸入毒物后即刻或短时间内发作，表现形式多样。轻度中毒时，可能仅出现咳嗽，多为刺激性干咳，无痰或少痰；随着中毒程度加重，会出现气喘，表现为呼吸急促、呼吸困难，呼吸频率明显加快，甚至可听到哮鸣音；严重时可导致呼吸困难加剧，患儿出现端坐呼吸、鼻翼扇动、口唇发绀等表现，自觉吸气与呼气均费力，胸部有压迫感。

这些呼吸道刺激征状与普通呼吸道疾病症状有一定区别。普通呼吸道疾病如感冒、支气管炎等，通常有一定的潜伏期，起病相对较缓，咳嗽可能伴有咳痰，且痰液的性状和颜色可因病因不同而有所差异，如白色黏液痰、黄色脓性痰等。而吸入性毒物导致的呼吸道刺激征状往往起病突然，且以干咳、气喘为主要表现，一般无明显的咳痰症状，除非合并有肺部感染等并发症。例如，儿童吸入甲醛后，可能在进入甲醛超标的房间后不久即出现频繁咳嗽、眼睛发红、流泪等症状，而普通感冒引起的咳嗽则不会如此迅速地出现，且多伴有鼻塞、流涕、咽痛等其他症状。

（二）皮肤过敏、灼伤等表现

儿童皮肤接触如强酸、强碱、某些化学原料等毒物后，会出现不同程度的皮肤损害。接触强酸强碱后，皮肤会迅速出现红肿、疼痛，强酸可使皮肤组织蛋白凝固、脱水，形成灼伤，表现为皮肤颜色变为棕褐色或黑色，出现水疱、溃疡等，损伤可达真皮层甚至皮下组织，创面较深，边界清楚；强碱则可使皮肤脂肪皂化，形成溶解性坏死，皮肤红肿明显，水疱较大且易破裂，创面呈黏滑或肥皂样改变，后期可因继发感染而出现化脓。例如，浓硫酸接触皮肤后，会立即引起皮肤组织的炭化，形成黑色焦痂；氢氧化钠溶液接触皮肤后，会使皮肤变得滑腻、肿胀，并伴有剧烈疼痛。

接触某些化学原料，如苯、甲醛等，可能引发皮肤过敏反应。皮肤会出现红斑，呈片状分布，边界不规则，伴瘙痒，痒感程度轻重不一，轻者患儿偶有搔抓，重者搔抓不止，影响睡眠及日常生活。还可能出现丘疹，为高出皮肤表面的小颗粒（直径小于1cm），颜色多为红色，大小形态各异；水疱则是皮肤内积聚液体形成的隆起，疱液清澈或微黄，周围皮肤可有红晕。例如，儿童接触某些含苯的胶水后，手部皮肤可能出现红斑、丘疹，并伴有明显瘙痒，一般可持续数天至数周不等。不同毒物引起的皮肤损害特点及严重程度存在差异，强酸强碱主要引起灼伤、腐蚀性损伤，症状较为严重且紧急；化学原料引起的过敏反应相对较轻，但可能持续时间较长，且容易反复。

根据皮肤症状初步判断毒物类型时，若皮肤出现灼伤、溃疡，伴有剧痛，多考虑强酸强碱类毒物；若皮肤以红斑、丘疹、水疱等过敏样改变为主，瘙痒明显，则可能是接触了某些化学原料或具有过敏性质的毒物。但这只是初步判断，确切的毒物种类还需要结合病史、现场环境等综合分析确定。

（三）全身不适

环境毒物进入儿童体内后，可引发全身不适、头痛、头晕等非特异性症状。这是因为毒物进入血液循环后，会影响全身多个系统的功能。例如，毒物可能干扰神经系统的正常代谢和神经冲动传递，导致大脑皮层功能紊乱，从而出现头痛、头晕症状。头痛的性质多样，可为胀痛、刺痛、隐痛或搏动性疼痛，疼痛程度也因人而异，轻者可能只是轻微不适，重者可导致患儿哭闹不止、难以忍受。头晕则表现为患儿感觉自身或周围环境旋转，站立或行走时不稳，可能伴有恶心、呕吐等症状。

这些症状在不同毒物中毒时的轻重程度和伴随症状有所不同。在轻度中毒时，全身不适可能仅表现为乏力、精神萎靡，头痛、头晕症状相对较轻，可能不伴有其他明显伴随症状；随着中毒程度加重，全身不适会更加明显，患儿可能出现极度疲倦、嗜睡，头痛、头晕加剧，还可能伴有心慌、胸闷、腹痛、腹泻等多系统症状。例如，铅中毒时，儿童除了有头痛、头晕症状外，还可能出现贫血、腹痛、便秘等消化系统症状，以及多动、注意力不集中等神经系统症状；而汞中毒可能导致儿童出现口腔炎、震颤、失眠等症状，头痛、头晕症状可能相对较轻，但会伴有明显的神经系统异常表现。

这些非特异性症状对判断中毒具有重要的提示作用，但由于它们也可能出现在其他疾病中，如感冒、胃肠道感染等，因此容易被忽视。在临床实践中，医生需要详细询问病史，了解患儿是否有毒物接触史，结合其他症状和体征，进行全面综合的判断，以免漏诊或误诊。

二、特定环境毒物中毒的典型体征

（一）有机磷农药中毒的胆碱能危象表现

有机磷农药中毒时，儿童会出现典型的胆碱能危象表现。其中，毒蕈碱样症状较为突出，患儿瞳孔明显缩小，可呈针尖样，这是由于有机磷农药抑制了乙酰胆碱酯酶，导致乙酰胆碱在副交感神经末梢过度蓄积，使瞳孔括约肌收缩所致。多汗症状也很常见，全身大汗淋漓，即使在安静状态下或环境温度不高时也会出汗，这是因为乙酰胆碱刺激汗腺分泌增加。流涎表现为唾液分泌过多，患儿口角常有大量唾液流出，严重时甚至口吐白沫。

此外，还会出现肌肉震颤，多从眼睑、面部等小肌肉开始，逐渐发展至全身肌肉，表现为肌肉不自主地细微颤动或抽动，这是烟碱样症状的表现，是由于乙酰胆碱在横纹肌神经肌肉接头处过度积蓄和刺激，使面、眼睑、舌、四肢和全身横纹肌发生肌纤维颤动。随着病情进展，可出现全身肌肉强直性痉挛，患儿会感觉全身肌肉紧张、僵硬，疼痛难忍。一般情况下这个过程可能在数分钟到数小时内，严重时可导致呼吸肌麻痹，多在严重中毒后数小时左右出现，引起呼吸困难，表现为呼吸频率减慢、呼吸幅度减弱，甚至呼吸停止，若不及时救治，可危及生命。

这些体征产生的主要机制在于有机磷农药对乙酰胆碱酯酶的抑制，导致乙酰胆碱在体内大量蓄积，过度刺激胆碱能受体，从而引发一系列副交感神经过度兴奋和神经肌肉功能紊乱的症状。一旦发现儿童出现这些典型体征，需怀疑有机磷农药中毒，并迅速采取急救措施，如清除毒物、使用特效解毒剂（如阿托品、氯解磷定等），同时保持呼吸道通畅，给予吸氧、必要时进行人工呼吸等支持治疗。

（二）某些工业化学品中毒的特异性体征

某些工业化学品中毒具有特异性体征，有助于准确诊断中毒类型。例如铅中毒，儿童可能出现贫血，表现为面色苍白、口唇无血色、甲床苍白等，这是因为铅可抑制血红素的合成，干扰铁的利用，导致红细胞生成减少；腹痛症状较为常见，多为脐周或全腹隐痛、绞痛，疼痛程度轻重不一，发作无明显规律，可能与铅引起的胃肠道痉挛有关；牙龈铅线也是铅中毒的重要体征之一，表现为牙龈边缘出现蓝色或蓝黑色的线条，这是由于铅与口腔内的硫化氢结合，生成硫化铅沉积在牙龈所致。

汞中毒可引发口腔炎，患儿口腔黏膜充血、水肿、糜烂，牙龈肿胀、出血，伴有口臭，疼痛明显，严重时可影响进食和说话。还会出现震颤，多为手指、眼睑、舌等部位的细小震颤，初期可能在注意力集中或情绪激动时出现，随着中毒程度加重，震颤可逐渐加重并扩散至全身，出现肢体抖动、书写困难、步态不稳等表现。这是因为汞可损害神经系统，影响神经细胞的正常功能和神经递质的传递。

这些特异性体征与毒物的作用机制密切相关。铅主要影响血液系统、神经系统和胃肠道等，通过干扰细胞内的多种酶活性和代谢过程，导致贫血、腹痛、神经系统损伤等症状体征的出现。汞则主要对神经系统和口腔黏膜等产生毒性作用，其可与细胞内的巯基结合，破坏细胞的结构和功能，从而引发口腔炎、震颤等表现。在临床诊断中，识别这些特异性体征对准确判断中毒类型具有关键意义，能够为及时采取针对性的治疗措施提供重要依据。例如，对于有贫血、腹痛、牙龈铅线的儿童，应高度怀疑铅中毒，进一步进行血铅检测等相关检查确诊，并给予驱铅治疗；对于有口腔炎、震颤症状的儿童，需考虑汞中毒的可能，详细询问接触史，进行尿汞等检查，确诊后采取相应的驱汞治疗措施，以减少毒物对儿童身体的进一步损害，促进康复。

第四节　环境毒物接触的诊断方法

一、详细病史采集

（一）中毒时间、毒物接触史推测

准确询问儿童接触可能毒物的时间，对判断病情发展以及毒物的吸收程度极为关键。儿童的中毒时间往往与症状出现的先后顺序和严重程度密切相关。若能明确毒物接触时间，医生便可依据毒物的特性，推测其在体内的吸收、分布和代谢过程，从而更精准地评估病情。例如，对于某些急性毒性发作迅速的毒物，如有机磷农药，接触后短时间内就可能出现中毒症状；而对于一些慢性毒性的毒物，如重金属铅、汞等，可能在接触数周、数月甚至数年后，才逐渐显现出中毒的迹象。

在询问病史时，医生需详细了解儿童在中毒前的活动轨迹，包括去过的场所、接触过的物品等，以此推测可能的毒物接触史。若儿童在刚装修完不久的房间内长时间

停留后，出现头晕、乏力、咳嗽等症状，就应高度怀疑甲醛中毒的可能性；若儿童在农田玩耍后，出现呕吐、腹泻、多汗等症状，则可能是接触了有机磷农药。另外，家庭中使用的清洁剂、药品等物品的存放和使用情况，也可能为毒物接触史的推测提供重要线索。比如，儿童误服了家中存放的药物，医生可根据药物的种类、剂量以及服用时间，初步判断中毒的严重程度，并制定相应的治疗方案。

（二）接触环境与现场情况了解

了解儿童接触毒物的具体环境，如室内通风状况、周边工厂的排放情况等现场信息，对判断中毒情况具有重要意义。这些环境因素会直接影响毒物的浓度和种类，进而辅助医生判断中毒的可能性及严重程度。例如，在通风不良的室内使用含苯的化学溶剂，苯的浓度会迅速升高，儿童在此环境中长时间停留，就极易发生苯中毒；若居住在工厂周边，且工厂有废气、废水排放，儿童接触到这些污染物的概率就会增加，可能导致重金属中毒或化学物质中毒。不同的环境下，中毒的常见毒物类型也有所不同。在农村地区，农药（如有机磷类、拟除虫菊酯类等）中毒较为常见，这与农业生产中广泛使用农药密切相关；而在城市地区，工业化学品（如苯甲醛、重金属铅和汞等）污染、汽车尾气排放以及家庭装修污染等导致的中毒则更为多见。

此外，现场的其他情况也不容忽视。例如，发现儿童中毒时，周围是否有残留的毒物、呕吐物的颜色和气味、是否有其他人员同时出现类似症状等，这些信息都可能为诊断提供重要线索。若现场有刺鼻气味，且儿童出现呼吸道刺激征状，可能是吸入了刺激性气体；若呕吐物有特殊气味，如大蒜味，可能提示有机磷农药中毒。

二、体格检查重点

（一）生命体征监测与异常体征识别

监测儿童的体温、脉搏、呼吸、血压等生命体征，在判断环境毒物中毒时十分重要。生命体征能够直观反映儿童的身体状况，其异常变化往往是毒物中毒的重要信号。例如，体温升高可能是由于毒物引发的炎症反应或身体的应激反应如百草枯中毒，可引起机体的炎症风暴，导致体温升高。脉搏增快可能与毒物导致的心脏功能异常、缺氧或疼痛有关；呼吸急促可能是呼吸系统受到毒物刺激或损伤的表现；血压下降则可能提示毒物引起了循环系统衰竭或休克。

在有机磷农药中毒时，儿童可能出现心率减慢、血压下降等症状，这是由于毒物抑制了乙酰胆碱酯酶，导致副交感神经兴奋，血管扩张，血压降低；而在某些刺激性气体中毒时，如氯气中毒，儿童会出现呼吸急促、心率加快等表现，这是因为气体刺激呼吸道，引起机体的应激反应，导致呼吸和心血管系统功能紊乱。通过对生命体征的持续监测，医生可以及时发现病情的变化，并采取相应的治疗措施。例如，当儿童出现呼吸急促、发绀等缺氧症状时，应立即给予吸氧治疗，以改善呼吸功能；若血压下降明显，可能需要进行补液、升压等抗休克治疗。

（二）皮肤、黏膜、呼吸等系统的特殊体征观察

仔细观察儿童皮肤有无皮疹、颜色改变，黏膜有无充血、溃疡，呼吸有无异味、节律异常等特殊体征，对判断毒物接触及中毒类型具有重要价值。不同的毒物中毒可能会在这些部位呈现出特定的表现。在接触性皮炎中，皮肤可出现红斑、丘疹、水疱等皮疹，伴瘙痒或疼痛，这是皮肤对毒物的过敏或刺激反应。例如，接触某些植物性毒物（如毒葛、毒橡树）或化学物质（如化妆品、洗涤剂中的过敏原）后，儿童的皮肤可能会迅速出现红肿、瘙痒的皮疹。皮肤颜色的改变也可能提示特定的毒物中毒。如亚硝酸盐中毒时，儿童的皮肤会呈现出典型的青紫色，这是因为亚硝酸盐可使血红蛋白氧化为高铁血红蛋白，失去携氧能力，导致组织缺氧。

黏膜的变化同样不容忽视。在汞中毒时，儿童可能出现口腔黏膜充血、溃疡，牙龈肿胀、出血等症状，这是由于汞对口腔黏膜和牙龈组织具有直接的毒性作用；在某些腐蚀性毒物中毒时，如强酸、强碱，口腔、鼻腔等黏膜会出现严重的灼伤、糜烂，伴有剧烈疼痛和分泌物增多。呼吸方面，若儿童呼出的气体有特殊气味，如有机磷农药中毒时呼出的大蒜味、氰化物中毒时的苦杏仁味等，可为诊断提供重要线索。呼吸节律的异常，如呼吸减慢、呼吸暂停、潮式呼吸等，也可能与毒物对呼吸中枢的抑制或损伤有关。例如，阿片类药物中毒可导致呼吸中枢抑制，使儿童出现呼吸减慢，甚至呼吸暂停的危险情况，需要紧急进行呼吸支持治疗。

三、实验室检查手段

（一）血液、尿液毒物筛查技术

常用的血液、尿液毒物筛查方法包括化学分析法、免疫分析法等。这些技术能够精准检测出儿童体内微量的环境毒物，为明确中毒诊断提供关键依据。化学分析法是一种传统的检测方法，通过化学反应来确定毒物的种类和含量，其优点是准确性高，能够检测出多种毒物，但操作相对复杂，耗时较长。免疫分析法则是利用抗原抗体特异性结合的原理，快速检测血液或尿液中的毒物或其代谢产物，具有操作简便、快速

的特点，适用于急诊筛查。例如，在怀疑有机磷农药中毒时，可采用免疫分析法检测血液中的胆碱酯酶活性，若胆碱酯酶活性显著降低，则提示有机磷农药中毒的可能性极大。

不同毒物在血液、尿液中的代谢产物各异，且检测窗口期也有所不同。例如，苯系物中毒后，其代谢产物苯酚、苯醌等会在尿液中出现，且在接触后的数小时至数天内可检测到；而铅中毒时，血液中的铅离子会与红细胞结合，可通过检测全血铅水平来诊断，其检测窗口期相对较长，可反映近期至数月内的铅暴露情况。了解这些特点，有助于医生选择合适的检测时机和方法，提高诊断的准确性。

（二）肝肾功能、电解质等生化指标辅助诊断

肝肾功能指标如谷丙转氨酶、谷草转氨酶、肌酐、尿素氮等，以及电解质指标如钾、钠、氯、钙等，在判断环境毒物中毒对儿童脏器功能的影响方面具有重要意义。当毒物进入人体后，肝脏和肾脏作为主要的解毒和排泄器官，往往会首当其冲受到损害。例如，在重金属中毒（如铅、汞中毒）时，肝脏细胞内的酶系统会受到干扰，导致谷丙转氨酶、谷草转氨酶等指标升高，反映肝细胞受损；同时，肾脏的肾小管上皮细胞也会受到损伤，影响肾脏的排泄功能，使肌酐、尿素氮等指标升高，提示肾功能障碍。

电解质紊乱也是毒物中毒常见的并发症之一。某些毒物可能影响肾脏对电解质的调节功能，导致钾、钠、氯等电解质失衡。例如，在一些利尿剂中毒或肾功能衰竭引起的中毒病例中，可能出现低钾血症或高钾血症，表现为肌肉无力、心律失常等症状，严重时可危及生命。通过监测这些生化指标的变化，医生可以及时了解毒物对肝脏、肾脏等器官的损害程度，并采取相应的治疗措施，如给予保肝、护肾药物，纠正电解质紊乱等。

（三）针对特定环境毒物的检测

针对常见的环境毒物，如有机磷农药、重金属等，有专门的检测方法及检测样本采集要求。对于有机磷农药中毒，可采集血液、呕吐物或胃内容物进行检测，常用的检测方法包括气相色谱法、液相色谱法等，这些方法能够准确测定有机磷农药的种类和含量，为确诊和治疗提供有力依据。在检测过程中，样本的采集和保存至关重要。例如，血液样本应在中毒后尽快采集，并使用合适的抗凝剂，防止血液凝固；呕吐物或胃内容物应收集完整，并妥善保存于清洁、无菌的容器中，避免样本受到污染或挥发，影响检测结果的准确性。

重金属中毒的检测则可通过采集血液、尿液、头发等样本进行。例如，检测血铅水平可准确反映儿童近期的铅暴露情况；检测尿液中的汞含量有助于诊断汞中毒；头发中的重金属含量则可反映较长时间内的重金属蓄积情况。不同的重金属检测方法也有所不同，常用的有原子吸收光谱法、电感耦合等离子体质谱法等，这些方法具有高灵敏度和高准确性的特点，能够检测出极低浓度的重金属。通过这些特定检测，医生可以明确毒物的种类和暴露程度，从而制定精准的治疗方案，如使用特效解毒剂进行驱铅、驱汞治疗等。

四、影像学检查在中毒诊断中的应用

吸入性毒物如刺激性气体等中毒后，肺部在X线、CT等影像学检查下可出现多种形态改变。在轻度中毒时，肺部X线可能显示肺纹理增多、增粗，这是由于毒物刺激呼吸道黏膜，引起支气管炎性反应，导致支气管壁充血、水肿，在影像学上表现为肺纹理的改变。随着中毒程度的加重，可能会出现肺部炎症浸润影，表现为双下肺中带有沿肺纹理分布规则的斑片或不规则片状模糊阴影，或双肺纹理模糊，有广泛网状阴影或散在细颗粒状阴影，肺叶透亮度降低，这是由于毒物导致肺泡内渗出、水肿，炎症细胞浸润，影响了肺部的气体交换功能。在重度中毒时，肺部可出现大片均匀密度增高阴影，或呈大小及密度不一、边缘模糊的片状阴影，广泛分布于两肺野，少数呈蝴蝶状，提示可能出现了严重的肺水肿、肺泡出血或肺纤维化等病变。例如，在氯气中毒、氨气中毒等刺激性气体中毒后，肺部影像学检查常能发现这些典型的改变，医生可根据这些影像特征判断毒物对肺部的损害程度及范围，制定相应的治疗方案，如给予吸氧、糖皮质激素抗炎、肺泡灌洗等治疗措施。

除了肺部，其他脏器在特定毒物中毒时也可能有相应的影像学表现。例如，铅中毒时，腹部X线可能会显示肠道内有高密度的铅线，这是由于铅在肠道内沉积形成的；在某些重金属中毒（如汞中毒）导致的肾脏损害时，肾脏超声或CT检查可能会发现肾脏体积增大、皮质回声增强等改变，提示肾脏存在炎症、水肿或纤维化等病变。这些影像学检查结果能够为中毒诊断提供重要的辅助信息，帮助医生全面了解毒物对机体的损害情况，从而制定更加科学合理的治疗方案。但需要注意的是，影像学检查结果应结合患儿的病史、临床表现和其他实验室检查综合分析，以提高诊断的准确性。

第五节　环境毒物接触的急救原则与技术

一、现场急救的即刻措施

（一）脱离毒物接触环境

一旦发现儿童可能接触环境毒物中毒，首要任务是迅速将其转移至安全、通风良好且无毒物污染的环境。若在室内发生中毒，如因燃气泄漏或化学品挥发导致中毒，应立即打开窗户通风，关闭燃气阀门或移除污染源，并将儿童抱至室外空旷处，注意避免在搬运过程中造成儿童的二次伤害。若在户外接触到有毒植物、农药或工业污染物，要尽快将儿童带离污染区域，远离毒物散发源。对于意识清醒的儿童，可引导其自行走向安全地带，但需密切关注其行动，防止摔倒或其他意外发生；对于意识不清或年幼儿童，救援者需小心抱起或用担架搬运，确保其头、颈和脊柱稳定，避免晃动或扭曲。在转移过程中，救援者应尽量避免直接接触毒物，如有必要，应佩戴适当的防护装备，如手套、口罩等。

（二）皮肤、眼睛等部位的清洗

当接触性毒物沾染儿童皮肤、眼睛后，必须及时用大量清水或相应消毒溶液冲洗。若为皮肤接触，如接触到强酸、强碱等腐蚀性毒物，应立即脱去污染的衣物，用大量流动清水冲洗皮肤至少15～20 min，冲洗时应注意将皮肤褶皱处、指甲缝等部位冲洗干净，避免毒物残留。对于某些特殊毒物，如有机磷农药，可使用肥皂水或2%碳酸氢钠溶液（敌百虫中毒除外，敌百虫遇碱会变成毒性更强的敌敌畏）冲洗，以分解和中和毒物。若毒物溅入眼睛，如化学试剂、农药等，应立即用大量生理盐水或清水冲洗眼睛，冲洗时需将眼睑轻轻翻开，眼球向各方向转动，确保冲洗彻底，冲洗时间不少于15 min。在冲洗过程中，要注意避免用力过猛，防止损伤儿童的眼睛和皮肤。例如，当儿童不慎接触到含碱性的清洁剂时，及时用大量清水冲洗可有效减轻灼伤程度；若接触到毒葛等植物引起皮肤过敏，用肥皂水清洗能去除部分过敏原，缓解症状。

（三）催吐、洗胃

对于经口摄入毒物的儿童，需根据具体情况判断是否适合催吐。若儿童意识清醒且摄入毒物时间较短（一般在4～6 h内对高油脂、高蛋白食物包裹毒物等特殊情况，需结合实际判断，必要时可延长至8 h），可采用刺激咽喉部等方法催吐。让儿童先喝适量清水或温盐水，然后用手指或筷子轻轻刺激其咽喉后壁，引发呕吐反射，促使胃内毒物排出。催吐时应注意让儿童头部偏向一侧，防止呕吐物误吸入气管导致窒息。洗胃则适用于摄入毒物量较大、毒性较强或催吐效果不佳的情况。洗胃一般在医院进行，医生会根据毒物的种类选择合适的洗胃液，如生理盐水、2%碳酸氢钠溶液（用于有机磷农药中毒等，但敌百虫中毒禁用）、1：5000高锰酸钾溶液（用于巴比妥类、阿片类等中毒，但对硫磷、内吸磷、乐果等中毒禁用，因高锰酸钾可将这些毒物氧化为毒性更强的物质）等。此外，淀粉溶液可用于碘中毒洗胃。洗胃液温度一般以接近体温为宜。洗胃时需将胃管经口腔或鼻腔插入胃内，先抽出胃内容物，再反复注入和抽出洗胃液，直至洗出液澄清无味为止。在进行催吐、洗胃过程中，务必保障儿童呼吸道通畅，密切观察其生命体征，如出现呼吸急促、心跳加快等异常情况，应立即停止操作并进行相应处理。例如，儿童误服药物后，若能在短时间内催吐，可减少药物的吸收，但对于腐蚀性毒物或昏迷的儿童，则不宜催吐，以免造成消化道穿孔或窒息。

（四）保持呼吸道通畅与心肺复苏

在环境毒物中毒导致儿童呼吸抑制、心搏骤停等紧急情况下，必须立即采取措施保持呼吸道通畅并实施心肺复苏。首先，清理呼吸道分泌物，将儿童头部偏向一侧，用手指或吸引器清除口腔、鼻腔内的呕吐物、痰液等异物，防止堵塞气道。若儿童呼吸微弱或停止，应立即进行人工呼吸，对于较小的儿童，可采用口对口鼻的方式，即施救者用嘴覆盖儿童的口鼻，缓慢吹气，每次吹气时间约1～1.5秒，观察到儿童胸廓略有起伏即可，每分钟吹气约12～20次。若儿童心搏骤停，需同时进行胸外心脏按压，将儿童仰卧在硬板上或地上，施救者用手掌根部按压儿童两乳头连线中点处，按压深度约为胸廓前后径的1/3～1/2，频率每分钟约100～120次。按压与吹气比例为30：2，即每按压30次，进行2次人工呼吸，如此反复进行，直到专业救援人员到达或儿童恢复自主呼吸和心跳。判断心肺复苏有效的指征包括可触及大动脉搏动、自主呼吸恢复、面色由发绀转为红润、瞳孔由大变小等。在急救过程中，要持续进行操作，不可轻易放弃，同时呼叫周围人员协助拨打急救电话，争取尽快将儿童送往医院进行进一步救治。例如，儿童因有机磷农药中毒导致呼吸心搏骤停时，及时有效的心肺复苏可能挽救其生命。

二、特效解毒剂的应用

（一）常见环境毒物对应的特效解毒药物

不同类型的环境毒物中毒需要使用相应的特效解毒剂。对于有机磷农药中毒，常用的特效解毒剂有阿托品和解磷定（氯解磷定、碘解磷定等）。阿托品能竞争性阻断乙酰胆碱与M受体的结合，缓解毒蕈碱样症状，如瞳孔缩小、流涎、多汗等，但对烟碱样症状（如肌肉震颤、痉挛）效果较差。解磷定则可恢复被抑制的乙酰胆碱酯酶活性，分解积聚的乙酰胆碱，对缓解烟碱样症状和中枢神经系统症状有较好作用，二者常联合使用。例如，在救治重度有机磷农药中毒时，可先静脉注射阿托品2～10mg，然后根据病情每10～30min重复给药，同时静脉滴注解磷定，一般首剂0.4～1.6g，必要时2～6h重复2～3次，之后以每小时0.4g的速度静脉滴注维持4～6h。

重金属中毒如铅中毒，特效解毒剂有依地酸二钠钙（$CaNa_2$-EDTA）、二巯丁二钠（NaDMS）和二巯基丁二酸（DMSA）等。这些药物可与铅离子结合形成稳定的配合物，促进铅从体内排出。依地酸二钠钙一般采用静脉滴注，每日1g，连续3～4日为一疗程，间隔3～4日可重复应用；二羟基丁二酸钠则多为肌内注射，首次剂量为2.5～3mg/kg，每4～6h1次，第2～3日每6～12h1次，以后每12h1次，共10～14日。汞中毒可使用二巯基丙磺酸钠或二巯丁二钠、二巯基丁二酸等解毒剂，它们能与汞结合，降低汞的毒性并促进其排出。

氰化物中毒特效解毒剂为亚硝酸钠-硫代硫酸钠。亚硝酸钠可使血红蛋白氧化为高铁血红蛋白，后者与氰离子结合形成氰化高铁血红蛋白，从而暂时解除氰离子对细胞呼吸酶的抑制；随后注射硫代硫酸钠，使其与氰离子结合形成无毒的硫氰酸盐从尿中排出。亚硝酸钠一般缓慢静脉注射3%溶液10～20mL（6～12mg/kg），注射速度以2mL/min为宜，接着静脉注射硫代硫酸钠12.5～25g（25%～50%溶液50mL）。

（二）解毒剂的使用剂量与注意事项

在儿童群体中使用特效解毒剂时，准确的剂量计算至关重要，需充分考虑年龄、体重等因素并遵循相应的调整原则。以阿托品为例，儿童使用剂量一般为0.02～0.05mg/kg，可根据中毒程度适当调整，但总量不宜过大，以免引起阿托品中毒。解磷定的儿童用量为20～50mg/kg，静脉注射或静脉滴注，用药过程中需密切观察胆碱酯酶活性的恢复情况以及是否出现不良反应，如注射过速可导致眩晕、视力模糊、恶心、呕吐、心动过缓等，严重时可引起阵挛性抽搐及呼吸抑制。

使用依地酸二钠钙驱铅治疗时，儿童每日剂量一般为25～50mg/kg，分2次静脉滴注或肌内注射，连续3～5日为一疗程，使用时需注意监测血钙、锌等电解质水平，避免引起低钙血症和锌缺乏。二巯基丙磺酸钠用于汞中毒治疗时，儿童剂量为5%溶液0.1mL/kg，肌内注射，第1日每4～6h1次，第2～3日每6～12h1次，以后每12h1次，用药期间需密切观察有无血压升高、心悸、恶心、呕吐等不良反应，肝肾功能不全者慎用。

在使用特效解毒剂过程中，还需密切观察药物不良反应，注意与其他药物的配伍禁忌。例如，阿托品与解磷定合用时，应根据中毒症状的改善情况调整剂量，避免过量使用；亚硝酸钠与硫代硫酸钠联合应用时，要注意注射顺序和速度，防止不良反应的发生。同时，使用解毒剂前应详细询问儿童的过敏史，对有过敏史的儿童需谨慎用药或进行脱敏治疗。

三、对症支持治疗

（一）纠正水、电解质紊乱与酸碱失衡

环境毒物中毒后，儿童可能因呕吐、腹泻、出汗等原因导致水、电解质紊乱，如脱水、低钾血症、低钠血症等，也可能出现酸碱失衡，如代谢性酸中毒等。通过监测血液生化指标（如血清钠、钾、氯、碳酸氢根等）、观察临床表现（如口渴、皮肤弹性、尿量、精神状态等），可判断紊乱和失衡情况。若儿童出现口渴、皮肤干燥、尿量减少等症状，提示可能存在脱水；若伴有肌肉无力、腹胀、心律失常等，可能有低钾血症；若呼吸深快、精神萎靡，可能是代谢性酸中毒。

对于脱水的儿童，轻度脱水可通过口服补液盐补充水分和电解质，中重度脱水则需静脉补液，根据脱水性质（等渗性、低渗性、高渗性）选择合适的补液溶液，如等渗性脱水常用生理盐水和5%葡萄糖液按1：1～2：1的比例混合静脉滴注，补液量根据儿童体重和脱水程度计算，一般先快后慢，在8～12h内补足累积损失量，之后根据病情继续补充继续损失量和生理需要量。低钾血症时，可口服或静脉补钾，静脉补钾浓度一般不超过0.3%，速度不宜过快，每日补钾总量根据缺钾程度而定，一般为2～3mmol/kg，补钾过程中需密切监测心电图和血钾浓度，防止高钾血症发生。代谢性酸中毒较轻时，经补液等治疗后多可自行纠正，严重时可静脉滴注碳酸氢钠，根据血气分析结果计算所需碳酸氢钠的量，一般先给予计算量的1/2，然后根据复查结果调整。

（二）脏器功能保护与支持

毒物中毒可能损害儿童的多个脏器，针对不同受损脏器需采取相应的功能保护措施。对于肝脏损害，可使用保肝药物，如还原型谷胱甘肽、复方甘草酸苷等。还原型

谷胱甘肽能参与体内多种重要的生化代谢反应，保护肝细胞免受自由基损伤，一般采用静脉滴注，剂量为300～600 mg/d；复方甘草酸苷可抗炎、抗过敏、保护肝细胞膜，静脉滴注剂量为20～40 mL/d，使用中需监测肝功能指标（如谷丙转氨酶、谷草转氨酶、胆红素等）的变化，观察肝脏功能恢复情况。

肾脏损害时，应注意改善肾脏灌注，可适当补液以维持足够的血容量，但需避免过度补液加重肾脏负担。对于急性肾衰竭少尿期，需严格控制液体入量，遵循“量出为入”的原则，同时可使用利尿剂（如呋塞米）促进尿液排出，若利尿剂无效，可能需要进行血液透析或腹膜透析治疗。在治疗过程中，需监测肾功能指标（如肌酐、尿素氮、尿酸等）、尿量、电解质等，根据病情调整治疗方案。

心脏损害可表现为心律失常、心肌损伤等，可使用营养心肌药物，如磷酸肌酸、辅酶Q 10等。磷酸肌酸能为心肌提供能量，保护心肌细胞，静脉滴注剂量为0.5～1 g/d；辅酶Q 10可改善心肌代谢，口服剂量为10～30 mg/d，同时需密切监测心电图、心肌酶谱（如肌酸激酶同工酶、乳酸脱氢酶等）等指标，及时发现并处理心律失常等心脏并发症。

四、中毒患儿的转运要点

（一）转运前的准备与评估

中毒患儿转运前，做好病情评估、准备急救设备和药品至关重要。评估儿童生命体征（如体温、脉搏、呼吸、血压、意识状态等）、中毒严重程度（根据毒物种类、接触剂量、中毒时间、症状表现等综合判断）、有无并发症（如呼吸困难、心律失常、休克等）。若患儿出现呼吸微弱、心率减慢、血压下降等情况，提示病情严重，需在转运前进行紧急处理。

携带的常用急救设备包括氧气瓶、心电监护仪、便携式吸引器、简易呼吸器等，以确保在转运途中能够维持患儿的呼吸、循环功能，及时处理呼吸道分泌物等问题。必备药品有特效解毒剂（如针对有机磷农药中毒的阿托品、解磷定，重金属中毒的相应解毒剂等）、呼吸兴奋剂（如尼可刹米、洛贝林等）、心血管活性药物（如肾上腺素、多巴胺等）、镇静剂（如地西泮等）以及常用的补液溶液（如生理盐水、葡萄糖液等）。例如，对于有机磷农药中毒患儿，携带足够剂量的阿托品和解磷定，以便于转运途中根据病情及时调整用药；对于有呼吸抑制风险的患儿，备好呼吸兴奋剂和简易呼吸器，一旦出现呼吸骤停可立即进行抢救。

（二）转运途中的监测与应急处理

在转运中毒患儿途中，需持续监测生命体征，每隔15～30 min测量一次体温、脉搏、呼吸、血压，密切观察意识状态、瞳孔大小及对光反射、面色等变化，同时观察病情变化，如有无呕吐、抽搐、呼吸困难加重等情况。若患儿出现呼吸骤停，应即刻停车，在确保安全的前提下迅速进行心肺复苏，可使用简易呼吸器进行人工呼吸，同时进行胸外心脏按压，按照心肺复苏操作规范持续进行，直到患儿恢复自主呼吸或到达医院。若出现心律失常，如心动过速、心动过缓或室颤等，需根据心律失常类型使用相应的药物或进行电除颤治疗。例如，对于室性心动过速患儿，可静脉注射利多卡因1～2 mg/kg，若药物治疗无效，可考虑电除颤（儿童电除颤能量首次选择2 J/kg，若无效，可增至4 J/kg）。

与接收医院保持密切联系，在转运前告知医院患儿的基本情况（如姓名、年龄、中毒原因、中毒时间、目前生命体征和病情等）、预计到达时间，以便医院做好接诊准备，提前安排好急救人员、床位、检查设备（如毒物检测仪器、影像学检查设备等）和治疗方案。在转运途中，若患儿病情发生变化，及时向医院通报，以便医院调整接诊准备工作，确保患儿到达医院后能够迅速得到进一步的诊断和治疗。

第六节　常见环境毒物接触类型的急救处理

一、有机磷、氨基甲酸酯类农药中毒抢救方法

有机磷、氨基甲酸酯类农药中毒的抢救需遵循一套系统且严谨的流程，现场急救、解毒剂应用以及对症支持治疗等环节紧密相连，每个步骤都关乎患儿的生命安危与预后恢复。

现场急救时，一旦发现儿童中毒，应立即将其转移至通风良好、安全无毒的环境，迅速脱去被污染的衣物，并用大量清水冲洗皮肤，以减少毒物的吸收。若毒物溅入眼睛，需用生理盐水或清水持续冲洗至少15 min。对于经口摄入毒物且意识清醒的儿童，可在中毒后4～6 h内采取催吐措施，让其先喝适量清水或温盐水，然后用手指或筷子刺激咽喉后壁，促使胃内毒物排出，但需注意防止呕吐物误吸。若中毒情况较为严重或摄入毒物量较大，应尽快送往医院进行洗胃治疗。洗胃一般选用2%碳酸氢钠溶液（敌百虫中毒除外）或清水，反复冲洗，直至洗出液澄清无味，以彻底清除胃

内毒物。

特效解毒剂的应用是救治关键。阿托品为常用解毒药，能竞争性阻断乙酰胆碱与M胆碱受体结合，有效缓解毒蕈碱样症状，如瞳孔缩小、流涎、多汗等。使用时应遵循早期、足量、个体化的原则，根据中毒程度调整剂量。轻度中毒者，可给予阿托品1～2mg皮下或肌内注射，每隔1～2h重复用药；中度中毒者，予以阿托品2～5mg静脉注射，每15～20min重复一次；重度中毒者，则需给予阿托品5～10mg静脉注射，每10～15min重复一次。在用药过程中，需密切观察患儿的症状变化，当达到阿托品化后，即瞳孔扩大、颜面潮红、皮肤干燥、肺部啰音消失、心率增快等，可逐渐减少剂量并延长给药间隔时间，但要警惕反跳现象的发生，需持续观察病情至少3～7天。对于儿童，阿托品用量需根据年龄、体重调整。一般婴儿剂量为0.01～0.02mg/kg，幼儿0.02～0.03mg/kg，儿童0.03～0.05mg/kg。

胆碱酯酶复能剂如氯解磷定、碘解磷定等，可恢复被抑制的乙酰胆碱酯酶活性，对缓解烟碱样症状（如肌肉震颤、痉挛）和中枢神经系统症状效果显著。轻度中毒可单用胆碱酯酶复能剂，中度或重度中毒时，应与阿托品联合使用，且两种药物的使用时间和剂量需合理搭配，以发挥协同作用并减少不良反应。例如，中度中毒可首次给予氯解磷定0.5～1.0g肌内注射或静脉注射，必要时2～4h重复一次；重度中毒则首次给予1.0～1.5g静脉注射，30min后可重复一次，之后根据病情逐渐减量。

在对症支持治疗方面，需密切监测患儿的生命体征，保持呼吸道通畅，及时清理呼吸道分泌物，必要时给予吸氧或机械通气支持。若患儿出现心律失常、心力衰竭等心脏问题，应给予相应的抗心律失常、强心等治疗措施；对于有惊厥、抽搐的患儿，可使用镇静剂进行控制。同时，要注意纠正水、电解质紊乱和酸碱失衡，维持内环境稳定。若患儿出现脱水症状，可根据脱水程度给予口服或静脉补液；若存在低钾血症，应及时补钾，但需注意补钾速度和浓度，避免高钾血症的发生。

在整个抢救过程中，密切观察病情变化至关重要。应持续监测患儿的意识状态、瞳孔大小及对光反射、生命体征、胆碱酯酶活性等指标，及时发现并处理可能出现的并发症。例如，若患儿出现阿托品中毒症状，如谵妄、躁动、抽搐、昏迷等，应立即减少阿托品用量或停用，并给予相应的对症处理；若出现胆碱酯酶复能剂过量引起的不良反应，如口苦、咽痛、恶心、呕吐、呼吸抑制等，也需及时调整用药剂量或停药。此外，还需注意预防感染等并发症的发生，可根据患儿的具体情况合理使用抗生素。

二、百草枯等除草剂中毒的特殊处理要点

百草枯等除草剂中毒具有特殊性，对人体危害严重，且目前尚无特效解毒剂，肺脏是主要的受损靶器官，中毒后可导致肺纤维化等不可逆损伤，预后极差，病死率高。

中毒后应立即进行洗胃，这是减少毒物吸收的关键步骤。由于百草枯在胃肠道的吸收率相对较低，且在碱性溶液中可水解失活，因此洗胃时宜选用2%碳酸氢钠溶液内加适量肥皂液，反复冲洗，每次洗胃量约5000～10000mL，自中毒起48h内，每天2次，尽可能彻底地清除胃内毒物。洗胃后，可给予吸附剂如活性炭，以吸附残留的毒物，并及时导入导泻剂，如20%甘露醇、33%硫酸镁溶液或硫酸钠溶液，促进毒物排出。但需注意，对于有严重消化道出血、穿孔等并发症的患儿，导泻剂应慎用。

血液净化治疗在百草枯中毒的救治中具有重要作用。血液灌流能够有效清除血液中的百草枯，其清除率明显高于血液透析，特别是在中毒后10h内进行血液灌流，可显著减轻百草枯对靶器官的损害，改善预后。对于中度中毒和中毒剂量未知的患儿，更不应轻易放弃血液净化治疗。部分患儿可能需要多次血液灌流，但需注意避免因吸附治疗药物而导致病情加重。例如，临床观察发现，早期血液灌流可挽救部分患儿生命，但反复灌流可能使病情迅速恶化。

药物治疗主要是基于百草枯中毒的机制进行对症处理。百草枯可在肺内产生氧自由基，引发细胞膜脂质过氧化，导致细胞组织损害。因此，可使用抗氧化剂及自由基清除剂，如大剂量维生素C、维生素E、维生素B1、还原型谷胱甘肽等，以减轻氧自由基对肺组织的损伤。同时，为防止肺纤维化，可采用大剂量甲泼尼龙及环磷酰胺等药物进行治疗，但需注意药物的不良反应，密切监测患儿的血常规、肝肾功能等指标。此外，还应使用抗生素防治继发感染，补液利尿以促进毒物排泄。

在治疗过程中，肺功能的监测与护理尤为关键。由于百草枯中毒后肺脏损伤最为突出，患儿可出现胸闷、气促、呼吸困难进行性加重等症状。应密切观察患儿的呼吸频率、节律、深浅程度及四肢、口唇颜色，同时加强血氧饱和度监测和血气分析。患儿需绝对卧床休息，取半卧位，鼓励其深呼吸，并定时拍背协助咯痰，以保持呼吸道通畅。若患儿出现呼吸衰竭、急性呼吸窘迫综合征（ARDS）时，应早期应用机械通气，可先采用鼻罩无创通气，以减轻口腔疼痛并便于口腔护理；对于严重患儿，可能

需要进行气管切开，实施有创机械通气。

由于百草枯中毒的预后极为严峻，向患儿家属告知病情的严重性是非常必要的。家属需要充分了解患儿可能面临的危险和不良后果，以便在治疗过程中能够积极配合，并做好心理准备。

第七节　环境毒物接触的预后与康复

一、影响中毒预后的因素分析

（一）毒物种类、剂量与中毒时间

不同种类的环境毒物具有截然不同的毒性机制和作用靶点，这直接导致其对儿童机体的损害程度和预后情况千差万别。例如，剧毒的百草枯一旦经消化道、呼吸道或皮肤接触吸收后进入人体，会迅速在肺部大量蓄积，引发一系列严重的氧化应激反应，导致肺泡上皮细胞和毛细血管内皮细胞广泛受损，进而出现肺出血、肺水肿以及不可逆转的肺纤维化等病变。即便经过积极的救治，多数患儿仍可能面临肺功能严重受损、呼吸功能障碍等长期后遗症，甚至可能因呼吸衰竭而死亡。

毒物的接触剂量与中毒时间密切相关，二者共同影响着中毒的预后情况。高剂量的毒物进入儿童体内，会在短时间内对机体的多个系统和器官造成毁灭性打击，引发严重的功能障碍和病理变化。例如，大量摄入有机磷农药可能导致儿童迅速出现胆碱能危象，包括瞳孔极度缩小、严重的呼吸困难、全身肌肉强直性痉挛等症状，若未能及时抢救，可能迅速导致呼吸肌麻痹、昏迷乃至死亡。

中毒时间的长短也至关重要。长时间的中毒意味着毒物在体内持续发挥毒性作用，对机体的损害不断累积和加重。以铅中毒为例，长期暴露于铅环境中的儿童，铅会逐渐在骨骼、血液、神经系统等部位蓄积，铅中毒时血铅水平会高于100mg/L，损害神经细胞的发育和功能，影响血红蛋白的合成，导致智力低下、贫血、行为异常等多系统损害症状，且这些损害往往是渐进性的、不可逆的，即使在中毒后接受治疗，也可能遗留终身残疾。

在临床实践中，医生可根据毒物的种类初步判断其可能对儿童机体产生的危害范围和程度，结合接触剂量和中毒时间，进一步预估病情的发展趋势和预后状况。例如，对于已知接触某种毒物且剂量较大、中毒时间较长的儿童，医生能够提前做好应

对严重并发症的准备，制定更为积极有效的治疗方案，同时向家长充分告知可能出现的不良后果，以便家长做好心理准备和后续的康复护理安排。

（二）急救及时性与有效性

在儿童环境毒物接触中毒的救治过程中，急救的及时性与有效性犹如维系生命的双重关键要素，直接关乎患儿的生死存亡与预后状况。一旦发现儿童中毒，时间就是生命，每一秒的延误都可能使病情急剧恶化，导致不可挽回的后果。

在现场急救环节，若能迅速将中毒儿童转移至安全环境，及时清除其皮肤、眼睛等部位的毒物，并根据中毒途径采取正确的催吐、洗胃等措施，可有效减少毒物的吸收，为后续的治疗争取宝贵的时间和机会。例如，在有机磷农药中毒时，若能在中毒后1～2h内实施彻底的洗胃，理论上可显著降低毒物在体内的残留量，减轻中毒症状，降低死亡率。

特效解毒剂的及时应用也是关键因素之一。针对不同的毒物，如有机磷农药中毒使用阿托品和解磷定、重金属中毒使用相应的螯合剂等，这些特效解毒剂能够特异性地中和或清除毒物，阻断其毒性作用，从而迅速缓解中毒症状，防止病情进一步恶化。若特效解毒剂使用过晚或剂量不当，可能导致解毒效果不佳，患儿的中毒症状持续加重，甚至引发多器官功能衰竭等严重并发症。

此外，转运过程中的安全与高效同样不容忽视。在中毒患儿转运前，对其病情进行全面、准确的评估，准备充足的急救设备和药品，并与接收医院保持密切沟通，确保医院能够提前做好接诊和抢救准备。在转运途中，持续监测患儿的生命体征，及时处理可能出现的突发情况，如呼吸骤停、心律失常等，能够为患儿安全抵达医院并接受进一步治疗提供有力保障。

有这样一个案例，一名儿童因误服大量药物中毒，家长在发现后立即拨打了急救电话，并在等待救援的过程中，按照急救人员的电话指导，对儿童进行了催吐处理。急救人员迅速赶到现场，给予吸氧、建立静脉通道等初步治疗后，紧急送往医院。途中，医护人员密切监测患儿的生命体征，并与医院急诊科联系，告知患儿的情况。医院在接到通知后，迅速启动应急预案，调配相关科室的医生和设备，做好了抢救准备。患儿到达医院后，立即被送入抢救室，医生根据药物种类给予了特效解毒剂，并进行了洗胃、血液净化等治疗措施。由于急救过程迅速、高效，患儿的生命得到了挽救，且未出现明显的后遗症。这个案例充分说明了急救及时性与有效性对中毒患儿预后的决定性影响。

二、中毒患儿的康复治疗

（一）受损脏器功能恢复的康复手段

中毒后，儿童的多个脏器可能遭受不同程度的损害，针对受损脏器的功能恢复，需要采取一系列综合的康复手段。

对于神经系统受损的儿童，可采用康复训练、物理治疗和营养支持相结合的方法。康复训练包括认知训练、运动功能训练和语言训练等。认知训练旨在帮助患儿恢复注意力、记忆力、思维能力等，例如通过拼图、搭积木、阅读等活动，逐步提高患儿的认知水平；运动功能训练则根据患儿的具体情况，制定个性化的训练方案，包括肢体力量训练、平衡训练、协调训练等，如帮助患儿进行翻身、坐起、站立、行走等训练，借助平衡板、哑铃等器械，提高患儿的运动能力；语言训练针对有语言障碍的患儿，通过发音练习、口语表达训练、听力理解训练等，促进患儿语言功能的恢复。物理治疗如高压氧治疗、神经电刺激等，可改善脑组织的缺氧状态，促进神经细胞的修复和再生。高压氧治疗能够增加血氧含量，提高血氧分压，使脑组织得到更充足的供氧，对于一氧化碳中毒等引起的脑损伤有较好的疗效；神经电刺激则通过特定的电流刺激神经，促进神经传导功能的恢复。营养支持方面，给予富含维生素B族、维生素C、维生素E、不饱和脂肪酸等营养物质的食物或补充剂，有助于神经细胞膜的修复和神经递质的合成，促进神经系统功能的恢复。

呼吸系统受损的儿童，康复治疗主要包括呼吸功能训练和呼吸道护理。呼吸功能训练有深呼吸训练、缩唇呼吸训练和呼吸操等。深呼吸训练可增加肺活量，提高呼吸肌的力量；缩唇呼吸训练通过缩唇缓慢呼气，增加气道压力，防止小气道过早塌陷，改善肺通气功能；呼吸操则是一种综合性的呼吸训练方法，包括胸部扩张、腹式呼吸等动作，可增强呼吸肌的协调性和耐力。呼吸道护理包括定期翻身、拍背，促进痰液排出，防止肺部感染。对于有呼吸困难的患儿，可给予吸氧、雾化吸入等治疗，缓解症状。例如，对于百草枯中毒导致肺纤维化的患儿，长期的吸氧治疗可改善其缺氧状态，定期雾化吸入支气管扩张剂和糖皮质激素，可减轻气道炎症，缓解呼吸困难。

肝脏受损的儿童，在治疗原发疾病的同时，可给予保肝药物和营养支持。保肝药物如还原型谷胱甘肽、复方甘草酸苷等，能够减轻肝细胞的炎症反应，促进肝细胞的修复和再生。营养支持方面，保证患儿摄入足够的蛋白质（一般儿童每天每千克体重

1～2 g)、碳水化合物、脂肪、维生素和矿物质，有助于肝脏的修复和功能恢复。例如，给予优质蛋白质食物，如牛奶、鸡蛋、鱼肉等，可提供肝脏修复所需的原料；补充维生素C、维生素E等抗氧化维生素，可减轻肝脏的氧化应激损伤。

（二）中毒后随访的重要性与内容

中毒患儿的随访意义重大，如同指引患儿康复的明灯，能够及时发现迟发性并发症，准确评估康复效果，为调整治疗方案提供关键依据，从而确保患儿得到全面、有效的康复治疗。

随访的时间节点应科学合理安排，一般在中毒后的初期，即出院后的1～2周内进行首次随访，此时主要关注患儿中毒症状的缓解情况、生命体征的稳定情况以及是否出现早期并发症。例如，观察有机磷农药中毒患儿的胆碱能症状是否持续存在，有无心律失常、肺部感染等并发症的发生。中毒后1～3个月进行第二次随访，重点评估受损脏器功能恢复情况，如肝功能指标是否逐渐恢复正常、神经系统症状是否改善等。此后，可根据患儿的具体情况，每3～6个月进行一次随访，持续观察患儿的长期康复效果，包括生长发育情况、学习能力、心理状态等。

随访的内容丰富多样，涵盖了多个方面。体格检查必不可少，包括测量身高、体重、头围等生长发育指标，检查心、肺、肝、脾等重要脏器的功能，观察神经系统的体征，如瞳孔反射、肌力、肌张力、病理反射等，以便及时发现可能存在的异常情况。例如，在铅中毒患儿的随访中，通过检查神经系统体征，可早期发现铅对神经系统的慢性损害，如轻微的震颤、共济失调等。

实验室检查是重要组成部分，需检测血液、尿液中的毒物残留情况，评估毒物是否已完全排出体外。同时，密切监测肝肾功能指标、血常规、电解质等，了解脏器功能的恢复状态和内环境的稳定情况。例如，对于中毒性肝损伤的患儿，定期复查谷丙转氨酶、谷草转氨酶、胆红素等指标，可判断肝脏的修复进程；检查肾功能指标如肌酐、尿素氮等，可及时发现中毒对肾脏功能的潜在影响。

影像学检查在随访中也具有重要价值，根据中毒类型和受损脏器的不同，选择合适的影像学检查方法，如X线、CT、MRI等，观察脏器的形态、结构变化。例如，对于百草枯中毒患儿，定期进行肺部CT检查，可清晰地观察到肺部纤维化的程度和范围是否有变化，为调整治疗方案提供直观的依据。

此外，还需关注患儿的心理状态和社会适应能力。中毒经历可能给患儿带来心理创伤，导致焦虑、恐惧、抑郁等情绪问题，影响其学习和生活。通过心理评估量表、与患儿及家长的交流等方式，及时发现心理问题，并给予相应的心理支持和干预。例如，对于因中毒导致学习困难而产生自卑心理的患儿，可安排心理辅导师进行心理疏导，帮助其树立信心，克服困难。同时，了解患儿在家庭、学校等社会环境中的适应情况，与家长、教师沟通，共同为患儿创造良好的康复环境，促进其全面康复。

（三）定期复查的项目与指标监测

定期复查是精准把控中毒患儿康复进程的关键环节。血液检查至关重要，血常规中的白细胞计数能反映机体是否存在感染风险，红细胞、血红蛋白水平提示有无贫血迹象，血小板数值关乎凝血功能，这些指标波动可能是毒物持续影响或脏器功能异常的信号。血生化检查里，谷丙转氨酶、谷草转氨酶是肝脏健康的“晴雨表”，其升高往往意味着肝细胞受损未愈；肌酐、尿素氮反映肾脏排泄废物能力，数值异常警示肾功能障碍。毒物定量检测更是重中之重，能直接测定体内残余毒物含量，为后续治疗策略调整提供确切依据。尿液检查同样不可小觑，尿蛋白、潜血阳性可能暗示肾脏过滤屏障受损，微量白蛋白测定可早期察觉肾脏病变，确保及时干预。此外，脏器影像学复查极具价值，肺部CT扫描能清晰呈现中毒后肺部炎症吸收、纤维化发展状况；心脏超声动态监测心脏结构与功能，排查心肌受损后的收缩舒张异常；脑部MRI或CT可捕捉神经系统细微结构变化，从灰白质形态到脑室大小，全方位追踪恢复轨迹，为康复方案优化筑牢根基。

（四）心理疏导与成长发育监测

环境毒物中毒经历对儿童身心打击巨大，心理疏导与成长发育监测至关重要。心理方面，专业心理咨询师需及时介入，针对不同年龄阶段采用适配疗法。低龄儿童适宜游戏疗法，借助玩偶、积木等玩具搭建场景，让儿童在玩乐中释放恐惧、焦虑情绪；学龄儿童则可通过绘画、沙盘游戏，将内心复杂情感具象化，便于沟通理解。家长陪伴更是核心，日常多给予拥抱、倾听，重建儿童安全感。成长发育监测同步推进，每月精准测量身高、体重，绘制生长曲线，对比同龄健康儿童标准范围，若一旦偏离，即刻深挖原因，或因毒物累及内分泌系统致生长激素分泌紊乱，或因胃肠功能受损营养吸收不良。每季度开展智力发育评估，运用标准化量表检测认知、语言、逻辑思维等维度，发现滞后，迅速联合教育专家制定个性化学习计划，从基础认知强化到社交技能培养层层递进，全方位保障儿童身心健康、茁壮成长。

综上，我们对环境毒物接触有了全面且深入的认知。明晰常见来源，可有效预防；掌握中毒机制，为精准施治奠基；熟知临床表现与诊断方法，能早期察觉与判别；急救原则与技术是生命的“守护盾”；特定毒物处理方案提供实操指南；重视预后康复，可助力患儿重归健康生活。望儿科同仁与家长携手，以知识为武器，为儿童们构筑坚固的健康防线，让他们在纯净与安全的环境中茁壮成长，绽放生命的绚烂光彩。

第十二章　其他中毒因素

儿科意外伤害中的其他中毒因素，主要指儿童因接触玩具、化妆品等物品中的环境毒物而导致的中毒。塑料玩具散发的甲醛、彩色铅笔的含铅隐患、化妆品里的重金属等有毒物质，极易在不经意间对儿童造成伤害。本章将抽丝剥茧，剖析这些易被忽视的中毒因素，为守护儿童健康筑牢防线。

第一节　其他中毒因素的常见类型

一、玩具、文具中的有毒物质

在儿童的日常生活中，玩具和文具是不可或缺的物品，但部分玩具和文具可能含有有毒物质，对儿童健康构成潜在威胁。一些塑料玩具在生产过程中可能会添加甲醛，以增强产品的硬度和耐用性。长期接触甲醛超标的玩具，可能引发儿童呼吸道过敏反应，如咳嗽、打喷嚏、流鼻涕等，严重时甚至可能导致哮喘发作。彩色铅笔是儿童常用的文具之一，但其表面的彩色涂层可能含有铅。儿童在使用过程中，尤其是有咬铅笔习惯的儿童，铅可能会通过口腔进入体内，导致铅中毒。铅中毒会影响儿童的神经系统发育，出现注意力不集中、多动、学习困难等症状，还可能损害造血系统，导致贫血。香味文具，如香味橡皮、圆珠笔等，往往含有苯、甲醛等有害物质。这些文具散发的刺鼻香味，是由于其中添加了劣质化工香料。儿童长时间吸入这些有害物质，可能会引起慢性苯中毒，对造血和免疫机能造成损伤，出现头晕、头痛、恶心、乏力等症状，严重时甚至可能引发白血病。某些修正液含有铅、苯、钡等重金属，以及三氯甲烷、三氯乙烷或四氯乙烷等卤代烃。这些物质具有挥发性，儿童在使用修正液时，其挥发出的化学物质可通过呼吸道侵入人体，长期接触可能导致造血系统及神经系统损害，如白细胞、血小板减少，头痛、恶心及眼、鼻、咽喉发炎等。

二、化妆品等生活用品误触误服

化妆品通常用于成人的皮肤护理和美容修饰，但儿童由于好奇心强，可能会误触或误服化妆品，从而引发中毒风险。许多化妆品中含有重金属，如汞、铅、砷等。汞超标可能导致儿童皮肤出现色素沉着、瘙痒、脱屑等症状，严重时可影响神经系统，出现头痛、头晕、失眠、记忆力减退等表现，甚至可能损害肾脏功能。铅中毒会影响儿童的智力发育、骨骼生长和血液系统，导致学习障碍、身材矮小、贫血等问题。砷中毒则可能引发胃肠道症状，如恶心、呕吐、腹痛、腹泻等，还可能对心血管系统和神经系统造成损害。化妆品中的香料、防腐剂、激素等成分也可能对儿童健康产生不良影响。某些香料可能引起儿童皮肤过敏，出现红肿、皮疹等症状。防腐剂可能刺激儿童的皮肤和呼吸道，导致过敏反应或呼吸道不适。而含有激素的化妆品，长期使用可能导致儿童内分泌失调，影响生长发育。一些美白化妆品中可能添加了荧光增白剂，其作用是使皮肤看起来更加白皙。但荧光增白剂可能会对儿童的皮肤和健康造成潜在危害，如引起皮肤过敏、瘙痒等，长期接触还可能对肝脏和肾脏功能产生不良影响。在日常生活中，儿童出于好奇可能会将化妆品涂抹于面部、手部，或误将其当作饮料、食物吞食，进而引发中毒事件。因此，家长应妥善保管化妆品，放在儿童不易接触到的地方，避免儿童误触误服。

第二节　其他中毒因素的中毒机制

一、玩具、文具中毒物的作用原理

（一）对儿童身体系统的潜在危害途径

玩具和文具中的毒物主要通过以下几种途径进入儿童体内：一是经口摄入，这是最为常见的途径之一。儿童在玩耍过程中，常常会有将玩具或文具放入口中啃咬的习惯，例如含有铅的彩色铅笔、带有香味且可能含苯的橡皮等，这些毒物经口进入口腔后，进而被吞咽进入胃肠道，可能引起胃肠道不适、疼痛、呕吐等症状，部分毒物还会被胃肠道吸收进入血液循环，从而影响全身各个器官和系统。二是皮肤接触，一些玩具或文具表面的有害物质，如某些塑料玩具中的甲醛、文具中的化学物质等，在儿童接触时，可透过皮肤的角质层进入体内。长期接触可能导致皮肤过敏、瘙痒、红肿等局部症状，严重时，这些毒物还可能进入血液循环，对肝脏、肾脏等器官造成损害，影响其正常代谢和排泄功能。三是呼吸道吸入，部分具有挥发性的毒物，如涂改液中的甲基环己烷、二氯甲烷、苯等，在使用过程中会挥发到空气中，儿童吸入后，可直接进入呼吸道，对呼吸道黏膜产生刺激，引发咳嗽、气喘等症状，这些毒物还可能通过肺泡进入血液循环，进而影响神经系统、血液系统等，导致头晕、乏力、白细胞减少等问题出现。

（二）毒性成分的作用靶点与方式

玩具和文具中的毒性成分作用靶点广泛且作用方式多样。例如，铅是常见的毒性成分，其主要作用于神经系统、血液系统和消化系统等。在神经系统中，铅可干扰神经递质的正常传递，如影响多巴胺，γ-氨基丁酸等神经递质的合成与释放，影响神经元的发育和功能，导致儿童出现注意力不集中、多动、智力下降等症状。其作用方式是通过与神经细胞膜上的钙离子通道结合，阻碍钙离子的正常运转，从而影响神经冲动的传导。在血液系统，铅能抑制血红素的合成，干扰铁的代谢，导致贫血。铅会抑制δ-氨基-γ-酮戊酸脱水酶（ALAD）的活性，使δ-氨基-γ-酮戊酸（ALA）在体内蓄积，进而影响血红素的合成过程。像汞等重金属，可作用于肾脏，损害肾小管的功能，影响肾脏对物质的重吸收和排泄。汞会与肾小管细胞内的巯基结合，干扰细胞内的酶活性和信号传导通路，破坏细胞的正常代谢和功能，导致蛋白尿、血尿等症状，严重时可引起肾功能衰竭。一些有机化学物质，如苯，可作用于骨髓造血干细胞，影响造血功能。苯的代谢产物可与DNA结合，导致基因突变，抑制骨髓细胞的增生和分化，使白细胞、红细胞和血小板等生成减少，引发白血病等严重疾病。某些玩具和文具中的甲醛，可作用于呼吸道和皮肤黏膜的细胞，与细胞内的蛋白质和核酸结合，导致细胞损伤和炎症反应，引起呼吸道刺激征状如咳嗽、打喷嚏、呼吸困难等，以及皮肤过敏症状如瘙痒、红肿、皮疹等。

二、化妆品等生活用品中毒物的作用机制

（一）经皮肤吸收或误服后的体内反应

化妆品等生活用品中的毒物经皮肤吸收后，会在体内引发一系列复杂的化学反应。以汞为例，汞离子能够穿透皮肤角质层，进入真皮层和皮下组织，与体内的巯基结合，形成稳定的复合物，从而干扰细胞的正常代谢。汞会抑制酶的活性，影响细胞呼吸、能量代谢和蛋白质合成等过程，进而对皮肤细胞造成损伤，导致皮肤出现色素沉着、干燥、脱屑等症状，严重时可引起皮肤溃烂。在体内，汞还会影响神经系统的

功能，导致头痛、头晕、失眠、记忆力减退等症状，这是因为汞可干扰神经递质的合成、释放和代谢，破坏神经细胞膜的稳定性，影响神经冲动的传导。汞对肾脏的损害也较为明显，它会引起肾小球和肾小管的病变，导致蛋白尿、血尿、肾功能减退等，这是由于汞在肾脏中蓄积，与肾小管上皮细胞内的巯基结合，破坏细胞结构和功能，影响肾脏的正常排泄和代谢。

儿童误服化妆品，毒物进入胃肠道后，在胃酸作用下，部分毒物可能分解或转化，然后被吸收入血。例如，某些化妆品中的防腐剂、香料等成分，误服后可能引起胃肠道刺激症状，如恶心、呕吐、腹痛、腹泻等。这是因为这些成分对胃肠道黏膜具有直接的刺激作用，破坏黏膜屏障，导致胃肠道炎症反应。一些含有重金属的化妆品，如铅、砷等，误服后会在胃肠道吸收进入血液，进而影响全身各个器官系统。铅会对神经系统、血液系统和骨骼系统等造成损害，砷则可能影响心血管系统、神经系统和皮肤等组织器官，导致心律失常、头痛、头晕、皮肤色素沉着等多种症状。

（二）对局部和全身的影响

化妆品等生活用品中的毒物对接触部位会产生明显的局部影响。比如，化妆品中的某些香料、防腐剂、表面活性剂等成分，可能引起皮肤过敏反应，出现局部红肿、瘙痒、皮疹等症状。这是由于这些物质作为过敏原，刺激皮肤内的免疫细胞，如肥大细胞释放组胺等炎症介质，导致皮肤血管扩张、通透性增加，引起局部炎症反应。一些含有高浓度酒精、水杨酸等刺激性化学物质的化妆品，使用不当时，可能会导致皮肤灼伤、脱屑等，这是因为这些物质会破坏皮肤的角质层结构，使皮肤失去保护屏障，进而引发炎症和损伤。

随着血液循环，毒物扩散至全身各器官系统，产生广泛影响。肝脏是许多毒物代谢转化的场所，此过程中可能损伤肝细胞，影响肝脏解毒、合成蛋白质、代谢脂肪等正常功能。某些化妆品中的重金属，如汞、铅等，可在肝脏中蓄积，干扰肝细胞内的酶系统，导致肝细胞变性、坏死，进而引起肝功能异常，表现为谷丙转氨酶（ALT）、谷草转氨酶（AST）等指标升高，严重时可发展为肝硬化。肾脏也是毒物容易损害的器官之一，毒物经血液循环到达肾脏后，可能影响肾小球的滤过功能和肾小管的重吸收、排泄功能。例如，汞、镉等重金属可在肾脏内沉积，损伤肾小管上皮细胞，导致蛋白尿、血尿、肾功能减退等，严重时可引发肾衰竭。长期接触或误服含有毒物的化妆品等生活用品，还可能对心血管系统产生不良影响，如导致血压异常、心律失常等。这是因为毒物可能影响心脏的传导系统、血管内皮细胞的功能，以及体内的电解质平衡，进而引发心血管系统的病变。对内分泌系统，某些含有激素或干扰内分泌物质的化妆品，如长期使用含有雌激素的护肤品，以及含有邻苯二甲酸酯、双酚A等物质的化妆品，可能会干扰儿童体内正常的内分泌调节机制，影响生长发育、生殖系统发育等。这是由于这些外来的激素或内分泌干扰物可与体内的激素受体结合，改变激素信号传导通路，导致内分泌失衡，引发一系列发育异常和健康问题。

第三节　其他中毒因素的临床表现

一、急性中毒的一般症状

（一）局部刺激征状

当儿童皮肤接触到含毒的玩具、文具或化妆品等物品后，接触部位往往会迅速出现局部刺激征状。这些症状的表现程度和具体特征与毒物的性质、浓度以及接触时间密切相关。在接触含有刺激性化学物质的玩具或文具后，如某些塑料玩具中残留的甲醛、文具表面的劣质颜料等，儿童的皮肤可能在短时间内出现红肿现象。这是因为毒物引发皮肤局部炎症反应，致使皮肤血管扩张、血流量增加，呈现红肿外观。伴随红肿常出现瘙痒感，程度不一，儿童会不自觉地搔抓，进一步加重皮肤损伤。一些毒物还可能导致接触部位疼痛，像某些腐蚀性较强的化学物质，会对皮肤的神经末梢产生直接刺激或损伤，引起疼痛。不同毒物引发的症状存在差异，例如，接触含镍的玩具可能导致接触性皮炎，皮肤出现红斑、丘疹、水疱等，伴有剧烈瘙痒；而接触含有强酸或强碱的清洁类化妆品，则可能引起皮肤灼伤，表现为局部皮肤发白、起疱、破溃等，疼痛较为明显。

（二）全身不适、胃肠道反应

儿童误服有毒物品后，胃肠道通常是最先受到影响的部位，会出现一系列典型的胃肠道反应。恶心和呕吐是较为常见的早期症状，这是由于毒物刺激了胃肠道黏膜上的感受器，通过迷走神经等神经通路传导信号引发恶心感，进而导致呕吐。呕吐的程度可能因毒物的种类和摄入量而有所不同，轻者可能只是偶尔呕吐，重者则可能频繁呕吐，甚至呈喷射状呕吐。腹痛也是常见症状之一，多表现为腹部的绞痛或胀痛，疼痛部位可能因毒物作用的部位不同而有所差异，如误服铅类毒物可能导致脐周疼痛，而误服砷化物则可能引起上腹部疼痛。腹泻同样较为普遍，毒物可能影响胃肠道的正常蠕动和消化吸收功能，导致肠道内容物快速通过肠道，引起腹泻，大便性状可能变为稀水样便、黏液便或脓血便等。除了胃肠道反应，儿童还会伴随全身不适症状。发热是较为常见的表现之一，毒物进入体内后，引发了机体的免疫反应或炎症反应，导致体温调节中枢紊乱，使体温升高。一般来说，轻度中毒时体温略有升高，在38℃左右，而重度中毒时体温可超过39℃，甚至更高。乏力也是儿童误服毒物后常出现的全身症状，儿童会感到身体疲倦、无力，活动耐力明显下降，这是因为毒物干扰了身体细胞的正常代谢，影响了能量的产生和利用。精神萎靡同样明显，中毒儿童可能表现出嗜睡、反应迟钝、对周围事物缺乏兴趣等，这是由于毒物对神经系统产生了抑制作用，影响了神经细胞的兴奋性和传导功能。这些全身不适和胃肠道反应可能会随着时间的推移而逐渐加重，如果不及时治疗，可能会导致脱水、电解质紊乱、休克等严重并发症，甚至危及生命。

二、特定中毒因素的典型体征

（一）某些玩具中毒的特殊表现

某些玩具中含有的有毒物质可能会导致儿童出现特定的中毒体征。以铅超标玩具为例，长期接触或啃咬这类玩具，铅会在儿童体内逐渐蓄积，对神经系统产生严重损害，引发一系列典型的神经系统症状。其中，注意力不集中表现较为突出，中毒儿童在学习或玩耍时难以专注于一件事情，容易被周围的事物所干扰，如在课堂上经常走神、发呆，做作业时容易分心，频繁被其他事情吸引注意力等。记忆力减退也较为常见，他们可能对刚刚学过的知识、经历过的事情很快遗忘，学习新知识的能力明显下降，例如对于简单的单词、数字或故事难以记住，需要反复学习才能勉强记住，但很快又会忘记。多动也是铅中毒儿童的一个显著特征，他们往往表现出过度的活动，手脚不停，难以安静地坐着，经常在座位上扭动身体、跑来跑去，即使在需要安静的场合也难以控制自己的行为。这些症状的产生原理主要是铅对神经系统的毒性作用。铅可以干扰神经细胞内的酶活性，影响神经递质的合成、释放和代谢，如抑制多巴胺、乙酰胆碱等神经递质的正常功能，改变神经递质在突触间隙的浓度和作用时间，从而破坏神经细胞之间的信号传递，导致神经系统的调节功能紊乱，进而出现注意力不集中、记忆力减退、多动等症状。铅还可能影响神经细胞的发育和髓鞘形成，进一步损害神经系统的结构和功能。

（二）化妆品中毒的特征性体征

人体因含有汞等重金属的化妆品中毒时，会呈现出一些特征性体征，在皮肤和神经系统方面表现尤为明显。在皮肤上，汞中毒可致色素沉着，使皮肤颜色渐深，呈现灰黑色或蓝灰色斑点、斑块，多见于面部、颈部等暴露部位。这是由于汞离子与皮肤中的巯基结合，影响了黑色素的代谢和分布，导致黑色素在皮肤局部沉积。皮疹也是常见症状之一，表现为红斑、丘疹、水疱等多种形式，可伴有瘙痒或疼痛，皮疹通常分布在接触化妆品的部位，如脸颊、额头、手部等，严重时可能扩散至全身。这些皮肤症状源于汞对皮肤细胞的直接毒性，破坏皮肤正常结构与生理功能，引发炎症和免疫反应。在神经系统方面，汞中毒可能伴随失眠症状，中毒者难以入睡或睡眠质量极差，容易惊醒，睡眠时间明显缩短。情绪异常也较为常见，表现为烦躁、易怒、焦虑、抑郁等，儿童可能会因为一点小事就大发脾气，或者情绪低落、沉默寡言，对周围事物缺乏兴趣。这些神经系统症状的产生与汞对神经系统的损害密切相关。汞能够穿透血脑屏障，进入脑组织后，影响神经细胞的代谢和功能，干扰神经递质的平衡，如抑制γ-氨基丁酸（GABA）等抑制性神经递质的合成和释放，使神经系统处于兴奋状态，从而导致失眠、情绪异常等症状的出现。汞还可能对神经细胞的线粒体产生损伤，影响细胞的能量供应，进一步加重神经系统的功能障碍。

第四节　其他中毒因素的诊断方法

一、详细病史采集

（一）中毒时间、中毒物品推测

准确了解儿童中毒时间对于判断病情发展和采取对应措施具有极为重要的意义。在儿童中毒事件中，中毒时间往往是一个关键线索。若儿童突然出现不适症状，家长应尽可能精确地回忆症状首次出现的时间。例如，若儿童在接触某一玩具或文具后不久便开始哭闹、呕吐或出现其他异常表现，那么这个时间点就可能与中毒时间紧密相关。对于一些具有急性毒性的物质，如某些含高浓度毒物的玩具或化妆品，中毒症状可能会在短时间内迅速显现，有时甚至在几分钟到几十分钟内就会出现明显的不适。而对于一些慢性中毒情况，如长期接触含低浓度铅的玩具，中毒症状可能较为隐匿，可能在数周、数月甚至更长时间后才逐渐被察觉，此时准确的时间节点记录就显得尤为关键，它有助于医生判断中毒的持续时间和可能的毒物积累程度。通过家长的详细描述以及结合现场情况等多方面线索，推测可能的中毒物品是诊断过程中的重要环节。如果在儿童身边发现了打翻的化妆品瓶子、散落的玩具部件或文具用品，这些物品都应被视为怀疑对象。例如，若看到儿童周围有破碎的含汞体温计，同时儿童出现了神经系统或皮肤方面的异常症状，那么就应高度怀疑汞中毒的可能性。又如，若发现儿童在接触某一彩色铅笔后不久出现了腹痛、呕吐且伴有贫血症状，那么就需要考虑该彩色铅笔是否含铅超标，因为铅中毒常可引发这些症状。此外，还应询问儿童在近期的活动轨迹，是否去过特殊场所，如装修工地、化工厂附近等，这些环境中可能存在的毒物也可能通过儿童的衣物、皮肤等途径进入体内，从而引发中毒症状。

（二）接触史与现场情况了解

询问儿童接触玩具、文具、化妆品等物品的具体情况对于诊断中毒因素至关重要。了解儿童使用这些物品的频率、接触方式以及是否有不良习惯等信息，能够为医生提供重要的诊断依据。例如，对于玩具，需要询问儿童是否经常将玩具放入口中啃咬，因为这是导致毒物经口摄入的常见途径。一些塑料玩具可能含有甲醛、苯等有害物质，若被儿童长期啃咬，易使毒物进入体内。对于文具，要了解儿童在使用过程中是否有舔笔尖、咬橡皮擦等习惯，像某些香味文具可能含苯、甲醛等有害物质，通过这些接触方式，毒物可能进入儿童体内。对于化妆品，需询问儿童是偶尔接触还是经常玩耍，以及接触的部位和量的多少。某些化妆品含有汞、铅、砷等重金属，若儿童频繁接触且接触量较大，就可能引发中毒症状。了解中毒现场的环境状况对诊断也具有重要的帮助。观察现场是否有打翻的化妆品、散落的玩具部件或文具等物品，这些物品可能是毒物的来源。注意现场是否有异常气味，一些毒物具有特殊的气味，如有机磷农药有大蒜味，氰化物有苦杏仁味等，若在现场闻到这些气味，有助于推测中毒的类型。此外，还应查看现场是否有其他可疑物质或容器，如未标识的药水、药丸等，这些都可能与儿童中毒有关。例如，如果在现场发现一个空的农药瓶，同时儿童出现了相应的中毒症状，那么农药中毒的可能性就极大。

二、体格检查重点

（一）生命体征监测与异常体征识别

对中毒儿童进行生命体征监测是评估病情严重程度的重要手段之一。体温、脉搏、呼吸、血压等生命体征能够反映儿童身体的整体状况以及中毒对各个系统的影响程度。在中毒初期，某些毒物可能导致体温升高，如一些能引发类似感染症状或炎症反应的毒物，儿童可能会出现发热症状，体温可达38℃甚至更高。而在某些严重中毒情况下，如有机磷中毒，可能会出现体温下降的情况，这是由于毒物影响了人体的体温调节中枢。脉搏的变化也能提供重要线索，中毒后脉搏可能增快，这是身体为了应对毒物的刺激而做出的应激反应，例如在铅中毒时，儿童可能会出现心动过速的症状。但在一些毒物导致心脏抑制的情况下，如某些镇静类药物中毒，脉搏可能会减慢。呼吸方面，中毒儿童可能会出现呼吸急促、呼吸困难等症状，这可能是由于毒物刺激呼吸道黏膜、影响呼吸中枢或导致肺部损伤等原因引起的。例如，在吸入性中毒，如氯气中毒时，儿童会立即出现咳嗽、呼吸困难等症状，严重时可能导致呼吸衰竭。血压的变化也不容忽视，一些毒物可能导致血压升高，如含有血管收缩剂成分的毒物；而在某些严重中毒导致休克的情况下，血压会明显下降，如在急性砷中毒时，可能会出现血压急剧下降、脉搏细弱等休克表现。通过对这些生命体征的监测，可以及时发现儿童中毒后的身体变化，初步判断中毒的严重程度以及可能累及的身体系统，为进一步的诊断和治疗提供重要依据。

（二）皮肤、黏膜及相关系统的特殊体征观察

检查儿童皮肤是否有皮疹、红肿、色素沉着等异常，黏膜有无破损、出血等情况，对于诊断中毒具有重要的提示作用。在化妆品中毒中，若儿童接触了含汞的化妆品，皮肤可能会出现红斑、丘疹、水疱等皮疹症状，伴有瘙痒或疼痛，且在面部、颈部等暴露部位可能会逐渐出现色素沉着，表现为皮肤颜色变深，呈灰黑色或蓝灰色的斑点或斑块。一些玩具或文具中的有害物质也可能导致皮肤过敏反应，如某些塑料玩具中的甲醛，甲醛作为半抗原可与皮肤蛋白质结合形成抗原，引发免疫反应，可能引起接触性皮炎，使皮肤出现红肿、瘙痒等症状。在黏膜方面，某些腐蚀性毒物，如强酸、强碱类物质，若儿童误触或误服，可能会导致口腔、鼻腔、眼部等黏膜的严重破损、出血、糜烂等症状。观察神经系统、消化系统等相关系统是否存在震颤、反射异常、腹部压痛等特殊体征，有助于进一步确定中毒的类型和程度。在铅中毒时，神经系统会受到明显损害，儿童可能会出现手部震颤，表现为手指不自觉地细微抖动，尤其是在做精细动作时更为明显；还可能出现反射异常，如膝反射亢进或减弱等。消化系统方面，铅中毒可能导致腹部绞痛，疼痛部位多在脐周，疼痛程度较为剧烈，同时可能伴有恶心、呕吐等症状。在有机磷中毒时，神经系统症状更为突出，儿童可能会出现瞳孔缩小，如针尖样大小，这是有机磷中毒的典型体征之一；还可能伴有肌肉震颤、抽搐、昏迷等严重症状，同时消化系统也会出现恶心、呕吐、腹痛、腹泻等症状。这些特殊体征的观察能够为中毒的诊断提供有力的证据，帮助医生准确判断中毒的原因和制定相应的治疗方案。

三、实验室检查手段

（一）血液、尿液毒物筛查技术

血液和尿液检测是筛查儿童中毒常见毒物成分的重要方法。通过对血液和尿液中的毒物进行定性和定量分析，可以确定儿童体内是否存在毒物以及毒物的种类和大致含量，从而为诊断和治疗提供关键依据。在血液检测中，常用的方法包括气相色谱-质谱联用技术（GC-MS）、高效液相色谱法（HPLC）等。这些技术能够检测出多种毒物，如药物、农药、重金属等。例如，在怀疑儿童误服药物中毒时，GC-MS可以检测出血液中具体的药物成分及其浓度，确定是何种药物中毒以及中毒的严重程度。对于农药中毒，如有机磷农药中毒，血液中胆碱酯酶活性检测是一项重要指标，有机磷农药会抑制胆碱酯酶的活性，通过检测其活性水平，可以辅助判断有机磷中毒的情况。在尿液检测方面，同样可以采用类似的分析技术检测毒物代谢产物。一些毒物在体内经过代谢后会通过尿液排出，通过检测尿液中的代谢产物，可以推断出毒物的种类。例如，苯中毒时，尿液中可能会检测出苯酚等代谢产物。尿液检测对于某些重金属中毒也有一定的提示作用，如铅中毒时，尿液中的铅含量会升高，通过检测尿液铅水平，可以了解铅在体内的排泄情况以及中毒程度。不同毒物在血液和尿液中的检测窗口期不同，一些毒物在中毒后短时间内就能在血液和尿液中检测到，而有些毒物则需要在中毒一段时间后才会出现明显的检测指标变化。例如，某些药物中毒可能在数小时内就能在血液中检测到药物成分，而一些慢性重金属中毒，如汞中毒，可能需要数天甚至数周才能在血液和尿液中检测到明显的汞含量升高。因此，根据中毒的时间和可能的毒物种类，合理选择检测时间对于准确检测毒物至关重要。

（二）肝肾功能、电解质等生化指标辅助诊断

检测肝肾功能指标和电解质水平对于评估中毒对儿童身体内环境和重要脏器功能的影响具有重要作用。肝肾功能指标如谷丙转氨酶（ALT）、谷草转氨酶（AST）、肌酐（Cr）、尿素氮（BUN）等能够反映肝脏和肾脏的功能状态。在中毒情况下，许多毒物需要于肝脏进行代谢转化，此过程可能损伤肝细胞，导致肝功能指标异常。例如，对

乙酰氨基酚（扑热息痛）中毒时，过量的药物会在肝脏代谢过程中产生有毒的中间产物，导致肝细胞受损，ALT和AST水平会显著升高，严重时可导致肝功能衰竭。肾脏是毒物排泄的主要器官之一，中毒后毒物及其代谢产物可能会对肾脏产生损害，影响肾脏的滤过和排泄功能，导致肌酐、尿素氮等指标升高。一些重金属中毒，如汞、镉等，可在肾脏内沉积，损伤肾小管上皮细胞，使肾脏的重吸收和排泄功能障碍，从而引起肌酐和尿素氮水平的升高，严重时可发展为肾衰竭。电解质水平如钾、钠、氯、钙等的检测也能反映中毒对儿童体内电解质平衡的影响。某些毒物可能导致电解质紊乱，如呕吐、腹泻等症状明显的中毒情况，可能会引起钾、钠、氯等电解质的丢失，导致低血钾、低血钠等情况。在一些特殊的毒物中毒中，如钡中毒，会出现低钾血症，这是由于钡离子干扰了细胞内外钾离子的转运，导致钾离子大量进入细胞内，使血清钾水平降低，从而引起肌肉麻痹、心律失常等严重症状。此外，肝肾功能和电解质指标的异常程度与中毒类型和程度密切相关。一般来说，中毒程度越严重，这些指标的异常变化越明显。例如，在轻度中毒时，肝肾功能指标可能仅有轻度升高，电解质紊乱也相对较轻；而在重度中毒时，肝肾功能指标可能会急剧升高，出现肝肾功能衰竭的表现，电解质紊乱也可能会导致严重的心律失常、抽搐等危及生命的症状。因此，通过监测这些生化指标的变化，可以及时了解中毒对儿童身体的损害程度，调整治疗方案，保护重要脏器功能，纠正电解质紊乱，提高治疗效果。

四、必要时的毒物成分检测

在怀疑儿童因玩具、文具或化妆品中毒且通过常规检查难以确定毒物成分时，需要对疑似导致中毒的物品进行专门的毒物成分检测。当儿童出现中毒症状，但病史询问和体格检查无法明确中毒原因，且血液、尿液毒物筛查未发现常见毒物，或者中毒症状与已知毒物的表现不相符时，就应当考虑对相关物品进行检测。例如，儿童出现了神经系统异常症状，如抽搐、昏迷等，但经过初步检查排除了常见的药物、农药中毒，此时若怀疑是玩具或文具中的某种未知毒物所致，就需要对该玩具或文具进行检测。又如，儿童接触了某一新型化妆品后出现了严重的皮肤过敏和全身不适症状，而常规检测无法确定病因，也需要对该化妆品进行详细的毒物成分分析。检测的流程通常包括以下步骤：首先，尽可能收集剩余的疑似中毒物品，如未使用完的玩具部件、文具材料、化妆品样品等，并妥善保存，避免样本受到污染或损坏。然后，将样本送至专业的检测机构或实验室，这些机构通常具备先进的检测设备和专业的技术人员，能够进行准确的毒物成分分析。在检测过程中，常用的方法包括光谱分析技术，如原子吸收光谱法（AAS）、原子荧光光谱法（AFS）等，这些方法可用于检测重金属元素，如铅、汞、镉、砷等在玩具、文具或化妆品中的含量。对于有机化合物的检测，可采用气相色谱–质谱联用技术（GC–MS）、液相色谱–质谱联用技术（LC–MS）等，这些技术能够分离和鉴定复杂的有机毒物成分，如化妆品中的香料、防腐剂以及非法添加的激素等，以及玩具和文具中的塑料添加剂、挥发性有机化合物等。检测结果对于明确诊断和制定治疗方案具有关键作用。如果检测出玩具中含有超标的铅，那么可以确诊为铅中毒，医生就可以根据铅中毒的治疗原则进行驱铅治疗，如使用依地酸二钙钠等螯合剂进行治疗。若在化妆品中检测出特定的过敏原或有毒物质，如某些含汞化合物或非法添加的激素，就可以采取针对性的治疗措施，如使用抗过敏药物、促进毒物排泄的药物等，同时避免儿童继续接触该化妆品，防止病情进一步恶化。此外，检测结果还可以为中毒事件的调查和预防提供依据，如发现某一品牌的玩具或化妆品存在严重的毒物超标问题，可以及时通知相关部门采取措施，如召回产品、加强监管等，以保护更多儿童的健康安全。

第五节　其他中毒因素的急救原则与技术

一、现场急救的即刻措施

（一）去除污染

当发现儿童皮肤接触到有毒物质后，应立即采取措施去除皮肤上的污染物，以减少毒物的进一步吸收。首先，要尽快将儿童转移到安全的地方，远离污染源，避免继续接触毒物。随后，迅速脱去被污染的衣物，动作要轻柔，避免在脱衣过程中因摩擦而使毒物进一步渗透皮肤。对于接触部位，需用大量清水冲洗，冲洗时间一般不少于15～20 min。冲洗时，水流应适中，不宜过急，以免损伤皮肤。若毒物为酸性物质，如某些含有酸性成分的化妆品或清洁剂，在冲洗后可使用适量的肥皂水或弱碱性溶液进行中和，但需注意不能使用强碱，以免造成二次伤害。若是碱性毒物，如一些碱性电池泄漏液接触皮肤后，冲洗后可用弱酸，如硼酸溶液进行湿敷，该溶液具一定收敛和中和碱的作用。在冲洗过程中，要注意保护儿童的眼睛、口腔等敏感部位，可使用干净的纱布或毛巾轻轻遮盖，防止毒物流入引起损伤。冲洗完毕后，用干净的毛巾轻轻擦干皮肤，避免擦拭力度过大导致皮肤破损。此后，应尽快将儿童送往医院进行进一步的检查和治疗，向医生详细描述毒物的性质、接触时间等信息，以便医生做出准确的诊断和处理。

（二）催吐、洗胃

在确定儿童误服有毒物品后，催吐和洗胃是常用的急救方法，但需根据不同毒物的性质、误服时间等因素谨慎选择和操作。催吐一般适用于误服毒物时间较短（通常在4～6h内）且毒物性质允许催吐的情况。对于神志清醒的儿童，可先让其大量饮用温水，一般为300～500mL，然后用手指或筷子轻轻刺激其舌根部位，引发呕吐反射，促使胃内毒物排出。重复此过程，直至呕出的液体清亮透明、无色无味为止。在催吐过程中，要注意保持儿童的头部低于身体，避免呕吐物呛入气管导致窒息。若儿童年龄较小或不配合，可将其抱在怀中，头部稍低，用另一手刺激舌根进行催吐。然而，并非所有误服情况都适合催吐。如果儿童已经出现昏迷、抽搐、严重呼吸困难等中毒症状，或者误服了强酸、强碱等腐蚀性物质，如洁厕灵、氢氧化钠溶液等，则严禁催吐，以免造成食管、气管等部位的二次损伤，加重病情。洗胃通常在医院进行，一般使用生理盐水或特定的洗胃液，如1：5000的高锰酸钾溶液（但需注意，某些毒物如有机磷农药中毒时，高锰酸钾溶液可能不适用）。洗胃时，要严格控制洗胃的速度和量，速度一般控制在每分钟200～300mL，每次灌入量以300～500mL为宜，具体应据儿童年龄、体重等因素调整，避免因洗胃过程中液体过多或过快进入胃内，导致胃穿孔或毒物反流进入气管等并发症。洗胃后，可根据毒物的种类，给予相应的解毒剂或吸附剂，如活性炭等，以减少毒物的吸收。在催吐和洗胃后，应密切观察儿童的生命体征、意识状态等变化，并及时进行进一步的治疗和检查，如血液、尿液毒物筛查等，以评估中毒的程度和预后。

（三）保持呼吸道通畅

保持中毒儿童呼吸道通畅至关重要，这是防止窒息、保证氧气供应的关键措施。一旦发现儿童中毒，应立即检查其口腔和鼻腔内是否有异物，如呕吐物、痰液、食物残渣等。若有异物，可将儿童侧卧，头部稍低，用手指或镊子小心地清除异物，但要注意避免过度刺激导致咽喉反射引起呕吐或误吸。对于年龄较小的儿童，可以轻轻拍打其背部，促进异物排出。在清理口腔异物后，要调整儿童的体位，使其头部后仰，下颌向上抬起，以保持气道畅通。可在儿童肩部下方垫一个小枕头或衣物，使头部略微抬高，这样有利于呼吸。如果儿童出现呼吸困难、呼吸微弱或呼吸停止等情况，应立即进行人工呼吸。对于较小的婴儿，可采用口对口鼻的人工呼吸方法，即施救者用嘴覆盖住婴儿的口鼻，轻轻吹气，每次吹气时间约为1～1.5秒，观察到婴儿胸部微微隆起即可。对于较大的儿童，则可采用口对口的人工呼吸方法，施救者捏住儿童的鼻孔，深吸一口气后，对准儿童的口腔用力吹气，大龄儿童（≥8岁）吹气频率为12～15次/min，若小于8岁的儿童则为15～20次/min。在进行人工呼吸的过程中，要密切观察儿童的胸部起伏情况，确保吹气有效。同时，尽快呼叫急救人员，准备好氧气设备，如氧气瓶、氧气面罩等，以便在急救人员到达后能够及时给予吸氧治疗，改善儿童的缺氧状况。在转运过程中，也要持续监测儿童的呼吸道情况，确保气道始终畅通，避免因颠簸或体位变化导致呼吸道堵塞或窒息。

二、特效解毒剂的应用

解毒剂的使用剂量与注意事项

针对不同类型的中毒，如重金属中毒、有机化合物中毒等，常用的特效解毒剂各不相同，且每种解毒剂都有其特定的使用剂量、用药途径、起效时间以及注意事项和可能出现的不良反应。对于铅中毒，常用的特效解毒剂是依地酸二钠钙（$Ca-Na_2-EDTA$）。其使用剂量一般为每日1～1.5g/平方米体表面积，分为每12h一次，可通过肌内注射给药，一个疗程通常为5天。使用过程中，可能会出现短暂头晕、恶心、关节酸痛及乏力等不良反应，大剂量使用时还可能对肾小管造成损害，个别儿童可能会出现过敏反应。因此，在用药前需详细询问过敏史，并密切监测肾功能指标，如肌酐、尿素氮等，以及观察儿童是否出现不适症状。对于汞中毒，二巯基丙磺酸钠是常用的解毒剂之一。每次用量为5%溶液0.1mL//kg体重，皮下或肌注给药。第1日需注射3～4次，第2日2～3次，第3日以后每日1～2次，共用3～7日，总剂量为30～50mL。使用时可能会出现恶心、心动过速、血压升高、皮疹等副作用，同时对肝、肾功能可能有一定损害，个别儿童还可能发生过敏反应。所以，在治疗期间要定期检查肝功能指标，如谷丙转氨酶（ALT）、谷草转氨酶（AST）等，以及肾功能指标，并注意观察儿童皮肤、心率、血压等变化。在有机磷中毒时，解磷定是常用的解毒剂。其用量为每次15～30mg//kg体重，配成2.5%溶液静脉缓慢注射或静滴。严重患儿在2h后可重复注射，并需与阿托品同时应用。使用解磷定时，注射过速可能会导致眩晕、视力模糊、恶心、呕吐、心动过缓等不良反应，严重者可能出现阵挛性抽搐及呼吸抑制，有时还会伴有咽痛及腮腺肿大。因此，在注射过程中要严格控制注射速度，并密切观察儿童的生命体征和神经系统症状，如瞳孔变化、肌肉震颤等。此外，对于一些特殊的毒物中毒，如氰化物中毒，可使用亚硝酸异戊酯、亚硝酸钠和硫代硫酸钠联合解毒。亚硝酸异戊酯用于吸入，立即压碎1～2支（0.2～0.4mL）给患儿吸入15～30秒，必要时3～5min后重复一次，但要注意可能引起血压下降的副作用。亚硝酸钠静脉注射，3%溶液10～20mL（每公斤体重6～12mg），缓慢静脉注射（按2mL/分钟的速度推入），静脉注射过快可导致血压骤降。硫代硫酸钠25%～50%溶液25～50mL（12.5～25g）缓慢静注，紧接着亚硝酸钠静注后从同一个针头注入，必要时隔1h后重复半量一次，静注时不要过快。在使用这些解毒剂时，要严格按照规定的剂量和方法给药，同时密切观察儿童的反应，如有异常应及时调整治疗方案或采取相应的措施。

三、对症支持治疗

（一）纠正水、电解质紊乱与酸碱失衡

中毒可能引发儿童体内水、电解质紊乱和酸碱失衡，这是由于毒物可能影响儿童的胃肠道功能，导致呕吐、腹泻，使大量的水分、电解质丢失；或者毒物干扰肾脏的正常排泄和重吸收功能，影响酸碱平衡的调节。例如，某些毒物可导致儿童频繁呕吐，使胃液中的氢离子、氯离子和钾离子大量丢失，从而引起低钾血症、低氯性碱中毒；而一些毒物引起的腹泻，则可能导致肠道内的碳酸氢根离子丢失过多，引发代谢性酸中毒。此外，中毒还可能影响细胞的代谢功能，使细胞内的钾离子外流，进一步加重低钾血症。对于水、电解质紊乱的纠正，主要是根据丢失的成分和程度进行补充。如果是轻度脱水，可通过口服补液盐来补充水分和电解质，一般按照少量多次的原则给予，每次10～20mL//kg体重，每隔10～15min喂一次，逐渐补充累积损失量。对于中、重度脱水，则需要静脉补液，常用的液体有生理盐水、5%葡萄糖溶液、10%氯化钾溶液等。补液量和速度应根据儿童的年龄、体重、脱水程度以及心肾功能等情况进行调整。在补充钾离子时，要严格控制浓度和速度，一般钾离子质量分数不宜超过0.3%，滴速不宜过快，以免引起心律失常等不良反应。对于酸碱失衡的纠正，需根据具体的酸碱类型进行处理。如果是代谢性酸中毒，轻度酸中毒可通过补液后自行纠正，因为随着水分和电解质的补充，肾脏的排泄和重吸收功能逐渐恢复正常，可调节酸碱平衡。对于较严重的代谢性酸中毒，如血pH值低于7.2h，可适当补充碱性

药物，如碳酸氢钠。但在补充过程中，要密切监测血液酸碱度（pH值）、二氧化碳结合力（CO_2CP）等指标，避免过度纠正导致碱中毒。对于代谢性碱中毒，主要是治疗原发病，消除引发碱中毒的因素，如纠正低钾血症、终止过度利尿等，必要时可使用0.1 mol/L的盐酸溶液，但使用时需谨慎，严格控制剂量和滴速，并密切观察儿童的反应。在纠正水、电解质紊乱和酸碱失衡的过程中，要持续监测相关指标，如血钠、血钾、血氯、pH值、CO_2CP等，根据监测结果及时调整治疗方案，以维持体内水、电解质和酸碱的平衡，促进儿童身体功能的恢复。

（二）脏器功能保护与支持

中毒后，儿童的肝脏、肾脏、心脏等重要脏器可能会受到损害，因此需要采取相应的保护和支持措施。对于肝脏的保护，可使用一些具有保肝作用的药物，如还原型谷胱甘肽。它能够清除自由基，减轻毒物对肝细胞的氧化损伤，保护肝细胞的膜结构和功能。用法一般为静脉滴注，剂量根据儿童的年龄和病情而定，对于幼儿通常为每日每千克体重0.05～0.1 g，儿童通常为每日0.3～0.6 g。在使用过程中，要注意观察儿童是否有过敏反应，如皮疹、瘙痒等。此外，还可给予维生素C、维生素E等抗氧化维生素，增强肝脏的抗氧化能力。对于肾脏功能的保护，关键在于维持肾脏的灌注和正常代谢。在中毒早期，应确保儿童有足够的水分摄入，以保证肾脏的血流量，促进毒物的排泄。如果儿童出现少尿或无尿症状，可使用利尿剂，如呋塞米，促进尿液生成，但要注意防止过度利尿导致脱水和电解质紊乱。呋塞米的剂量一般为每次1～2 mg//kg体重，静脉注射或肌内注射，根据尿量和肾功能情况调整用药次数。同时，要密切监测肾功能指标，如肌酐、尿素氮、尿蛋白等，以及观察儿童的水肿情况。对于心脏功能的保护，要密切监测心脏的节律和功能，及时发现心律失常等问题。如果出现心律失常，可根据具体类型选择合适的药物进行治疗。例如，对于室性早搏，可使用利多卡因，剂量为每次1～2 mg//kg体重，静脉注射，必要时可重复使用，但要注意控制剂量和滴速，避免出现心脏抑制等不良反应。对于心肌损伤，可给予营养心肌的药物，如磷酸肌酸钠，它能够为心肌细胞提供能量，保护心肌细胞的结构和功能。一般为静脉滴注，剂量为每日每千克体重0.1～0.2 g，分1～2次给予。在治疗过程中，要让儿童卧床休息，减少心脏负担，同时给予吸氧治疗，提高心肌的供氧。此外，还需关注其他脏器的功能状态，如肺功能、神经系统功能等，及时发现并处理可能出现的并发症，如肺部感染、脑水肿等，以促进儿童整体身体状况的恢复。

四、中毒患儿的转运要点

（一）转运前的准备与评估

在将中毒儿童转运至医院前，需要进行充分的准备工作并对儿童病情进行全面评估，以确保转运的安全性和有效性。首先，要固定好各种急救设备，如氧气瓶、心电监护仪、除颤仪输液泵等，确保设备在转运过程中能够正常运行且不会因颠簸而移位或损坏。检查氧气瓶的氧气量是否充足，心电监护仪的电极片粘贴是否牢固，导联线是否完好，输液泵的参数设置是否正确、输液管路是否通畅等。同时，准备好必要的急救药品，如肾上腺素、阿托品、多巴胺等，根据儿童的中毒情况和可能出现的并发症，预估所需药品的种类和剂量，并确保药品包装完好，标签清晰，易于取用。携带相关的中毒物品样本或尽可能收集与中毒相关的信息，如剩余的玩具、文具、化妆品等，以及儿童的呕吐物、排泄物等，这些样本对于医院准确判断中毒原因和制定治疗方案具有重要价值。将样本妥善包装，注明采集时间、地点和患儿信息，以便在医院进行快速检测和分析。在转运前，对儿童的病情进行全面评估是至关重要的。包括测量生命体征，如体温、脉搏、呼吸、血压等，观察意识状态、瞳孔大小和对光反射等神经系统体征，评估皮肤颜色、温度、湿度以及是否有皮疹、出血点等皮肤状况，检查心肺功能，如听诊呼吸音、心音是否正常，有无啰音、杂音等异常情况。根据评估结果，确定儿童的病情严重程度和转运的紧急程度，选择合适的转运工具，如救护车、直升机等。如果儿童病情危急，生命体征不稳定，应优先选择速度快、能够提供更全面医疗支持的转运方式，如直升机转运，并通知接收医院做好相应的抢救准备，如准备好急救设备、组织相关科室医生待命等。

（二）转运途中的监测与应急处理

转运途中，持续监测儿童的生命体征、意识状态等指标是确保其安全转运的关键。使用心电监护仪持续监测心率、心律、呼吸频率和血氧饱和度等，每隔5～10min记录一次数据，密切观察数据的变化趋势。同时，观察儿童的面色、口唇颜色、肢端温度等，以判断其循环和氧合情况。注意儿童的意识状态，如是否清醒、嗜睡、昏迷等，以及有无抽搐、烦躁不安等异常表现，通过与儿童交流、呼唤其名字或轻轻刺激等方式评估其意识水平。若发现生命体征异常，如心率过快或过慢、呼吸急促或困难、血压下降或升高、血氧饱和度降低等，应立即采取相应的应急处理措施。如果出现呼吸骤停，应立即进行人工呼吸，可采用简易呼吸机或口对口人工呼吸的方法，按照每分钟12～20次的频率进行吹气，同时观察胸部起伏情况，确保吹气有效。若伴有心跳停止，需立即进行胸外心脏按压，按压部位为两乳头连线中点，按压频率为每分钟100～120次，按压深度婴儿约为4cm，1～8岁儿童约为5cm，8岁以上儿童约为胸廓前后径的1/3，按压与人工呼吸的比例为30：2，即每按压30次进行2次人工呼吸，如此反复进行，直到心跳和呼吸恢复或到达医院。对于心律失常，如室性早搏、心动过速等，可根据具体情况给予相应的药物治疗。如果是室性早搏，可使用利多卡因，剂量为每次1～2mg//kg体重，静脉注射，必要时可重复使用，但要注意控制剂量和注射速度，避免出现心脏抑制等不良反应。在转运途中，还需注意保持输液管路的通畅，根据儿童的病情和药物的性质调整输液速度。如对于需要快速补液的休克患儿，可适当加快输液速度，但要密切观察是否有肺水肿等并发症的发生；对于使用血管活性药物的患儿，如多巴胺，要使用输液泵精确控制滴速，确保药物剂量准确，避免血压波动过大。此外，要注意保护儿童的身体，避免因颠簸、碰撞等导致二次伤害。妥善固定儿童的身体，如使用安全带、约束带等将其固定在担架或转运床上，但要注意不要过紧，以免影响血液循环。在车辆行驶过程中，尽量保持平稳，避免急刹车、急转弯等剧烈动作。同时，要注意保暖，根据环境温度为儿童加盖合适的被褥或衣物，防止体温过低。与接收医院保持密切联系，及时向医院通报儿童的病情变化和预计到达时间，以便医院做好进一步的抢救准备。

第六节　常见其他中毒因素类型的急救处理

一、玩具中毒的处理要点

玩具中毒的处理需依据中毒玩具的类型及毒物特性而定。若为塑料玩具甲醛中毒，现场急救时应迅速将患儿带离中毒环境，脱去被污染的衣物，用大量清水冲洗接触部位，以减少甲醛的残留。冲洗时间不少于15min，同时要注意保护眼睛、口腔等敏感部位，防止甲醛流入引起损伤。后续治疗方面，轻度中毒可给予吸氧、雾化吸入等对症支持治疗，以缓解呼吸道刺激征状。若中毒症状较重，出现呼吸困难、肺水肿等表现，需及时应用糖皮质激素，如地塞米松、甲泼尼龙等，以减轻炎症反应，改善呼吸功能。可采用静脉滴注的方式，地塞米松一般剂量为每日0.2～0.5mg//kg体重，甲泼尼龙剂量为每日1～2mg//kg体重，具体用量应根据患儿年龄、体重及病情严重程度调整。在康复过程中，要密切观察患儿的呼吸情况，定期进行胸部X线检查，以评估肺部炎症的吸收情况。同时，注意保持室内空气清新，避免患儿再次接触含甲醛的物品。

对于含铅玩具中毒，一旦发现，应立即阻止患儿继续接触该玩具，并尽快催吐。催吐时可让患儿饮用200～300 mL适量温水，然后用手指或筷子刺激舌根部位，促使其呕吐。但需注意，催吐应在中毒后4～6 h内且患儿神志清醒时进行，若患儿已出现昏迷、抽搐等症状，则严禁催吐。随后，应及时送往医院进行洗胃和导泻处理。洗胃可使用生理盐水或1%～2%的硫酸钠溶液，以清除胃内残留的铅。导泻则可选用硫酸镁，促进肠道内铅的排出。驱铅治疗是关键环节，常用依地酸钙钠进行驱铅，一般采用静脉滴注的方式，剂量为每日1～1.5 g/平方米体表面积，分两次给药，一个疗程通常为5天。在驱铅治疗过程中，需密切监测患儿的肝肾功能、血常规等指标，以及观察有无不良反应，如头晕、恶心、关节酸痛等。同时，给予营养支持治疗，多摄入富含维生素C、维生素D、钙、铁等营养素的食物，以促进铅的排泄和身体恢复。在康复期间，定期复查血铅水平，了解铅排出情况，评估治疗效果。还应关注患儿的神经系统发育情况，如发现注意力不集中、多动、学习困难等症状加重或持续不缓解，需及时进行干预和康复训练。

二、化妆品等生活用品中毒的救治方法

化妆品等生活用品中毒的救治，应依据所含毒物的不同而采取相应措施。以汞中毒为例，若患儿接触含汞化妆品后出现中毒症状，现场应立即用清水冲洗接触部位，以去除皮肤表面的汞。若为误服，应尽快催吐，可让患儿喝适量温水（200～300 mL）后刺激舌根催吐，但需注意避免误吸。催吐后，可口服生蛋清、牛奶或豆浆，以保护胃肠道黏膜，减少汞的吸收。随后，及时送往医院进行进一步治疗。在医院，常采用二巯基丙磺酸钠进行驱汞治疗，皮下或肌注给药，每次用量为5%溶液0.1 mL//kg体重。第1日注射3～4次，第2日2～3次，第3日以后每日1～2次，共用3～7日，总剂量为30～50 mL。治疗过程中，需密切监测肝肾功能指标，如谷丙转氨酶（ALT）、谷草转氨酶（AST）、肌酐（Cr）等，以及观察患儿有无不良反应，如恶心、心动过速、皮疹等。对于出现皮肤损害的患儿，可给予外用药物治疗，如使用3%硼酸溶液湿敷，以减轻皮肤炎症和瘙痒症状。在康复阶段，定期复查尿汞水平，以评估驱汞效果。同时，注意患儿的神经系统症状变化，如头痛、头晕、失眠、记忆力减退等，若症状持

续存在或加重，可给予营养神经的药物，如甲钴胺等，促进神经系统功能恢复。

在激素依赖性皮炎的情况下，首先应停止使用相关化妆品，避免再次接触过敏原。对于皮肤症状较轻的患儿，可外用保湿制剂，如凡士林、尿素霜、维生素E软膏等，以缓解皮肤干燥、脱屑等症状。若症状较重，出现红肿、瘙痒明显，可外用免疫调节剂，如吡美莫司软膏、他克莫司软膏等，这些药物具有抗炎和免疫调节作用，能有效减轻皮肤炎症反应。同时，可口服抗敏药物，如氯雷他丁片、马来酸氯苯那敏片等，以缓解瘙痒症状。若伴有皮肤感染，应先进行病原学检测（如细菌培养和药敏试验）根据感染情况口服抗生素类药物，如红霉素胶囊、阿莫西林胶囊等。在治疗过程中，要注意观察患儿皮肤症状的变化，调整用药方案。避免使用刺激性的护肤品和化妆品，选择温和、无刺激的舒敏保湿类护肤品，以促进皮肤屏障功能的修复。定期复诊，根据皮肤恢复情况逐渐减少药物使用剂量和频率，防止病情反复。

第七节　其他中毒因素的预后与康复

一、影响中毒预后的因素分析

（一）毒物种类、剂量与中毒时间

毒物种类不同，其毒性强弱差异显著，对儿童身体的损害机制和程度也大不相同。例如，某些剧毒的农药，如有机磷类农药，其毒性作用迅速且强烈，可在短时间内对神经系统、心血管系统等多个重要系统造成严重损害，导致儿童出现抽搐、昏迷、心律失常等危急症状，甚至危及生命。而一些低毒的玩具或文具中的有害物质，如微量的甲醛，可能仅引起轻微的呼吸道刺激征状或皮肤过敏反应，相对而言预后较好。进入儿童体内的毒物剂量是影响预后的关键因素之一。一般来说，毒物剂量越大，对身体器官和组织的损伤就越严重，预后也就越差。大剂量的毒物可能会导致器官功能衰竭，如大量铅中毒可能引发急性肾衰竭，使肾脏无法正常过滤血液、调节水电解质平衡和排泄代谢废物，进而需要长期的肾脏替代治疗甚至肾脏移植才能维持生命。中毒时间的长短也对预后有着重要影响。长时间的中毒意味着毒物在体内持续作用，可能会造成更广泛、更严重的组织损伤，并且会增加并发症的发生风险。例如，慢性汞中毒，由于汞在体内长期蓄积，会逐渐损害神经系统、肾脏等多个系统，导致儿童出现智力下降、记忆力减退、蛋白尿等症状，而且这些损害可能是不可逆的，即使经过治疗，也难以完全恢复到中毒前的健康状态。

（二）急救及时性与有效性

急救措施实施的及时性对于中毒儿童的预后起着决定性作用。在中毒后的黄金时间内采取正确的急救措施，能够有效阻止毒物的进一步吸收，减少毒物对身体的损害。例如，在误服毒物后的短时间内（一般4～6h内），及时进行催吐、洗胃，可以清除胃内尚未被吸收的大部分毒物，从而减轻中毒症状。如果儿童误服了有毒物质，家长能在第一时间发现并立即送往医院，医生在到达医院后的短时间内（如30min内）就开始进行洗胃、使用特效解毒剂等治疗，那么儿童的中毒症状可能会得到较好的控制，预后也相对较好。相反，如果急救延迟，毒物可能已经被大量吸收进入血液循环，扩散到全身各个器官，导致器官功能受损加重，治疗难度增大，预后变差。急救措施的有效性也是影响预后的重要因素。正确的现场抢救处理，如合理的催吐方法、正确的洗胃溶液选择、有效地保持呼吸道通畅等，能够为后续的治疗争取时间和创造有利条件。在医院内，准确的毒物诊断和针对性的特效解毒剂使用，以及全面的对症支持治疗，如纠正水、电解质紊乱、保护重要脏器功能等，对于改善中毒儿童的预后至关重要。如果在诊断过程中未能准确判断毒物种类，导致使用了错误的解毒剂或治疗方法，可能会延误病情，加重中毒症状，对预后产生不良影响。例如，在有机磷中毒时，如果未能及时使用阿托品和解磷定等特效解毒剂，可能会导致中毒症状持续加重，出现呼吸衰竭、脑水肿等严重并发症，甚至导致死亡。

二、中毒患儿的康复治疗

（一）受损部位或系统的恢复措施

中毒后儿童身体受损的部位或系统各不相同，因此需要采取针对性的康复治疗方法。对于神经系统受损的儿童，如因铅中毒或某些药物中毒导致神经系统症状的患儿，可进行康复训练。包括认知训练，通过拼图、搭积木、阅读等活动，帮助儿童提高注意力、记忆力、思维能力等；运动训练，如平衡训练、协调训练、肌肉力量训练等，有助于改善患儿的运动功能，提高其生活自理能力。康复训练一般每周进行3～5次，每次30～60min，持续数月至数年。对于铅中毒引起的外周神经损伤，可采用物理治疗方法，如按摩、针灸、理疗等，促进神经的修复和再生，缓解肢体麻木、无力等症状。若皮肤受损，如因接触有毒化妆品或玩具导致皮肤过敏、灼伤等，应进行皮肤护理。保持皮肤清洁，避免感染，可使用温和的无刺激性的清洁产品清洗皮肤。对于皮肤灼伤，可根据灼伤程度进行相应处理，轻度灼伤可涂抹烫伤膏，促进伤口愈合；对于有感染迹象的皮肤损伤，可使用抗生素药膏进行抗感染治疗。同时，注意皮肤的保湿和防晒，避免皮肤干燥、色素沉着等问题。对于中毒导致肝脏、肾脏等内脏器官功能受损的儿童，除了药物治疗外，还需要注意饮食调理。给予低蛋白、低盐、高热量、高维生素的饮食，减轻肝脏、肾脏的代谢负担，促进其功能恢复。例如，对于肝损伤的患儿，可适当增加碳水化合物的摄入，提供足够的能量，同时减少蛋白质的摄入，避免加重肝脏的解毒和代谢负担；对于肾损伤的患儿，控制盐和蛋白质的摄入，并根据肾小球滤过率等指标合理调整水分摄入，有助于减轻肾脏的过滤和排泄压力，防止水肿和肾功能进一步恶化。

（二）中毒后随访的重要性与内容

对中毒患儿进行定期随访具有极其重要的意义。随访可以及时发现患儿在康复过程中出现的各种问题，如迟发性不良反应、器官功能恢复异常等，并根据这些情况调整治疗方案，确保患儿能够得到最佳的治疗效果。随访时需要关注多项内容，首先是身体各项指标的复查，包括血液毒物浓度检测，了解毒物在体内的残留情况，判断毒物是否持续对身体造成损害；肝肾功能检查，评估肝脏和肾脏的功能恢复情况，如谷丙转氨酶（ALT）、谷草转氨酶（AST）、肌酐（Cr）、尿素氮（BUN）等指标是否逐渐恢复正常；神经系统功能评估，通过神经系统检查、智力测试、行为评估等方法，监测患儿神经系统的恢复情况，如是否仍存在注意力不集中、多动、记忆力减退等症状，以及这些症状是否有所改善。其次，要监测患儿的生长发育情况，通过测量身高、体重、头围等生长指标，了解中毒是否对患儿的生长发育产生影响。例如，某些毒物可能影响儿童的骨骼生长，导致身材矮小；或者影响营养物质的吸收，导致体重增长缓慢。同时，观察患儿的智力发育情况，如语言表达能力、学习能力、认知能力等是否正常发展，及时发现智力发育迟缓等问题，并给予相应的干预措施。此外，还要注意观察患儿有无迟发性不良反应，如某些毒物可能在中毒后一段时间才出现特定的症状，如有机磷中毒后可能在数周或数月后出现迟发性周围神经病，表现为肢体末端麻木、疼痛、无力等。通过随访，能够及时发现这些迟发性不良反应，采取有效的治疗措施，减轻患儿的痛苦，促进其康复。

（三）定期复查的项目与指标监测

中毒患儿定期复查需要进行一系列全面的项目检查，这些项目对于准确评估患儿的康复情况具有关键作用。血液毒物浓度检测是重要的复查项目之一，它能够直接反映毒物在体内的残留水平。通过定期检测血液毒物浓度，可以了解毒物的清除情况，判断治疗措施是否有效。例如，在铅中毒患儿的复查中，如果血液铅浓度持续下降，说明驱铅治疗取得了较好的效果；反之，如果血液铅浓度下降缓慢或出现反弹，则需要调整治疗方案，如增加驱铅药物的剂量或更换治疗方法。肝肾功能检查也是必不可少的复查内容。肝脏和肾脏是毒物代谢和排泄的重要器官，中毒往往会对其功能造成损害。复查肝肾功能指标，如ALT、AST、Cr、BUN等，可以及时发现肝脏和肾脏功能的异常变化。在中毒后的康复过程中，如果这些指标逐渐恢复正常，说明肝脏和肾脏的功能正在逐步恢复；如果指标持续异常或出现恶化，可能提示存在慢性肝肾功能损伤，需要进一步深入检查和治疗，如进行肝脏超声检查、肾脏活检等，以明确损伤的程度和原因，并采取相应的治疗措施。神经系统功能评估同样重要，尤其是对于中毒导致神经系统症状的患儿。可采用多种方法进行评估，如神经电生理检查，包括脑电图（EEG）、肌电图（EMG）等，通过检测神经电活动的变化，了解神经系统的传导功能是否正常；神经心理测试，如韦氏儿童智力量表（WISC）、注意力缺陷多动障碍评定量表（ADHD-RS）等，评估患儿的智力水平、注意力、记忆力、行为等方面的情况。这些评估结果能够反映神经系统的恢复程度和功能状态，为后续的治疗和康复训练提供重要依据。例如，如果神经电生理检查发现神经传导速度减慢，提示神经损伤尚未完全恢复，需要继续进行营养神经治疗和康复训练；如果神经心理测试显示患儿的注意力和学习能力有所改善，但仍低于正常水平，则需要调整康复训练计划，加强针对性的训练，以促进神经系统功能的进一步恢复。

（四）心理疏导与成长发育监测

中毒经历可能会对儿童的心理产生严重的负面影响，因此心理疏导至关重要。儿童可能会因为中毒时的痛苦经历、对身体损伤的担忧以及后续康复过程中的种种不适而产生恐惧、焦虑、抑郁等情绪。例如，经历过严重食物中毒导致剧烈呕吐、腹痛等症状的儿童，可能会对进食产生恐惧心理，甚至出现拒食现象；因玩具中毒导致身体出现明显异常症状的儿童，可能会担心自己的健康状况，害怕再次接触类似物品，从而产生焦虑情绪，影响日常生活和学习。心理疏导的方法有多种，可采用游戏治疗的方式，通过与儿童一起玩游戏，如角色扮演游戏、绘画游戏等，让儿童在游戏过程中表达自己的情感和感受，缓解内心的恐惧和焦虑。例如，在角色扮演游戏中，让儿童扮演医生或护士，对生病的娃娃进行治疗，这样可以帮助儿童增强对自身疾病的认知和控制感，减轻恐惧心理。也可采用认知行为疗法，帮助儿童改变不合理的认知和行为模式。对于因中毒而产生恐惧心理的儿童，引导其正确认识中毒事件，告诉他们中毒是可以治疗和康复的，并且帮助他们逐渐面对与中毒相关的事物，如让他们接触曾经导致中毒的玩具或物品的安全替代品，通过逐步脱敏的方式，减轻恐惧情绪。同时，持续监测儿童的成长发育情况对于全面评估中毒后康复效果十分必要。包括定期测量身高、体重、头围等生长指标，绘制生长发育曲线，与正常儿童的生长发育标准进行对比，观察是否存在生长迟缓或异常。例如，某些毒物可能影响儿童的生长激素分泌，导致身高增长缓慢，通过定期监测身高，能够及时发现这种情况，并采取相应的干预措施，如补充生长激素等。关注儿童的智力发育情况也同样重要，不能仅依靠智力测试、学业成绩评估等方式，还应综合观察儿童在日常生活中的思维表现、创造力等，全面了解儿童的认知能力、学习能力是否受到影响。如果发现儿童在中毒后出现学习困难、注意力不集中等问题，可及时给予特殊教育支持、学习辅导等，帮助儿童克服困难，促进其智力发育。此外，还要关注儿童的社会交往能力、情绪管理能力等方面的发展，确保儿童能够全面健康地成长。例如，鼓励儿童参加社交活动，与同龄人建立良好的关系，提高其社会交往能力；教导儿童正确识别和表达自己的情绪，学会情绪调节的方法，如深呼吸、放松训练等，促进其情绪管理能力的发展。

综上，儿童环境毒物解除之外的其他中毒因素不容忽视。明晰常见类型，让家长、医护人员能在源头警觉，去除危害因素。理解中毒机制，为精准施治提供理论支撑，熟悉临床表现与诊断方法，得以早期洞察危机，掌握急救原则与技术，在关键时刻抢夺生机。不同中毒类型的专项急救处理，为针对性救援指明方向，关注预后与康复，助力儿童尽可能回归健康轨迹。

第四篇　急救方法篇

第十三章　人工心肺复苏

在儿科医疗领域，意外伤害随时可能威胁儿童们的生命，而心肺复苏术尤其是人工呼吸成为关键时刻的“救命稻草”。儿童因其特殊生理结构，心肺骤停后的黄金抢救时间更为紧迫。当意外致使呼吸、心搏骤停，每一秒都关乎生死存亡。了解儿童心肺复苏及人工呼吸知识，不仅是医护人员的必备技能，更应是家长、教师等群体守护儿童的有力武器。掌握精准操作，能在生死一线为幼小生命争取最大生机，开启希望之门，护佑儿童成长之路。

第一节　儿童心脏复苏术

一、儿童心脏复苏术的重要意义及适用场景

儿童心脏复苏术是儿科急救领域的核心技术，对于挽救心跳呼吸骤停儿童的生命具有不可替代的关键作用。在儿童遭遇窒息、溺水、触电、严重创伤等意外情况时，心搏骤停往往突然发生，而此时及时有效的心脏复苏术能够为患儿重新建立循环和呼吸功能，显著提高其生存率。大脑对缺氧极为敏感，心跳呼吸骤停后，缺氧会迅速导致脑损伤，而心脏复苏术通过维持血液循环，能减少大脑缺氧时间，从而降低因缺氧造成的脑损伤以及其他器官功能损害，减少伤残程度，为患儿后续的康复和生活质量提供保障。

普及儿童心脏复苏术这一急救技能具有深远的社会意义。在公众层面，它能提升大众的急救意识和技能水平，让更多人在面对儿童突发心搏骤停的紧急情况时，不再束手无策，能够迅速、准确地展开施救，扩大了施救范围，使急救不再局限于专业医疗人员。这不仅体现了对儿童生命安全的重视，更是构建安全社会环境的重要环节，有助于在全社会营造“人人学急救，急救为人人”的良好氛围，促进社会的和谐稳定。

儿童与成人在解剖、生理方面存在诸多差异。例如，儿童的气道相对狭窄，呼吸肌力量较弱，枕凸比较隆起，昏迷时脖子前倾更容易发生气道压迫，且舌头偏大，昏迷时舌后坠较明显，这些因素使得儿童心跳呼吸骤停的病因及危险因素与成人有所不同。儿童心搏骤停更多是继发于其他严重疾病或意外事件，如严重的呼吸系统疾病导致的窒息、溺水、创伤等，而不像成人以心脑血管意外等突发事件常见。因此，在不同的适用场景下，如家庭、学校、公共场所等，儿童心脏复苏术都显得尤为重要，它能够在专业医疗救援到来之前的宝贵时间里，为患儿争取生机，是保障儿童生命安全的重要防线。

二、判断儿童心搏骤停的方法

准确判断儿童心搏骤停是实施有效心脏复苏术的前提，需要综合多方面因素进行快速评估。呼吸功能的评价尤为关键，可通过观察患儿的临床表现来识别潜在的呼吸衰竭和呼吸骤停。有呼吸骤停危险性的儿童最初可能表现出呼吸次数增加、用力呼吸以及呼吸音减低等症状。这是因为当呼吸功能受到影响时，身体会本能地试图增加氧气摄入，表现为呼吸频率的加快，但随着呼吸功能的进一步恶化，呼吸肌疲劳，呼吸音会逐渐减低。同时，患儿还可能出现清醒程度的降低或对家长和疼痛的反应减少，这是由于大脑缺氧，神经系统功能受到抑制所致。骨骼肌张力降低也是一个重要体征，例如原本活泼好动的儿童突然变得肢体松软无力。此外，青紫的出现表明血液中氧含量降低，是呼吸功能障碍较为严重的表现，通常先在口唇、指甲等末梢部位出现，随着缺氧程度加重，会逐渐蔓延至全身。

心血管功能的评价同样不容忽视。休克是心血管功能恶化的重要阶段，分为代偿期和失代偿期。在代偿期，虽然已有组织脏器灌注不足的体征，但血压可能仍维持在正常范围，此时患儿可能表现出心率加快、皮肤苍白、肢端发凉等症状，这是身体通过加快心率收缩外周血管、进行血液重新分布来维持循环血量的一种代偿机制。当进入失代偿期，血压开始降低，患儿会出现意识障碍加重、尿量减少甚至无尿等严重症状，提示心血管功能已严重受损，心搏骤停的风险极高。

不同年龄段儿童的正常心率和呼吸频率范围是判断心搏骤停的重要依据。一般来说，安静状态下，新生儿心率正常为120～140次/min，呼吸为40～45次/min；1～3岁幼儿心率则为100～120次/min，呼吸是25～30次/min；4～7岁儿童心率正常在80～100次/min，呼吸是20～25次/min；8～14岁儿童正常心率为70～90次/min，呼吸频率是18～20次/min。如果儿童的心率或呼吸频率明显偏离其所在年龄段的正常范围，如每分钟心跳超过100次或呼吸超过30次的儿童可能处于快速心跳呼吸骤停状态，需要高度警惕。但需要注意的是，某些生理或病理因素可能导致心率和呼吸暂时偏离正常范围，如运动、发热、疼痛等会使心率和呼吸加快，因此在判断时需要综合考虑患儿的整体情况。

此外，还可借助一些外在指标辅助判断儿童是否处于心搏骤停危险状态。例如，观察患儿的瞳孔大小，心搏骤停时瞳孔可能会散大，对光反射消失，但这一指标在早期可能并不明显，且某些药物或脑部疾病也可能影响瞳孔变化，所以只能作为参考之一。皮肤颜色变化也是重要的观察点，如前文提到的青紫，此外，皮肤苍白可能提示休克或循环血量不足，而皮肤发花、湿冷则是病情严重的表现。在实际判断过程中，医护人员或急救人员需要迅速、全面地观察患儿的这些症状和体征，结合自身经验和专业知识，准确判断是否发生心搏骤停，以便及时启动心脏复苏术。

三、胸外按压的要点

（一）按压位置

儿童心脏复苏术胸外按压的位置通常在两乳头连线的中点处，这一位置大致相当于胸骨中下1/3段，也可以选择在剑突上2～4cm处。选择该位置的主要原因是，此处能够最大程度地将按压力量传递至心脏，有效刺激心脏收缩。胸骨是胸廓的重要支撑结构，其中下1/3段后方紧邻心脏，按压此处可使胸骨下陷，间接挤压心脏，促使心脏泵血。若按压位置过高，可能导致按压时力量作用于胸廓而非心脏，无法有效推动血液循环；若位置过低，靠近剑突部位，按压时容易损伤腹部脏器，如肝脏等，同时也难以达到理想的心脏按压效果，影响复苏的成功率。

（二）按压姿势

施救者应采取身体前倾的姿势，两肩位于双手的正上方，双臂伸直并垂直于患者胸骨表面。这样的姿势能够确保按压力量垂直作用于胸骨，减少力量的分散。利用上半身的体重以及肩部、手臂的力量进行垂直向下的按压至关重要，因为只有垂直的力量才能有效地使胸骨下陷，进而挤压心脏。若按压姿势不正确，如手臂弯曲或身体倾斜角度不当，会使力量分散，一部分力量消耗在其他方向，导致按压深度不足，无法充分刺激心脏泵血功能，从而影响复苏效果。

（三）按压深度

根据国际复苏指南的推荐，儿童胸外按压深度应至少达到5cm，但不超过6cm。按压深度过浅，对于婴儿（1岁以下）若小于约4cm，对于1～8岁儿童若小于约5cm，无法对心脏产生足够的压力刺激，难以有效推动血液循环，不能达到复苏的目的。相反，若按压深度超过6cm，可能会造成肋骨、胸骨骨折以及内脏器官损伤，如气胸、血胸、肝脏破裂等严重并发症，这些并发症不仅会加重患儿的病情，还可能导致复苏失败，甚至危及患儿生命。

（四）按压频率

按照国际复苏指南的推荐，儿童胸外按压频率应保持在每分钟100～120次。这一频率范围是经过大量临床实践和研究确定的，能够在保证心脏得到有效刺激的同时，避免因按压频率过快或过慢而影响复苏效果。在每分钟100～120次的按压频率下，心脏能够在合适的节奏下受到挤压和舒张，促进血液循环的重新建立。同时，在心脏复苏术操作过程中，应尽量减少按压中断，中断时间不应超过10秒钟。因为按压中断会导致心脏和大脑等重要器官的血流灌注中断，使已经有所改善的缺氧状态再次加重，降低复苏成功率。即使是短暂的中断，也可能对患儿的预后产生不良影响，所以施救者应尽可能保持按压的连续性。

四、心脏复苏术的操作流程及顺序

（一）确认环境安全，做好自我防护

施救者要快速观察周围环境，判断是否存在潜在危险，如漏电、火灾、有毒气体泄漏等。若有危险，需立即采取措施消除或远离，如切断电源、扑灭火源、打开门窗通风等。同时，确保自身穿着合适，无妨碍操作的衣物或饰品，避免施救过程中自身受伤。对于患儿，要将其转移至安全平坦的地面或硬板床上，避免在柔软的沙发、床铺或不平坦的地面进行操作，以防按压时胸廓下陷不足影响复苏效果。在道路交通事故现场，要设置警示标志，防止二次事故发生；在火灾现场，需确保自身和患儿远离火源和烟雾，必要时采取湿布覆盖等防护措施。

（二）判断意识及反应

施救者用双手轻拍患儿的双肩，力度适中，避免过度用力造成伤害。俯身于其双侧耳边高声呼唤，声音要响亮、清晰，例如：“小朋友，你怎么了？快醒醒！”同时观察患儿有无反应，如肢体活动、眼神交流、言语回应等，并观察有无正常呼吸（注

意区分濒死叹息样呼吸）。若患儿无任何反应，可初步判断为无意识。此过程应迅速、准确，一般在5～10秒内完成，以便及时进入下一步骤。

（三）检查呼吸

若患儿为俯卧位，应先将其翻转为仰卧位，翻转时要注意保持脊柱呈一条直线，避免扭曲。用“听、看、感觉”的方法检查患儿呼吸。将耳朵贴近患儿口鼻处，听是否有呼吸声音；同时眼睛观察患儿胸部和腹部是否有起伏；用脸颊感觉患儿口鼻有无气流呼出。判断时间约10秒，若患儿无呼吸或仅有叹息样呼吸（即偶尔一次深大呼吸，类似叹息），则提示发生了心搏骤停。需要注意的是，在检查呼吸时，要避免因自身紧张而误判，同时要排除环境因素干扰，如风声、嘈杂声等。

（四）呼救并取得AED

一旦确定患儿无意识、无呼吸（或叹息样呼吸），应立即向周围人求助，大声呼喊：“快来人帮忙！有儿童出事了！”同时安排人员拨打急救电话“120”，清晰准确地告知事发地点、患儿情况等信息。若周围有AED（自动体外除颤器），应尽快取来。如果独自一人施救且无法同时呼救（如在拨打手机时），可在实施心肺复苏1 min后进行呼救，以保证复苏操作的连续性。在一些公共场所，如商场、学校、机场等，通常配备有AED，施救者应熟悉其存放位置，以便在紧急时刻迅速获取。

（五）胸外按压

施救者首先暴露患儿胸部，可解开患儿上衣纽扣或拉开拉链，确保按压部位无衣物遮挡。对于儿童，一般用单手掌根进行按压；若患儿年龄较小或体型瘦弱，也可采用双手掌根重叠按压。按压位置在患儿胸部正中、两乳头连线中点（即胸骨下半部）。按压时，手臂伸直，利用上半身的力量垂直向下按压，确保按压深度至少为胸廓前后径的1/3（约5cm，以1～8岁儿童为例），按压频率100～120次/min。每次按压后要保证胸廓完全恢复原状，以利于心脏充分充血。按压过程中，施救者要保持专注和稳定的节奏，避免按压过浅、过快或中断。若按压深度不足，无法有效挤压心脏；按压频率过快或过慢，都会影响心脏的泵血功能；按压中断时间过长，会导致大脑和心脏等重要器官缺血缺氧加重。在单人施救时，每按压30次进行2次人工呼吸（以1～8岁儿童为例）；双人施救时，每按压15次进行2次人工呼吸（同前，以1～8岁儿童为例）。

（六）开放气道

在进行人工呼吸前，需先开放患儿气道，以保证气体顺利进入肺部。采用仰头举颏法，施救者一手放在患儿前额部，用力向下压，使头部后仰；另一手的食指和中指放在患儿下颌骨骨性部分，向上抬起下颌，使下颌角及耳垂的连线与水平面约呈60°角。同时，检查口腔有无异物，如有异物（如食物残渣、呕吐物等），应将其取出，以清除呼吸道梗阻，保持呼吸道通畅。对于口腔内有较多分泌物或痰液的患儿，可将其头部偏向一侧，用手指或纱布清除分泌物后再进行气道开放操作。若怀疑有颈椎损伤的患儿，在开放气道时需特别小心，避免过度后仰头部，可采用推举下颌法，即施救者双手分别置于患儿头部两侧，用食指和中指将下颌角向前上方托起，使下颌骨向前移动，以保持气道通畅。

（七）人工呼吸

施救者用嘴罩住患儿的嘴，要确保紧密贴合，不漏气。用手指捏住患儿鼻翼，防止吹气时气体自鼻腔漏出。吹气每5～6秒1次，每次持续约1秒，吹气时应见胸廓隆起，表明气体已进入肺部。吹气力量要适中，避免过度用力造成肺泡破裂或胃部胀气。若吹气时胸廓无隆起，可能是气道未完全开放或吹气方法不正确，应及时调整。在单人施救时，按照胸外按压30次、人工呼吸2次的比例交替进行；双人施救时，按压与通气比例为15：2。人工呼吸频率应与按压频率相配合，以保证有效的心肺复苏。例如，无论是单人还是双人施救，每分钟进行10～12次人工呼吸。

（八）循环做胸外按压和人工呼吸

按照上述按压与通气比例，循环进行胸外按压和人工呼吸操作。每5组（约2 min）评估患儿的呼吸和脉搏，判断复苏效果。评估时间不超过10秒，主要观察患儿胸部有无起伏、有无自主呼吸、颈动脉或股动脉有无搏动等。若患儿恢复自主呼吸和脉搏，可暂停复苏操作，但仍需密切观察；若未恢复，则继续进行心肺复苏，直到专业急救人员到达或患儿恢复心搏和自主呼吸。在循环操作过程中，施救者要尽量保持操作的准确性和连贯性，减少疲劳和失误对复苏效果的影响。可由多人轮流进行施救，以保证复苏操作的质量。

（九）尽快电除颤

打开AED电源：按照AED上的电源按钮，开启设备，等待语音提示。不同型号的AED电源按钮位置可能不同，但一般都有明显的标识。

贴电极片：对于1～8岁儿童，应使用儿童电极片，或者使用AED的儿童模式；如果没有儿童专用设备，可以使用成人标准AED；对于1岁以下婴儿，不建议常规使用

AED，除非没有可供使用的婴儿专用及剂量衰减器。按照电极片上的图示，将电极片紧贴于患儿裸露的胸部。一片电极片贴在患儿胸部的右上方（锁骨下方），另一片电极片贴在患儿左乳头外侧。或者将两片电极片分别贴在患儿胸前正中及背后左肩胛处，确保电极片与皮肤紧密接触，无褶皱或气泡，以保证电信号的有效传导。

AED分析心律：施救者语言示意周围人不要接触患儿，等待AED自动分析心律，以确定是否需要电击除颤。此过程中，任何人不得触碰患儿身体，以免干扰AED的分析结果。

如果AED提示需要电击，准备除颤：施救者得到除颤指示后，等待AED充电，确保所有人员未接触患儿，按下“电击”按钮除颤。在按下按钮前，再次确认周围人员安全，避免电击时发生意外。

除颤后立即实施胸外按压和人工呼吸：除颤后立即按照30：2的比例（两人施救为15：2）实施胸外按压和人工呼吸，5组（约2 min）后，AED再次自动分析心律，遵循AED的语音提示操作，直到患儿恢复心搏和自主呼吸，或专业急救人员到达现场。除颤后的心肺复苏操作要及时、有效，以巩固除颤效果，促进患儿心脏功能的恢复。

（十）复原体位

若患儿的心搏和自主呼吸已经恢复，将患儿置于复原体位（稳定侧卧位）。具体方法是：先将患儿靠近施救者一侧的手臂伸直，放在身体一侧；另一侧手臂弯曲，将手放在脸颊下方。然后将靠近施救者一侧的腿伸直，另一侧腿弯曲，将脚放在伸直腿的膝盖下方。施救者一手扶住患儿的肩部，另一手扶住患儿的臀部，缓慢将患儿向自己一侧翻转，使患儿侧卧，头部略后仰，保持气道通畅。将患儿置于复原体位后，要随时观察患儿生命体征，包括呼吸、脉搏、面色等，并照护患儿，等待专业急救人员到来。注意为患儿保暖，避免着凉，可使用衣物或毛毯覆盖，但不要遮盖患儿的口鼻。同时，尽量安抚患儿情绪，避免其因惊恐而加重病情。

五、心脏复苏术操作中的常见错误与纠正

（一）开放气道环节

最常见的错误是气道未开放或开放不够。若气道未有效开放，吹气时会有阻力感，且松手后患儿头部不能复原。纠正的方法是采取正确的手法，双手用力方向相反并协调配合。操作者如感臂力不足，可用掌根（不用小鱼际）置于患儿前额（仰头托颌法），前臂与患儿身体长轴同方向，这样较为省力且易奏效。注意托颌手的位置应

在下颌角后方，初学者易犯的错误是将手置于下颌角下方，这样易使口腔关闭。应反复练习至熟练掌握，确保气道通畅，吹气无阻力感，松手后头能复原。

（二）吹气困难

吹气困难的主要原因是气道未开放或开放不够，其次是漏气，使操作不能持久或难以控制吹气量。针对气道问题，应加强开放气道手法的练习，如上述仰头托颌法的正确操作。对于漏气问题，口对口人工呼吸漏气的主要原因有鼻孔未捏闭、口对口未贴紧。捏鼻时，拇、食指应在两侧鼻翼最高处完全捏闭鼻孔，但不能揪扭或按压，亦不能屈曲过度，以免吹气时抵碰脸颊，造成漏气。通常食指侧鼻孔最易漏气，将置于前额手的虎口对准患儿鼻尖，常可纠正漏气。吹气时口唇应大于并贴紧患儿之口，防止从两侧口角漏气。同时还应该注意拇、食指捏鼻孔后，其余的中、无名、小指宜伸直，防止戳伤眼球。换气时应侧头，便于吸入新鲜空气。还要防止通过拉鼻子辅助开放气道，以便养成先开放气道后捏鼻的正确操作习惯。

（三）胸外按压定位不当

定位时应以食、中、无名三指在患儿身体上，由下向上找到胸骨下切迹，并迅速以无名指置于该处，食、中指的上方放上按压手之掌根。初学者易把剑突误以为胸骨下切迹，或未将掌根放在中线上，应注意纠正。准确的定位能确保按压力量有效作用于心脏，若定位错误，可能导致按压无效或引发其他损伤。

（四）全手紧贴胸壁

这种做法容易导致肋骨骨折。练习时最好双手手指交叉并抬起，脱离胸壁，仅用掌根接触胸壁。这样可以将按压力量集中于掌根，减少对肋骨的侧向压力，降低骨折风险，同时保证按压的有效性。

（五）手臂弯曲

常在按压松弛时发生，女同志多见，称为“洗衣式”。这一错误会使按压力量分散，无法有效按压心脏。要强调用上半身的重量来按压，而非依靠手臂的力量。操作时应使肘关节位于伸直位，反复练习，以保证按压的垂直性和有效性，使力量能有效传递至心脏。

（六）按压方向倾斜

其原因是操作者在按压与松弛时身体摇晃，成为“摇摆式”，使力量不能垂直下压，易导致并发症。纠正的方法是保持膝关节不动，髋关节上下活动，方能使按压力垂直。垂直的按压力量能最大程度地挤压心脏，促进血液循环，若按压方向倾斜，会使部分力量消耗在其他方向，影响复苏效果。

（七）按压时掌根脱离胸壁

成为“跳跃式”。按压时掌根脱离胸壁会导致按压位置移位，无法持续有效地对心脏进行按压，达不到恢复循环供血的目的。应强调按压幅度为下压4～5cm，松弛至胸廓复原，但松弛时掌根不应脱离胸壁，防止移位，保证按压的连续性和有效性。

（八）冲击式按压

此法以前曾倡导过，现因效果差、并发症多而被摒弃。原因是用力太粗暴，成为“冲击式”。正确的按压应平稳、有规律，用力均匀，不可使用瞬间力量，不得进行冲击式按压。平稳规律的按压有助于维持心脏的稳定泵血，而冲击式按压可能会对心脏和胸腔内器官造成损伤，且不利于血液循环的稳定重建。

（九）按压速度不均

可默念唱数法或口诀来控制速度和频率，纠正快慢不一的错误。例如，可按照“一二一，一二一”的节奏进行默念，每念一个“一”进行一次按压，保证按压频率稳定在每分钟100～120次。按压速度不均会影响心脏的充盈和泵血，稳定的按压频率能为心脏提供持续有效的刺激，促进自主循环的恢复。

第二节　人工呼吸

一、人工呼吸在儿童心肺复苏中的作用

在儿童心肺复苏中，人工呼吸起着至关重要的作用。当儿童呼吸骤停时，身体会迅速陷入缺氧状态，而大脑作为对缺氧极为敏感的器官，其功能在短时间内就会受到严重损害。大脑细胞在缺氧数分钟后就可能开始死亡，这会导致不可逆的脑损伤，进而影响儿童的神经系统发育、认知功能以及身体的各种生理机能。例如，曾经有一名儿童在游泳池溺水后呼吸骤停，幸好现场救援人员及时进行了包括人工呼吸在内的心肺复苏术，才避免了严重脑损伤的发生。若未能及时给予人工呼吸，维持机体的氧气供应，即使后续恢复心跳，也可能因脑损伤而遗留终身残疾，如智力障碍、运动功能障碍等。

除了脑组织，其他重要脏器如心脏、肝脏、肾脏等也依赖氧气维持正常功能。人

工呼吸能够为这些脏器提供必要的氧气，防止它们因缺氧而发生功能衰竭。在心肺复苏过程中，人工呼吸与胸外心脏按压相互配合，共同维持血液循环和氧气供应，形成一个暂时的人工生命支持系统，为后续的医疗救治争取宝贵时间，大大提高了儿童心肺复苏成功的概率，是整个心肺复苏流程中不可或缺的关键环节。

二、不同年龄段儿童适用的人工呼吸方法

（一）婴儿（1岁以下）

对于婴儿，口对口鼻人工呼吸是常用且有效的方法。施救者需先将婴儿仰卧在坚实的平面上，如地面或硬板床上，然后跪在婴儿头部一侧。用一只手轻轻抬起婴儿的下颌，使其头部微微后仰，以开放气道，注意动作要轻柔，避免过度伸展造成损伤，因为婴儿的颈椎较为柔软脆弱。另一只手捏住婴儿的鼻子，施救者深吸一口气后，用自己的嘴严密地包住婴儿的口鼻，注意不要留有缝隙，然后缓慢而轻柔地吹气，吹气时间持续1～1.5秒，力度以能看到婴儿胸廓微微起伏即可。吹气完毕后，迅速将嘴移开，同时松开捏鼻的手，让婴儿自然呼气。例如，在家庭中如果婴儿因呛奶导致呼吸骤停，家长就可采用这种方法进行急救。在整个过程中，要密切观察婴儿的胸廓起伏情况，以判断吹气是否有效。每2～3秒进行一次人工呼吸（即每分钟20～30次）。

（二）1～8岁儿童

此年龄段儿童通常采用口对口人工呼吸。首先让儿童仰卧，施救者跪在其右侧，同样要确保周围环境安全且平面坚实。施救者一手托起儿童下颌，使下颌与水平面基本垂直，以开放气道，另一手捏住儿童的鼻孔，防止吹气时气体从鼻腔漏出。施救者深吸一口气后，口对口紧密接触，向儿童口腔内吹气，每次吹气持续约1～1.5秒，观察到儿童胸廓明显起伏为有效。与婴儿相比，对这个年龄段儿童的吹气力度可适当增加，但仍要避免过度用力造成肺泡破裂等损伤。每3～5秒进行一次人工呼吸（即每分钟12～20次）。若遇到儿童口腔受伤等特殊情况，无法进行口对口人工呼吸时，可采用口对鼻人工呼吸，操作方法与成人相似，即施救者用嘴包住儿童鼻部吹气，同时用手捏闭其双唇，防止漏气。比如在学校户外活动中，若有儿童受伤出现呼吸骤停，教师或急救人员就可根据实际情况选择合适的人工呼吸方法。

（三）8岁以上儿童

8岁以上儿童的生理特征逐渐趋近成人，人工呼吸方法可参照成人进行。施救者使儿童仰卧，位于其右侧，采用仰头举颏法开放气道，即左手下压儿童额部，右手抬

高下颏，保证呼吸道通畅。然后施救者一手捏住儿童鼻孔，深吸气后口对口吹气，每次吹气时间约1～2秒，吹气量约500～600mL，以胸廓起伏为度。每5～6秒进行一次人工呼吸（即每分钟10～12次），不过，由于儿童的身体仍在发育阶段，与成人相比，其胸廓、肺部等器官的弹性和耐受度有所不同，所以在操作时仍需格外留意吹气的力度和频率，避免因过度通气导致气压伤等并发症。例如在运动场馆中，如果有大龄儿童在运动过程中突发呼吸骤停，急救人员在实施人工呼吸时就要充分考虑到这些特点。

三、开放气道的正确操作

（一）仰头抬颏法

在儿童心肺复苏中，仰头抬颏法是最常用的开放气道方法。操作时，施救者一只手放置在患儿前额，具体位置是用手掌的小鱼际部位压于患儿前额，用力方向是向后推，使患儿头部向后仰，施力程度需适中，避免过度用力造成颈椎损伤。另一只手抬起下颌，将食指与中指并拢后，抬起患儿的下颌骨上方使颏部向上抬起，要确保下颌角与耳垂的连线与地面垂直，这样有助于充分开放气道。在整个操作过程中，要注意手指不要压颏下软组织，以免阻塞气道。

对于不同年龄段儿童，运用此方法时有一些要点变化。对于婴儿，由于其颈椎更为脆弱，头部后仰的角度要相对小一些，以防止颈椎损伤。例如在对几个月大的婴儿进行急救时，施救者在抬高下颌时动作要格外轻柔，头部后仰幅度控制在能保持气道通畅的最小角度即可。而对于1～8岁的儿童，随着其颈椎发育逐渐完善，可以适当增加头部后仰程度以更好地开放气道，但仍要密切观察患儿反应，避免造成伤害。8岁以上儿童，其操作方法与成人相近，但也要考虑到儿童身体仍在发育阶段，力度和角度的控制同样重要。比如在学校对一名10岁儿童进行心肺复苏时，施救者在使用仰头抬颏法时，要根据儿童的体型和发育状况合理调整头部位置，以达到最佳的气道开放效果。

（二）双手托颌法

当怀疑儿童有颈椎损伤时，双手托颌法就成为开放气道的首选方法。此时，患儿平卧，急救者位于患儿头侧，两手拇指置于患儿口角旁，余四指托住患儿下颌部位。在保证头部和颈部固定的前提下，用力将患儿下颌向上抬起，使下齿略高于上齿。这种方法能够避免因移动颈椎而造成进一步损伤，同时有效地打开气道。

在操作过程中，施救者的动作要轻柔且稳定，避免过度用力导致患儿下颌关节脱位等问题。例如在车祸现场，若发现受伤儿童可能存在颈椎损伤，急救人员应迅速采用双手托颌法开放气道，施救者需用双手从两侧至耳前方托住患儿下颌，然后缓慢而平稳地向前上抬起，在整个过程中要密切关注患儿的呼吸情况和面部表情，以便及时调整力度和角度，确保气道开放的有效性并防止对患儿造成二次伤害。

（三）按压下颌法

按压下颌法适用于某些特殊情况或特定儿童群体。操作时，施救者单手放置在患儿下颌处，通过下压下颌并配合抬头动作来开放气道。这种方法通常适用于牙关紧闭无法进行口对口或口对鼻人工呼吸的患儿，或者在一些口腔有严重损伤不宜直接接触吹气的情况下使用。

例如儿童因严重面部外伤致口腔大量出血、牙齿咬合紧密时，施救者可采用按压下颌法。具体操作要求是，施救者用一只手的拇指放在患儿下颌角处，其余手指放在下颌骨下缘，然后轻轻下压下颌，同时用另一只手抬起患儿的头部，使下颌骨向前上方移动，从而打开气道。与其他方法相比，按压下颌法的优势在于可以在避免接触口腔损伤部位的同时开放气道，但局限性在于可能无法像其他方法那样充分保证气道的通畅度，且操作难度相对较大，需要施救者有一定的经验和技巧，在操作过程中还需密切观察患儿的胸廓起伏情况，以判断气道开放和通气效果。操作时需注意力度，避免过度下压造成下颌损伤等不良后果。

四、人工呼吸的频率及通气量要求

（一）单人施救场景

在单人施救时，对于婴儿和儿童，胸外按压与人工呼吸需配合进行。每胸外按压30次，应给予2次人工呼吸。这一频率设定是基于大量临床实践和研究得出的。从生理机制上看，胸外按压主要是为了维持血液循环，人工呼吸则是提供氧气，两者协同才能为机体重要脏器提供相对充足的氧供和血供。例如，在一次社区儿童急救培训模拟场景中，假设一名儿童因异物窒息导致心跳呼吸骤停，施救者按照每分钟约100～120次的频率进行胸外按压30次后，给予2次人工呼吸，这样的循环有助于在心脏按压形成一定血液循环的间歇期，及时补充氧气，使氧气能够随着血液循环输送到大脑、心脏等重要器官，避免因缺氧时间过长而造成不可逆损伤，从而提高心肺复苏的成功率。

（二）双人施救情况

双人施救时，胸外按压和人工呼吸次数比例变为15：2，即每胸外按压15次，给予2次人工呼吸。与单人施救相比，双人配合能够更高效地进行心肺复苏操作。因为单人施救时，在完成30次胸外按压后再进行2次人工呼吸，过程中可能会有短暂的停顿，而双人施救可减少这种停顿时间。比如在医院急诊室对一名因溺水呼吸心搏骤停的儿童进行抢救时，一名医护人员专门负责胸外按压，保证按压频率和深度，另一名医护人员专注于人工呼吸，每15次按压后及时给予2次人工呼吸，两人协调配合，使心肺复苏过程更加流畅，提高了复苏的效率和效果。在操作过程中，双人之间的默契和节奏把控尤为重要，胸外按压者要保持稳定的按压频率和深度，人工呼吸者要准确把握吹气时机和吹气量，避免双方操作相互干扰。

（三）患儿已建立高级气道通气

当患儿已经建立高级气道通气，如气管插管或喉罩置入后，人工呼吸频率调整为每分钟8～10次。此时，胸外按压仍保持每分钟100次以上。之所以这样调整，是因为高级气道建立后，通气的阻力明显减小，气体能够更顺畅地进入肺部，不需要像未建立高级气道时那样依靠较高频率的人工呼吸来维持供氧。从生理角度来看，稳定且适当频率的人工呼吸配合持续的胸外按压，可以更好地维持机体的氧合和二氧化碳排出。例如，在儿科重症监护室中，一名因严重肺炎导致呼吸心搏骤停的患儿在气管插管后，医护人员按照每分钟100次以上的频率进行胸外按压，同时以每分钟8～10次的频率进行人工呼吸，通过监测患儿的血气分析指标发现，这种频率设置能够使患儿的氧分压和二氧化碳分压维持在相对合适的范围，有利于心肺功能的恢复。每分通气量一般以胸部抬起为度，避免过度通气，因为过度通气可能会导致胸腔内压力异常升高，影响静脉回流和心脏输出量，反而不利于心肺复苏的效果。

（四）患儿仅有呼吸停止而有心率和脉搏

若患儿仅呼吸停止，但仍有心率和脉搏时，人工呼吸频率为每分钟12～20次。这与其他情况不同，是因为此时心脏仍在正常泵血，仅需提供足够的氧气维持机体代谢即可。例如在某些药物中毒导致呼吸抑制但心脏功能未受明显影响的患儿中，施救者只需按照每分钟12～20次的频率进行人工呼吸，就可以满足患儿的氧气需求。在单独进行人工呼吸时，要特别注意观察患儿的胸廓起伏情况，确保每次吹气有效，同时关注患儿的面色、口唇颜色等反应，还可通过听诊肺部呼吸者等方式，以判断呼吸支持是否足够。

五、人工呼吸操作的注意事项

（一）通气量控制

在进行人工呼吸时，通气量的控制至关重要。过度通气可能引发一系列严重并发症，如胃扩张。这是因为吹气时气量过大、流速过快，部分气体进入食管而非气管，导致胃部气体积聚。胃扩张会使膈肌上抬，限制肺部的扩张空间，进而影响呼吸功能。严重时，胃内压力过高可能引发呕吐，若呕吐物误吸入气管，会造成气道阻塞，加重窒息风险。此外，过度通气还可能导致气胸，尤其是对于肺部较为脆弱的儿童。过高的气压可能使肺泡破裂，气体进入胸腔，破坏胸腔内的压力平衡，影响心肺功能。

相反，通气不足同样会对患儿的复苏效果产生不良影响。通气量不足意味着进入肺部的氧气量减少，无法满足机体的需求，导致组织缺氧持续存在或加重。这会使心脏、大脑等重要器官得不到充足的供氧，影响其功能恢复，降低心肺复苏的成功率。例如，在实际抢救中，若人工呼吸时通气量不足，患儿可能仍然处于缺氧状态，表现为面色青紫、心率不稳定等。

为了准确判断通气量是否合适，施救者可通过观察患儿的胸廓起伏情况来进行评估。在吹气过程中，若看到患儿胸廓能够随着吹气有适度的起伏，类似于正常呼吸时的胸廓运动幅度，说明通气量较为合适。一般来说，对于婴儿，次吹气量约为500mL；对于儿童，每次吹气量约500～1000mL，约为1/3～1/2正常潮气量。这是大致参考范围，需依患儿年龄、体型、病情调整。如对于体型较小的婴儿，吹气量应相对减少；而对于年龄稍大、身体发育较好的儿童，吹气量可接近1000mL，同时密切观察胸廓起伏防过度通气。

（二）吹气时间

每次吹气的持续时间也有严格要求，一般应持续1秒左右。这一科学依据基于人体呼吸生理和心肺复苏的实际需求。从呼吸生理角度来看，正常自然呼吸时，吸气相和呼气相有一定的时间比例，以保证气体在肺泡内充分交换。在心肺复苏人工呼吸时，1秒左右的吹气时间能够使足够的气体进入肺部，同时又不会因吹气时间过长导致气体流速过快，引起气压伤或其他并发症。

如果吹气时间过长，可能会导致胸腔内压力持续升高，影响静脉回流和心脏输出量。例如，在对一名因触电导致呼吸骤停的儿童进行心肺复苏时，若吹气时间过长，会使胸腔内压力过高，心脏受到过度挤压，回心血量减少，从而降低心脏的泵血功能，影响全身血液循环。而且，长时间吹气还可能使肺泡过度膨胀，增加肺泡破裂的风险，引发气胸等严重后果。

反之，吹气时间过短则无法将足够的气体送入肺部，导致通气不足。这会使患儿缺氧状况得不到有效改善，影响心肺复苏的效果。例如，对溺水儿童急救时，若吹气时间过短，肺部获氧量有限，大脑等重要器官仍处于缺氧状态，或致不可逆损伤。

在操作过程中，施救者可以通过自我训练和经验积累来准确把握吹气时长。例如，在平时的急救培训练习中，使用秒表计时，反复练习吹气，直到能够熟练且准确地控制在1秒左右。同时，在实际施救时，要保持冷静，集中注意力，根据患儿的胸廓起伏情况和自身的呼吸节奏来调整吹气时间，确保每次吹气都能达到最佳效果。

（三）按压深度

不同年龄段儿童在人工呼吸配合胸外按压时，对按压深度有严格要求。对于婴儿，按压深度需达到胸廓前后径的1/3左右，约4cm。由于婴儿的胸廓较小且较为柔软，肋骨和胸骨的弹性较大，如果按压过深，容易导致胸骨骨折。胸骨骨折可能会刺破周围的组织器官，如心脏、肺部等，引发严重的内脏损伤，危及生命。例如，在对一名几个月大的婴儿进行心肺复苏时，若按压深度远超4cm，可能会造成胸骨断裂，断端刺破心脏包膜，导致心脏出血，使病情急剧恶化。而按压过浅则无法有效地挤压心脏，不能产生足够的压力使血液泵出，无法为重要器官提供有效的循环血量，影响心肺复苏的效果。

对于1～8岁的儿童，按压深度约为5cm。这个年龄段儿童的胸廓虽然比婴儿稍硬，但仍未发育完全，按压深度过深同样会增加胸骨骨折和内脏损伤的风险。例如，在学校对一名5岁儿童进行急救时，如果按压深度达到或超过成人标准，可能会对其胸廓和内脏造成严重损伤。按压过浅则不能达到有效的血液循环支持，不利于心肺复苏的成功。对于8岁以上儿童，按压深度至少为5cm，但不超过6cm。

在进行胸外按压时，施救者要准确找到按压部位，一般对于婴儿，可采用双指按压法（将两手指置于乳头连线下方按压胸骨）或双手环抱拇指按压法（将两手掌及四手指托住两侧背部，双手大拇指按压胸骨下三分之一处）；对于1～8岁儿童，多采用单手按压法，按压部位在胸骨中下1/3处。同时，要注意保持按压的频率为每分钟

100～120次，且每次按压后要让胸廓充分回弹，以保证心脏能够充分充血，为下一次按压做好准备。在整个操作过程中，施救者可通过自我感觉和观察患儿的反应来初步判断按压深度是否合适，如有条件，可在急救培训中借助模拟人等工具进行练习，以更好地掌握按压深度的操作要点。

（四）关注患儿反应

在人工呼吸过程中，施救者必须时刻关注患儿的反应，这对判断心肺复苏效果以及调整后续操作具有极其重要的提示作用。例如，若患儿出现自主呼吸恢复的迹象，如微弱的呼吸动作、胸廓有自主的起伏等，这表明心肺复苏取得了一定的成效，心脏和呼吸功能开始逐渐恢复。此时，施救者可适当调整人工呼吸的频率和力度，逐渐减少人工呼吸的辅助，转为观察和支持患儿的自主呼吸。

如果患儿有咳嗽表现，这可能意味着气道内有异物或者刺激物，施救者需要在保证心肺复苏操作不间断的前提下，尽可能检查并清理气道，以确保呼吸通畅。例如，在对一名因异物卡喉导致呼吸骤停的儿童进行心肺复苏时，若患儿出现咳嗽，施救者可在按压间隙快速查看口腔，若发现异物，应小心取出，但要注意避免因操作不当导致异物进一步深入气道。

肢体活动也是一个重要的反应信号。若患儿出现肢体活动，如手指的轻微动弹、四肢的抽动等，说明大脑和神经系统功能有所恢复，血液循环得到了一定改善。这可能提示心肺复苏的效果较好，施救者可继续按照当前的复苏策略进行操作，并密切观察患儿的进一步变化。

根据患儿的这些反应，施救者应及时调整人工呼吸及整个心肺复苏策略。如果患儿自主呼吸恢复且逐渐稳定，可适当延长两次人工呼吸之间的间隔时间，同时持续监测呼吸频率、深度和节律。若发现呼吸仍然微弱或不稳定，可能需要继续加强人工呼吸支持，或者检查是否存在其他影响呼吸恢复的因素，如气道是否仍有部分阻塞、肺部是否有损伤等。在调整过程中，要始终保持冷静，依据患儿的具体情况灵活应变，确保心肺复苏操作能够最大程度地符合患儿的需求，提高复苏成功的概率并减少并发症的发生。

综上，我们深入探究了儿童心肺复苏与人工呼吸的关键要点。明确其重要意义，为急救行动注入动力；熟悉不同年龄适用方法，确保精准施救；掌握开放气道、频率通气等细节，提高成功率。

第十四章　外伤急救

在儿科医疗领域，意外伤害犹如阴霾，时刻笼罩着儿童们的成长之路。儿童天性活泼好动，对外界充满好奇，却缺乏足够的自我保护意识，因而外伤频发。从日常的跌倒擦伤，到突发的骨折、出血，每一种外伤都可能给儿童带来巨大痛苦，甚至危及生命。本章聚焦“儿童外伤急救”，将系统阐述止血、包扎、固定、搬运等关键急救技能，为家长、医护人员呈上实用指南，助力在关键时刻守护儿童的健康与安全。

第一节　止血

一、直接压迫止血法

直接压迫止血法是一种常用且有效的止血手段，其原理是对伤口施加压力，使血管破口缩小或闭合，从而减缓血流速度。当血流速度减慢时，血小板、纤维蛋白等凝血物质能够在伤口处迅速聚集并形成血栓，进而达到止血的目的。

在实施直接压迫止血法时，操作步骤如下：首先，若条件允许，应使用干净的清水或无菌生理盐水对伤口进行简单清洗，并确保双手清洁，以去除伤口表面的异物与污垢。不过，此步骤需迅速完成，避免过度失血。接着，依据伤口大小挑选合适的压迫物品。对于较小的伤口，可直接用手指或手掌按压；若伤口较大，则需选用干净的纱布、绷带或其他无菌敷料覆盖伤口。务必保证压迫物与伤口紧密贴合，然后施加足够压力以阻止血液外流。在压迫过程中，伤者应保持舒适体位并尽可能抬高受伤部位，利用重力作用减少出血。例如四肢受伤时，可将肢体抬高至心脏水平以上。

不同部位的伤口在运用直接压迫止血法时存在要点差异。头部伤口出血，若伤口较小且表浅，可用手指直接压迫。但需注意头发可能影响压迫效果，必要时可剃除部分头发或借助纱布等敷料增加压迫面积与力度。同时，要留意避免压迫伤口周围的重要器官与神经。四肢伤口出血，在压迫止血时，除了关注伤口本身，还需注意肢体远端的血液循环情况，如肤色、温度、感觉等。若发现患肢出现苍白、冰冷、疼痛加剧等现象，应立即松开压迫物，以防组织因长时间缺血而坏死。对于躯干伤口，由于其涉及的器官与组织较多，压迫时需更加谨慎。若伤口较深或出血量较大，在紧急压迫止血后，应尽快寻求专业医疗救援，因为可能存在内脏损伤的风险。

直接压迫止血法的压迫时间也有讲究。一般情况下，压迫10～15 min后需放松一次，然后继续压迫，以防止长时间压迫导致局部组织损伤。然而，对于大血管出血的患者，可能需要压迫30 min左右，之后放松1 min左右，再视出血情况决定是否继续压迫或采取其他止血措施。在整个过程中，要持续观察伤口出血状况，若出血持续不止或伤口情况复杂，应及时就医，切不可延误治疗时机。

二、间接压迫止血法

间接压迫止血法，主要通过对伤口供血血管的特定压迫点施加压力，阻断血流，从而实现止血目的。该方法基于人体血液循环系统的解剖结构，当某部位出血时，在供血动脉的特定位置施加压力，可有效减少流向伤口的血液量，为凝血过程创造条件。

此方法适用于四肢大血管出血以及头部某些特定部位的出血情况。例如在四肢，当肱动脉或股动脉损伤导致大出血时，可采用间接压迫止血法；头部的颞浅动脉出血，也可运用该方法进行急救。准确判断出血部位的供血血管是实施间接压迫止血法的关键。一般而言，可依据人体解剖学知识，找到距离伤口较近的动脉搏动点作为压迫点。

操作时，对于上肢出血，如肱动脉出血，可在腋窝中点或上臂内侧肱二头肌内侧沟处，用手指或其他辅助工具（如绷带卷）用力压迫。若为下肢股动脉出血，则在腹股沟韧带中点稍下方，用手掌或拳头垂直压迫。头部颞浅动脉出血，可在耳屏前上方约1.5 cm处，用手指按压。在压迫过程中，需注意力度适中，既要保证能有效阻断血流，又要避免过度压迫导致血管损伤或周围组织损伤。若使用手指压迫，应尽量保持手指位置稳定，可在压迫点处垫上纱布等柔软物品，以减轻局部压力并防止手指滑动。若借助绷带等辅助工具，应将其缠绕在肢体上并穿过压迫点，然后通过收紧绷带达到压迫目的，同时注意绷带的松紧度，避免过紧影响肢体血液循环。

三、止血带止血法

止血带止血法是借助绑扎在伤口近心端的止血带，阻断血流，以应对大量出血的紧急情况。其原理在于通过施加外部压力于血管，使血管压扁，血流无法通过，从而达到止血效果。这一方法在四肢大动脉出血且其他止血方法无效时尤为关键，能为挽救生命争取宝贵时间。

止血带的选择至关重要。一般而言，应优先选用宽度适中、弹性良好且材质柔软的止血带。宽度以5～6cm为宜，过窄易损伤神经与血管，过宽则可能无法有效压迫血管。常见的合适止血带如橡皮止血带、气囊止血带等。对于儿童，需根据其年龄、肢体周径等因素挑选。年龄较小、肢体较细的患儿，应选择相对窄小但仍符合安全宽度要求的止血带；而年龄稍大、肢体较粗壮的患儿，则可使用标准宽度的止血带。例如，对于幼儿上肢出血，可选用宽度为3～4cm的柔软橡皮止血带；对于大龄儿童下肢出血，5～6cm宽的气囊止血带更为合适。同时，要确保止血带无破损、无漏气（针对气囊止血带），在使用前需进行仔细检查。

止血带的放置部位有严格要求。在上肢，通常应绑在上臂上1/3处，此处肌肉丰富，能提供较好的压迫支撑，且可避免损伤桡神经等重要神经。需注意不要将止血带绑扎在肘关节或以下部位，以免影响止血效果并引发神经损伤。在下肢，标准位置是股中、下1/3交界处，该部位能有效阻断股动脉血流，且周围肌肉和软组织可在一定程度上缓冲止血带压力，减少神经损伤风险。绑扎时，应先将止血带平整地缠绕在选定部位，然后通过扣环、夹子或打气（针对气囊止血带）等方式使其收紧。松紧度的把控是关键，以能有效阻断动脉血流为准，即远端动脉搏动消失、伤口出血停止，但又不能过紧，避免损伤神经、肌肉及血管内膜。可通过触摸远端肢体脉搏来初步判断松紧度是否合适，同时观察患儿的表情和反应，若患儿出现剧痛、哭闹加剧等情况，可能提示止血带过紧。

使用止血带的时间必须严格限制并做好记录。一般情况下，上肢止血带使用时间不应超过1h，下肢不应超过1.5h。这是因为长时间使用止血带会导致肢体远端缺血、缺氧，引发神经损伤、肌肉坏死等严重并发症。从绑扎止血带开始，就要准确记录时间，在临近时间限制时，应提前通知相关医护人员做好松止血带的准备工作。若因特殊情况需要继续使用止血带，应先放松5～10min，在此期间可采用其他临时止血措施，如直接压迫止血法，然后再重新绑扎止血带，并重新记录时间。

松止血带时的操作规范不容忽视。松止血带时应缓慢放气，绝不可突然松开。因为突然放气会使大量血液迅速冲向远端肢体，导致血压急剧下降，可能引发休克等危险情况。放气过程中，要密切观察患儿的生命体征，如血压、心率、肤色等变化。可先稍微松开一点止血带，观察患儿反应，若无异常，再逐渐缓慢放气，直至完全松开止血带。松开后，仍需继续观察伤口出血情况，如有必要，可结合其他止血方法进行进一步处理。同时，检查患儿肢体远端的血液循环、神经功能等是否恢复正常，若发现异常，应及时进行相应的治疗和处理。

第二节　包扎

一、包扎材料的选择

在儿科外伤急救中，合适的包扎材料对于伤口的处理至关重要。以下是几种常用的包扎材料及其特点：

无菌纱布：由天然纤维或人工纤维制成，经过严格消毒处理，具有良好的吸水性、透气性和柔软性。它能够吸收伤口渗出的血液和分泌物，保持伤口干燥，减少感染的风险。无菌纱布适用于各种伤口的包扎，尤其是创面较大、渗出较多的伤口。例如，对于擦伤、割伤等伤口，无菌纱布可以有效地覆盖创面，促进伤口愈合。在使用无菌纱布时，应注意选择合适的规格和层数，根据伤口的大小和深度进行包扎。

消毒纱布：与无菌纱布类似，但在制作过程中添加了具有杀菌作用的物质，如碘附等。这种纱布不仅可以起到包扎伤口的作用，还能对伤口进行局部消毒，预防感染。消毒纱布适用于伤口有感染风险或已经出现轻度感染的情况。对于一些轻微感染的伤口，使用消毒纱布包扎可以在一定程度上控制感染的发展，促进伤口的愈合。

医用纱布：材质坚韧，通常用于固定骨折或其他严重伤势。它具有较高的强度和稳定性，能够提供有效的支撑和固定作用。在骨折固定时，医用纱布可以与夹板等固定器材配合使用，将受伤的肢体固定在正确的位置，减轻疼痛，防止骨折部位的移动和进一步损伤。医用纱布的透气性相对较差，因此在使用时需要注意观察伤口周围的皮肤情况，避免出现皮肤过敏或湿疹等问题。包扎时，应避免纱布与伤口直接粘连，可在中间垫一层油纱布等。

绷带：

弹性绷带：适用于关节部位损伤的包扎。它具有一定的弹性，可以随着关节的活动而伸缩，不会影响关节的正常运动，同时还能提供适当的压力，促进血液循环，减轻肿胀。例如，在踝关节扭伤时，使用弹性绷带进行包扎可以起到固定关节、减轻疼痛和肿胀的作用。但需要注意的是，弹性绷带的压力要适中，过紧可能会影响血液循环，过松则起不到固定的效果。

非弹性绷带：类似于普通纱布，固定能力较强，利于伤口渗出物的吸收。它主要用于四肢等部位伤口的包扎，能够紧密地贴合伤口，防止伤口受到外界污染。在包扎时，应注意绷带的缠绕方向和力度，确保伤口得到充分的覆盖和固定。

在特殊情况下，如果没有上述专业包扎材料，也可以就地取材选用一些替代材料。例如，干净的毛巾、布料、衣物等可以作为临时的包扎材料。但在使用这些替代材料时，需要注意以下几点：首先，要确保材料的清洁，尽量避免使用有污渍或细菌污染的物品；其次，在包扎前应将材料进行简单的消毒处理，如用开水烫煮或用酒精擦拭；最后，要密切观察伤口的情况，尽快寻求专业医疗帮助，更换为合适的包扎材料。

二、不同部位伤口的包扎技巧

（一）头部伤口包扎

头部伤口包扎时，需根据伤口位置选择合适方法。若伤口在额头且较表浅，可用纱布局部加压后用双层塑料层覆盖止血；若有活动性出血，缝扎后以头部为中心，环形绷带局部加压。头顶伤口，则采用局部纱布覆盖，头套加压固定，外加弹力绷带纵轴加压包扎。

操作时，先在伤口处覆盖敷料。如用绷带包扎，从额头处绕头一周后，根据伤口位置进行相应缠绕。缠绕时注意力度适中，避免过紧影响脑部血液循环或过松导致包扎脱落。同时，密切观察患儿有无头晕、恶心、呕吐等症状，防止因包扎不当对伤口造成二次伤害或影响脑部功能。

（二）面部伤口包扎

面部伤口包扎要兼顾伤口保护与五官功能。对于脸颊伤口，选择合适大小的无菌纱布或消毒纱布覆盖，用医用胶布固定时，注意胶布方向符合面部皮肤纹理，避免影响面部表情和正常活动。

眼部周围伤口，包扎时避免压迫眼球，可采用眼罩式包扎或用纱布轻轻覆盖，再用绷带或胶布固定。若伤口涉及眼睑，需特别小心，防止损伤角膜。包扎后，应观察眼部有无疼痛、红肿、视物模糊等异常情况。

口鼻附近伤口，要保证呼吸通畅。包扎时避免遮盖口鼻，可将无菌纱布剪成适当形状，覆盖伤口后用医用胶布对称固定在脸颊两侧。若伤口较大或出血较多，在保证呼吸的前提下，适当加压包扎，并密切观察患儿呼吸情况，如有呼吸困难，及时调整包扎。

（三）颈部伤口包扎

颈部血管、气管众多，包扎时务必避开关键部位。先评估伤口深度、范围和出血情况，较小且无大量出血的伤口，可自行处理。清洁伤口后，用无菌纱布或干净布料按压止血，力度要轻，避免加重伤情。

覆盖伤口后，用医用绷带固定，松紧适度，以能轻松插入一指为宜，防止过紧影响呼吸和血液循环，或过松导致包扎脱落。可将头部稍向受伤侧倾斜，减轻伤口压力。为确保稳定，可用三角巾或颈托固定，三角巾一角系在受伤侧腋下，另两角交叉放在健康侧肩上，后背打结固定。包扎过程中，若患儿出现呼吸困难、头晕等症状，立即停止包扎并就医。

（四）四肢伤口包扎

上肢伤口包扎，手臂处伤口，环形包扎常用于粗细均匀部位的较小伤口，先环绕数圈固定，后继续缠绕，每圈盖住前圈三分之一或三分之二呈螺旋形。“8”字包扎适用于关节部位，如肘关节、腕关节，能在固定关节同时促进血液回流，减轻肿胀。以腕关节为例，先在关节下方环形缠绕数圈，然后斜向上缠绕，经关节上方再斜向下，如此反复呈“8”字形，最后在关节上方环形缠绕数圈固定。手指伤口，用三角形纱布缠绕固定，注意关节活动，避免包扎过紧影响手指屈伸。

下肢伤口包扎，大腿、小腿伤口包扎类似上肢，采用螺旋包扎或绷带缠绕。但下肢需考虑负重因素，包扎后要检查患儿行走功能，确保不影响正常活动。脚踝伤口，常用“8”字包扎法，有效固定关节并适应脚踝活动。脚趾伤口包扎与手指类似，保证脚趾能适当活动，促进血液循环和伤口愈合。

（五）躯干伤口包扎

胸部伤口包扎，避免压迫心肺。采用胸带包扎时，将胸带展开，从背部下方开始，绕过胸部两侧，在胸前交叉，然后再绕回背部，固定时保持适当张力，既防止伤口裂开，又不过紧影响呼吸。若用绷带包扎，可采用螺旋包扎或重叠包扎，从胸部下方开始，向上缠绕，注意绷带覆盖范围和力度。

腹部伤口包扎，考虑脏器情况。选择合适大小的纱布或敷料覆盖伤口，用绷带或腹带固定。包扎时避免对腹部脏器造成压迫，尤其是肝、脾等实质性脏器。若伤口涉及肠道等空腔脏器，包扎更要谨慎，防止内容物外漏。

背部伤口包扎，要保证贴合稳固。可让患儿俯卧或侧卧，根据伤口形状和大小选择合适的包扎材料，如大面积伤口用大块纱布或多块纱布拼接，用绷带从伤口边缘向中心交叉缠绕固定，确保包扎材料与背部紧密贴合，防止活动时脱落。

三、包扎的注意事项

（一）包扎前的准备注意

在进行包扎操作之前，必须对伤口进行全面且细致的检查。仔细判断伤口的深度，查看是否存在异物残留于伤口内，准确评估出血的情况，包括出血量的多少以及出血的速度等。与此同时，要确保伤口周围的皮肤处于清洁状态。正确选用合适的消毒用品，如碘附等，对伤口周围的皮肤进行规范消毒，消毒范围应适当扩大至伤口周边一定区域。在消毒过程中，要特别注意避免将细菌等污染物带入伤口，为后续的包扎工作营造一个良好的无菌环境，从而降低伤口感染的风险，为伤口的愈合奠定基础。

（二）包扎过程中的操作注意

包扎时的动作应轻柔、准确且迅速。避免因过度触碰伤口而增加患儿的痛苦，或者导致出血情况加剧。在缠绕绷带或覆盖纱布时，要严格把控其松紧度。一般以能轻松插入1～2根手指为宜。既不能过紧，以免影响血液循环，导致肢体出现肿胀甚至坏死的严重后果；也不能过松，防止包扎容易脱落，无法起到固定和止血的作用。此外，还需留意打结的位置要合理，避免压迫伤口或引起患儿的不适。在包扎关节部位时，要充分考虑到关节的活动范围，例如对于膝关节，可采用“8”字包扎法，既能有效固定，又能保证关节有一定的屈伸活动度，使包扎后的关节能够保持一定的活动度，不影响患儿的正常肢体运动。

（三）包扎后的观察注意

包扎完成后，并非就可以掉以轻心，仍要持续观察患儿的整体状况。密切留意伤口有无渗血现象，若发现渗血较多，应及时检查包扎是否松动，并采取相应的止血措施。同时，注意患儿有无疼痛加剧的表现，这可能提示伤口出现了异常情况，如感染或包扎过紧等。还要重点观察肢体末端的血液循环是否正常，可通过观察皮肤的颜色、温度、感觉等方面来综合判断，并与未受伤侧肢体进行对比。若皮肤颜色发紫、温度降低、感觉麻木或刺痛，可能是包扎过紧影响了血液循环，需及时调整包扎的松紧度。一旦发现任何异常情况，应及时调整包扎或采取进一步的救治措施，确保伤口能在良好的包扎保护下顺利愈合。

第三节　固定

一、固定材料的选择

（一）制式固定材料

在儿科外伤急救中，合适的固定材料对于骨折部位的稳定和患儿的康复至关重要。制式固定材料具有标准化、规范化的特点，能为骨折固定提供可靠的保障。

木制夹板：这是一种传统且常用的固定材料，通常由质地较轻、坚韧的木材制成，如杉木。它的优点在于具有良好的可塑性，可根据患儿骨折部位的形状进行适当弯曲和调整，以贴合肢体轮廓，提供稳定的支撑。例如在儿童常见的前臂骨折中，杉木夹板能够很好地固定骨折部位，限制其活动，减少疼痛和进一步损伤的风险。而且木制夹板价格相对较为低廉，来源广泛，在许多医疗机构尤其是基层医疗单位容易获取，适合多种类型骨折的初步固定。但长期使用或在潮湿环境下，可能会因受潮而影响其强度和固定效果。

塑料夹板：一般采用高分子材料制作，具有质量轻、防水、耐腐蚀等特性。其表面较为光滑，对患儿皮肤的刺激性较小，可降低皮肤过敏或压疮的发生概率。塑料夹板的设计多样，有不同的形状和尺寸可供选择，方便针对不同部位的骨折进行固定，如上肢骨折可用小型塑料夹板固定手腕、肘部等部位，下肢骨折则有相应较长的夹板用于固定小腿或大腿。此外，塑料夹板通常配备有固定用的绷带或魔术贴，操作简便快捷，能够在紧急情况下迅速完成固定。

颈托：是专门用于颈椎损伤固定的重要器材，其通过包裹颈部，限制颈椎在屈伸、侧屈和旋转等方向的活动，避免因颈部晃动而加重脊髓或神经的损伤。颈托的结构设计符合人体颈椎的生理曲线，可提供稳定的支撑力，减轻颈部肌肉的负担。对于怀疑有颈椎骨折或脱位的患儿，正确佩戴颈托是至关重要的急救措施。例如在交通事故或高处坠落导致颈部受伤的情况下，及时使用颈托固定，可为后续的转运和治疗创造安全条件。

充气夹板：这是一种较为新颖的固定材料，利用充气膨胀的原理来实现对骨折部位的固定。它的优点是可以根据患儿肢体的肿胀程度进行适当的充气调节，提供个性化的固定压力。充气夹板质地柔软，与肢体的贴合度高，能均匀分散压力，减少局部压迫性损伤。同时，它还具有良好的X线穿透性，在进行X线检查时无须拆除，便于医生观察骨折复位情况。例如对于一些四肢骨折伴有肿胀明显的患儿，充气夹板既能起到有效固定作用，又能适应肿胀变化，提高患儿的舒适度。

（二）就地取材的固定材料

在一些紧急情况下，可能无法立即获取制式固定材料，此时需要就地取材，利用身边常见的物品进行临时固定。

树枝：在野外或户外环境中，树枝是较为容易获取的材料。应选择粗细适中、表面相对光滑且有一定强度的树枝。对于上肢骨折，如前臂骨折，可以将树枝放置在骨折部位的下方或外侧，用布条、鞋带或撕成条的衣物等将其与肢体紧密捆绑固定，注意捆绑的力度要适中，既要保证固定的有效性，又不能过紧影响血液循环。

木板：木板是较为理想的就地取材固定材料，如建筑工地的废弃木板、家具的木板部件等。其优点是坚固、平整，能够提供较为稳定的支撑。选择厚度适中的木板，一般以2～3 cm为宜，以保证足够的支撑强度。在使用木板固定下肢骨折时，例如小腿骨折，可将木板长度超过骨折部位上下关节，一般超出关节2～3 cm为宜，放置在肢体后侧，用绳索或宽布条在骨折部位的上下端以及膝关节、踝关节等关节处进行捆绑固定，使木板与肢体紧密贴合，限制骨折部位的活动。

毛巾、衣物：这些物品在日常生活场景中随处可见。对于一些相对较轻的骨折或关节扭伤，不适用于开放性骨折或骨折端明显移位的情况，可将毛巾或衣物折叠成适当的形状和厚度，放置在受伤部位进行局部固定和加压包扎。例如，儿童手腕扭伤时，可以用毛巾包裹住手腕，然后用布条轻轻缠绕固定，起到限制活动、减轻肿胀的作用。若为锁骨骨折，可将三角巾或较大的衣物折叠后，绕过患儿的肩部和背部，在患侧腋下打结固定，使受伤的锁骨得到一定的支撑和固定。

二、不同部位骨折的固定方法

（一）上肢骨折的固定

前臂骨折：

首先，选择合适长度的夹板，一般为从肘部到腕部。将一块夹板放置在前臂的掌侧，另一块放置在背侧。夹板的宽度应能覆盖前臂的大部分面积，以提供稳定的支撑。

用绷带或三角巾进行绑扎，先在骨折部位的上方（靠近肘部）环绕两圈，然后逐渐向下绑扎，每一圈都要覆盖前一圈的约三分之二，确保夹板固定牢固。绑扎的力度要适中，以能插入一根手指为宜，避免过紧影响血液循环。

最后，用三角巾将前臂悬吊于胸前，悬吊的角度应保持在略高于心脏水平，约30°～45°。这样可以促进静脉回流，减轻肿胀和疼痛，同时也有利于骨折的愈合。例如，当儿童因跌倒导致前臂骨折时，按照上述方法固定后，能有效限制骨折断端的活动，减少进一步损伤的风险。在悬吊过程中，要定期检查手指的血液循环和感觉，如发现手指发紫、麻木或肿胀加剧等情况，应及时调整悬吊的高度或绷带的松紧度。

上臂骨折：

对于上臂骨折，通常需要两块长度合适的夹板。夹板宽度应能覆盖上臂周径的三分之二左右，以提供稳定且均匀的支撑。一块夹板应从肩部外侧延伸至肘部上方，另一块从腋窝下沿上臂内侧至肘部内侧。夹板的厚度应适中，以提供足够的支撑力。

在固定前，将患儿的上臂保持在轻度外展和前屈的位置，这是上臂的功能位，有利于骨折愈合和后期功能恢复。然后，将夹板分别放置在上臂的内外侧，用绷带或绳索进行固定。绑扎时，从骨折部位的上方开始，依次向下缠绕，注意在腋窝和肘部等关节处要多缠绕几圈，以增加固定的稳定性。在腋窝处可垫上柔软棉垫，以免因压迫导致皮损和不适。

固定的松紧程度应以能在夹板与皮肤之间插入一个手指为宜，过松可能导致固定不牢，过紧则会影响血液循环和神经功能。例如，在处理儿童因运动受伤导致的上臂骨折时，正确的固定手法可以避免骨折断端的移位，同时为骨折愈合创造良好的条件。在固定后，要密切观察患儿上肢的血液循环、皮肤温度和颜色，以及手指的活动情况，如有异常应及时处理。

（二）下肢骨折的固定

小腿骨折：

先在小腿下方垫上一层柔软的棉布或毛巾，以保护皮肤并增加舒适度。然后，选择长度超过膝关节和踝关节的夹板，一般为两块，分别放置在小腿的内外侧。

用绷带或绳索从骨折部位的上方（膝关节附近）开始绑扎，依次向下经过骨折处，再到踝关节处。在绑扎过程中，要注意使夹板与小腿紧密贴合，关节处要妥善固定，防止骨折部位发生旋转或移位。例如，在遭遇意外导致小腿骨折时，这样的固定顺序能够有效地稳定骨折端，减轻患儿的疼痛。同时，要注意观察足部的血液循环和感觉，若出现足部发凉、苍白、麻木或疼痛加剧等情况，可能是固定过紧，应及时松解重新固定。

大腿骨折：

大腿骨折需要较长且坚固的固定材料，如长度足够的木板或特制的大腿夹板。夹板的长度应从腰部或臀部下方延伸至膝关节以下，宽度应能覆盖大腿周径的三分之二左右，厚度以2～3cm为宜。

将夹板放置在大腿外侧，用绷带、绳索或三角巾进行固定。固定时，要根据大腿的形状和肌肉轮廓，使夹板紧密贴合，尤其在髋关节和膝关节处要加强固定，防止骨折部位的活动。

固定后，要密切观察患儿下肢的血液循环情况，包括足部的颜色、温度、脉搏等。同时，注意观察患儿的疼痛程度和肢体肿胀情况，如有异常应及时调整固定或就医。例如，在交通事故中儿童大腿骨折时，正确的固定措施对于骨折的稳定和后续治疗至关重要。由于大腿肌肉丰富，骨折后容易出现肿胀，因此固定过程中要预留一定的空间，以适应可能的肿胀变化。

（三）脊柱骨折的固定

脊柱骨折固定的特殊性和重要性：脊柱是人体的重要支撑结构，内部包含脊髓等重要神经组织。一旦脊柱骨折，尤其是伴有脊髓损伤，可能会导致患儿瘫痪、大小便失禁等严重后果。因此，在怀疑脊柱骨折时，必须采取极为谨慎且正确的固定措施，以防止因不当的搬运或移动而加重脊髓损伤。例如，在儿童从高处坠落或遭受严重撞击后，若出现背部疼痛、肢体麻木或活动受限等症状，应高度怀疑脊柱骨折，在急救过程中严禁随意搬动患儿身体，必须先进行妥善固定。

脊柱骨折固定的专业方法：通常需要使用专业的脊柱固定板，如真空担架或硬质脊柱板。如果没有专业器具，可利用门板等坚硬、平坦的物体作为临时替代材料。在搬运和固定过程中，要保持患儿身体呈一直线，避免脊柱的弯曲、扭转或拉伸。具体操作如下：至少三名急救人员协同操作，一人负责固定患儿的头部，使其与身体保持同轴，可使用双手或专门的头部固定装置；另外两人分别在患儿的身体两侧，将双手平放在患儿身体下方，平稳地将患儿平移至脊柱固定板或临时替代物上，平移过程中三人需保持同步，避免身体晃动。然后，使用固定带将患儿的头部、肩部、胸部、腹部、骨盆和四肢等部位妥善固定在板上，固定带的松紧度要适中，既要保证患儿身体稳定，又不能过紧影响呼吸和血液循环。例如，在学校体育活动中若发生疑似脊柱骨折的情况，现场急救人员按照上述方法进行固定和搬运，能够最大程度地减少对患儿脊髓的进一步损伤，为后续的专业治疗争取宝贵时间。

（四）其他部位骨折的固定

锁骨骨折：常用“8”字绷带固定法。先将绷带在患侧肩部环绕两圈，然后从患侧肩部前方斜向下方，经过腋窝下方，再绕到背部上方，回到对侧肩部，如此反复缠绕，形成一个“8”字形。在缠绕过程中，要注意绷带的松紧度，以能插入一个手指为宜，过松可能导致固定效果不佳，过紧则会影响患儿的呼吸和上肢血液循环。例如，儿童在玩耍时摔倒导致锁骨骨折，使用“8”字绷带固定后，可以有效限制锁骨的活动，促进骨折愈合。同时，要定期检查绷带的固定情况，观察患儿肩部皮肤有无受压、红肿等情况，如有异常应及时调整绷带。

肋骨骨折：肋骨骨折固定的重点在于保护胸廓，减少骨折断端的活动，减轻疼痛并防止肺部损伤。可以使用多头胸带或宽胶布进行固定。使用多头胸带时，将胸带围绕胸廓，在骨折部位及其上下相邻的肋骨处适当收紧，固定胸廓。若使用宽胶布，将胶布从脊柱旁开始，横向绕过胸廓前方，粘贴在骨折部位的上下肋骨处，每条胶布重叠三分之一左右，一般粘贴3～5条。例如，在胸部受到撞击导致肋骨骨折时，这种固定方法能够限制胸廓的过度活动，缓解疼痛。在固定过程中，要密切观察患儿的呼吸情况，如出现呼吸困难、胸痛加剧等症状，可能是固定不当或合并有肺部损伤，应及时就医进一步检查和处理。固定后可鼓励患儿进行适当的呼吸锻炼，如深呼吸，以预防肺部并发症。

三、固定的注意事项

（一）先后顺序问题

在儿科外伤急救中，面对开放性伤口与骨折并存等复杂情况时，必须严格遵循正确的急救操作顺序，即先止血、后包扎、再固定。这一顺序的确定是基于对患儿生命安全和伤口愈合的综合考量。若伤口持续出血而未先进行有效止血，可能导致患儿因失血过多而陷入休克状态，危及生命。例如，在较大动脉破裂出血时，血液会快速涌出，如果此时先进行包扎或固定，而忽略了止血，会使出血情况得不到及时控制。同样，若先固定骨折部位，后处理开放性伤口，在处理伤口过程中可能因肢体的移动而导致固定失效，加重骨折损伤，同时也可能使伤口感染的风险增加。

在遇到危及生命的严重情况，如呼吸骤停、大出血等，应将关键生命支持操作置于首位。呼吸骤停时，必须立即进行心肺复苏，包括胸外按压、开放气道和人工呼吸等操作，以维持患儿的呼吸和循环功能。大出血情况则需迅速采取有效的止血措施，如直接压迫止血、使用止血带等，待出血情况得到初步控制，患儿生命体征相对稳定后，再实施骨折固定。若在这种紧急状况下过度关注固定骨折，会延误抢救的最佳时机，造成不可挽回的后果。例如，在严重车祸导致儿童多处受伤，伴有大腿开放性骨折且大量出血以及呼吸微弱的情况下，急救人员应首先进行人工呼吸开放气道等操作对呼吸进行支持，同时迅速止血，而不是先固定骨折部位。

（二）固定稳定性要求

固定应力求稳定牢固，这对于骨折患儿的治疗和康复至关重要。不稳定的固定可能导致骨折断端移位，进而损伤周围血管、神经、肌肉等重要组织。骨折断端的移位可能会刺破邻近的血管，引发大出血；若压迫神经，会导致患儿肢体出现麻木、疼痛加剧甚至瘫痪等严重后果；对肌肉组织的损伤也会影响肢体的正常功能恢复。例如，在小腿骨折时，如果固定不牢，骨折断端可能会在日常活动或搬运过程中发生错位，损伤胫前动脉或腓总神经，分别导致足部供血不足或足下垂等并发症。

为确保固定的稳定性，需要从多方面着手。在固定材料的选择上，应根据骨折部位和患儿的具体情况，选择合适长度、宽度和强度的夹板或其他固定器材。例如，对于大腿骨折，需要较长且坚固的木板或特制大腿夹板，以提供足够的支撑力。绑扎方式也很关键，绷带或绳索的缠绕应均匀、紧实，避免出现松动或过紧的情况。一般来说，绑扎的力度以能插入一根手指为宜，这样既能保证固定的有效性，又能防止因过紧影响血液循环。固定长度方面，夹板或固定器材应超过骨折部位上下关节，限制关节的活动，减少骨折断端受力的可能性。如前臂骨折时，夹板应从肘部延伸至腕部，有效固定前臂的上下关节，防止骨折部位发生旋转或移位。

（三）与皮肤接触问题

夹板和代替夹板的器材不能直接接触皮肤，这是因为长时间的直接接触可能引起皮肤压疮、过敏等不良情况。皮肤压疮是由于局部皮肤长期受压，血液循环受阻，导致皮肤组织缺血、缺氧而发生坏死。尤其是在骨骼突出部位，如肘部、踝部等，更容易出现压疮。过敏反应则可能是由于固定材料的材质或表面涂层对患儿皮肤产生刺激，引起皮肤发红、瘙痒、皮疹等症状。例如，塑料夹板若质量不佳，其表面的化学物质可能会引发皮肤过敏。

因此，在固定过程中，中间必须垫衬软物。在肢体弯曲处等间隙较大的地方，应适当加厚垫衬。垫衬材料可选择柔软的棉布、毛巾、纱布等，这些材料具有良好的吸水性和透气性，能减少皮肤与固定器材之间的摩擦，保护皮肤。放置垫衬时，要确保其平整、无褶皱，均匀覆盖在皮肤与固定器材之间。例如，在固定膝关节时，可将折叠成适当厚度的毛巾垫在夹板与膝关节后方的凹陷处，使夹板与肢体更好地贴合，同时减轻局部压力。对于骨折部位肿胀明显的患儿，更要注意垫衬的厚度和柔软度，避免因肿胀加重而导致固定过紧，影响血液循环，需及时增减垫衬厚度或更换更柔软的垫衬材料。

（四）固定后观察要点

固定完成后，对患儿肢体情况的持续观察极为重要。需要观察肢体的颜色、温度、感觉、活动度等方面的变化。正常情况下，肢体皮肤应呈红润色泽，温度与身体其他部位相近，患儿能感觉到肢体的触摸，且肢体能够进行一定范围的自主活动。若肢体颜色发紫或苍白，可能表示血液循环不畅，血液供应不足或回流受阻；皮肤温度降低，也提示血液循环可能出现问题。例如，在小腿骨折固定后，如果发现足部皮肤逐渐发紫、发凉，可能是固定过紧，影响了胫前动脉或胫后动脉的血液供应，需要及时调整固定。

若患儿感觉肢体麻木、疼痛加剧或出现针刺样感觉，可能是神经受压的表现。如上肢骨折固定后，患儿诉手部麻木、疼痛，可能是夹板压迫了桡神经或尺神经。肢体活动度的变化也不容忽视，若原本能够轻微活动的肢体突然无法活动，或者活动范围明显减小，可能是骨折断端移位或固定不当导致。在观察过程中，一旦发现这些异常情况，应立即采取正确的应对措施。如果是固定松紧的问题，可适当调整绷带或夹板的位置和力度，以恢复正常的血液循环和神经功能。但如果调整后症状仍未缓解或情况较为严重，如肢体出现严重肿胀、剧烈疼痛、感觉丧失等，应及时送医，通过进一步的检查，如X线检查、血管超声检查等，确定是否存在骨折移位、血管损伤或神经损伤等并发症，并进行相应的治疗。

第四节　搬运篇

一、搬运的基本原则与重要性

在儿科外伤急救中，搬运工作绝非简单的位置转移，而是一项需要严谨遵循特定原则的重要任务，其核心原则包括：其一，迅速观察受伤现场并精准判断伤情，始终秉持先救命后治伤的理念。这要求急救人员在抵达现场的瞬间，快速评估患儿的生命体征、受伤部位与严重程度等，将挽救生命置于首位，比如当遇到呼吸、心搏骤停的患儿，应立即就地开展心肺复苏，而非匆忙搬运。其二，严格按照伤情严重程度安排搬运顺序，优先转运伤情严重者，其次为中等伤情者，最后是轻伤者。因为重伤患儿的生命随时受到威胁，及时转运至医院进行专业救治极为关键。其三，动作要轻巧、迅速，最大程度避免不必要的震动。儿童身体较为脆弱，粗暴搬运可能加重损伤，尤其对于骨折、颅脑损伤等患儿，震动可能导致骨折断端移位、颅脑损伤恶化等严重后果。其四，经现场必要的止血、包扎和固定后，方能搬运和护送伤员。妥善的止血、包扎与固定能够减少患儿在搬运过程中的出血与疼痛，防止伤情进一步加剧，例如，骨折患儿若未固定就搬运，可能使骨折断端损伤周围血管、神经。其五，对怀疑有脊柱骨折的伤病员必须采用“轴向”搬运原则。保持脊柱的自然曲度与稳定性，避免扭曲、弯曲或旋转，防止脊髓损伤引发瘫痪等严重并发症。最后，在搬运的全过程中，要随时观察伤病员的表情、检测其生命体征，一旦发现伤病情恶化的情况，应该立即停止搬运，就地救治。搬运过程中病情可能出现变化，密切观察能及时察觉异常并采取相应措施，为患儿生命安全提供保障。这些原则相互关联、环环相扣，共同构成了儿科外伤急救搬运工作的基本准则，对于后续救治以及患儿预后有着极为重要的影响，是确保患儿得到妥善救治、减少伤残与死亡风险的关键所在。

二、单人搬运法

（一）扶持法

扶持法在儿科外伤急救中，主要适用于伤势较轻、能够保持清醒且具备一定行动能力的患儿。比如一些轻度擦伤、撞伤后，身体状况尚可的患儿。救护者应站在患儿的伤侧，让患儿将靠近救护者一侧的手臂抬起，并绕过救护者的颈部，然后抓住救护者的手。救护者外侧的手则需紧握患儿的手臂，另一只手稳稳地扶持其腰部。在搀扶行走过程中，要时刻留意患儿的状态，保持步伐平稳，避免过快或过急的动作导致患儿不适或加重伤势。同时，要与患儿保持良好的沟通，给予其心理上的安慰和支持，使其保持放松的状态。例如，在校园中，儿童不慎摔倒，经初步检查只是轻微擦伤和扭伤，救护者便可采用扶持法将其转移至安全区域进一步观察。

（二）抱持法

抱持法通常应用于不能自行行走、受伤部位集中在头、胸、腹或下肢等部位的患儿。当遇到如腿部骨折、腹部撞伤等情况的患儿时，可采用此方法。救护者先采取蹲位，位于患儿的一侧。一只手臂托住患儿的腰部，另一只手臂则托住其大腿。在托起患儿时，要注意力度的把控，既要保证能够稳稳地将患儿抱起，又不能因用力过猛而对患儿造成二次伤害。抱起患儿后，需密切观察患儿的表情、呼吸等状态，以便及时发现异常情况。例如，在家庭中，幼儿从床上跌落，可能伤到腿部无法行走，家长便可使用抱持法将其抱往医院进行检查。

（三）背负法

背负法针对的是年龄较小、体重较轻且神志清醒的受伤患儿。不过，如果患儿有胸、腹受伤的情况，则不适宜采用该方法，因为在背负过程中可能会对患儿的胸、腹部造成压迫，加重伤势。救护者先蹲在患儿身前，与患儿呈同一方向，然后微微弯曲背部，让患儿双手跨到自己胸前交叉。接着，救护者双手穿过患儿的膝关节下方，左手紧握患儿右手腕，右手紧握患儿左手腕。背起患儿时，注意动作平稳轻柔，避免晃动其身体。背起后，在行进过程中要保持身体平衡，根据患儿情况调整步伐的大小和速度，并留意其有无不适反应。比如在野外游玩时，儿童不慎扭伤脚踝，且距离停车点有一定距离，若儿童身体状况符合要求，救护者可采用背负法将其背运至停车点。

（四）拖拉法

拖拉法主要应用于那些不便直接抱、扶、背的急救现场，像房屋垮塌、火灾现场等紧急且危险的环境中。救护者站在患儿背后，先将患儿的双臂交叉放于胸前，然后双手从其腋下穿过，握住他的手腕及前臂。在拖拉过程中，要利用自身上臂的力量，缓慢而平稳地向后拖行。为了保障患儿的安全，要尽可能地让患儿的身体贴近地面，减少拖拉过程中的颠簸和晃动。同时，要时刻注意周围环境，避免患儿在拖拉过程中受到二次伤害。尤其要注意对患儿头颈部等重要部位的保护，避免因拖拉造成这些部位的损伤。例如在地震救援现场，若发现受伤的儿童无法正常抱离，救援人员可采用拖拉法将其转移至安全地带。

三、双人搬运法

（一）椅托式

椅托式搬运法在儿科外伤急救中，适用于伤势相对较轻、意识清醒但身体较为虚弱无力的患儿。例如，一些轻度摔伤或扭伤后，体力暂时受到影响的患儿。两名救护员首先在患儿两侧对立，甲以右膝、乙以左膝跪地，这样的姿势能够提供稳定的支撑。然后，各以一手伸入患儿大腿近腋窝处，互握对方手腕，务必确保手部握紧，形成稳固的“椅座”。与此同时，各伸另一手在患儿背后交叉，同时抓住患儿腰带，以起到支持患儿背部的作用。在抬起患儿时，要尽量将身体贴近患儿，保持背部挺直，运用腿部力量慢慢站起，随后一齐起步，注意外脚先行，保持步伐协调一致，避免晃动或颠簸，使患儿能够平稳地被搬运。

（二）拉车式

拉扯式搬运法通常适用于无骨折、无论清醒程度的一般受伤患儿，不过前臂或肩部受伤的患儿则不适用。操作时，一名救护者站在患儿的头部，两手伸于患儿腋下，将其抱入怀中，要注意抱紧患儿，使其身体得到稳定的支撑。另一名救护者则站在患儿的两腿之间，双手抓住其两膝关节，在抬起患儿时，需保持背部挺直，与前者相互配合。两人步调一致地将患儿抬起运走，行进过程中要保持平稳，避免患儿的身体出现大幅度的摇晃或倾斜，防止造成二次伤害。例如在将患儿从狭窄的通道搬运至宽敞地带时，拉车式搬运法可较为便捷地完成任务。

（三）平拖式

平拖式搬运法主要针对身体状况较为稳定、受伤部位允许水平移动的患儿。两名救护者站在患儿同侧，一人用手臂抱住患儿肩部、腰部，另一人用手抱住患儿臀部。在抱持过程中，要确保患儿的身体得到充分的支撑，各部位受力均匀。然后，两人齐步平行走，步伐大小和速度要保持一致，如同平移一个整体。搬运时需特别注意保障患儿平稳，避免因步伐不一致或动作不协调而导致患儿身体晃动、扭曲，从而引发二次伤害。比如在搬运一些软组织挫伤或轻度撞伤的患儿时，平拖式搬运法能够安全有效地将患儿转移至合适的地点。

四、三人搬运法

（一）一般三人搬运法

儿科外伤急救中，一般三人搬运法常用于伤势较重、怀疑有胸、腰椎骨折等情况的患儿，可在确保其身体稳定的前提下，安全地将其转移至合适地点进一步救治。

操作时，三人需同时站在患儿身体的同一侧。其中一人用双手抬起患儿的肩胛部，托举时要注意手臂用力均匀，稳稳地支撑起患儿的上半身重量，避免因用力不当造成患儿肩部疼痛或损伤加重；另一人用双手托起患儿的臀部和腰部，腰部是身体的重要支撑部位，搬运者需将手掌贴合患儿腰部曲线，给予充分且稳定的支撑力，防止腰部晃动或扭曲；最后一人用双手托起患儿的两下肢，双手应放置在膝关节和踝关节附近，使下肢保持自然伸直的状态，避免弯曲或扭转。

在准备抬起患儿时，三人要相互沟通、协调一致，确保动作同步。可以通过轻声口令或眼神交流来统一行动，例如，由一人轻声数“一、二、三”，当数到“三”时，三人同时发力，将患儿水平托起。在行进过程中，步伐要保持平稳、协调，步幅和步速应根据患儿的体重和身体状况进行调整，避免因步伐不一致导致患儿身体晃动或倾斜。同时，要时刻留意患儿的表情、呼吸等生命体征，若发现患儿有任何不适或异常反应，应立即停止搬运，检查患儿情况并采取相应措施。例如，在搬运过程中，如果发现患儿出现痛苦的表情或呼吸急促，可能是搬运姿势不当对患儿造成了压迫或损伤，需及时调整搬运方式或暂停搬运进行紧急处理。

（二）针对脊椎外伤患儿的三人搬运法

当面对脊椎外伤的患儿时，三人搬运法的操作要求更为严格和精细，因为脊椎的完整性对于患儿的神经功能和身体恢复至关重要。任何不当的搬运动作都可能导致脊椎损伤加重，引发严重的并发症，如脊髓损伤导致的瘫痪等。

三人在搬运时，首先要确保患儿的脊椎处于正确的姿态。患儿应保持仰卧位，两下肢伸直，两上肢也伸直放在身旁。这样的姿势有助于维持脊椎的自然生理曲度，减少因体位不当而对脊椎造成的额外压力或扭曲。

具体操作中，一人站在患儿头部位置，负责托扶患儿的头、肩部。双手应放置在患儿的枕部和肩部两侧，轻轻用力，保持头部和颈部的稳定，避免头部晃动、旋转或前屈后伸。在搬运过程中，要时刻关注患儿头部的位置变化，确保其与脊椎保持在同一轴线方向上。例如，当搬运过程中需要转向时，头部搬运者要协同其他两人，缓慢、平稳地转动患儿身体，使头部和脊椎同步转动，防止出现“拧麻花”式的扭转动作；一人站在患儿的一侧中部，托扶患儿的腰部和臀部。对于有腰椎骨折等特定腰部损伤的患者，托扶时需更加谨慎，手掌贴合腰部两侧的同时，避免局部过度用力，给予坚实的支撑，防止腰部弯曲或侧弯。托扶臀部的手要注意用力均匀，避免因局部受力不均导致患儿身体倾斜；一人站在患儿的下肢部位，托扶患儿的两下肢。双手分别置于患儿的膝关节下方和踝关节上方，适度用力使下肢保持伸直状态，如同一个整体被托起。在行进过程中，要注意避免下肢的晃动或交叉，防止对脊椎产生不良影响。

在整个搬运过程中，三人必须密切配合，形成一个有机的整体。动作要轻柔、缓慢、平稳，严格遵循“轴向”搬运原则，即保持患儿身体的纵轴方向不变，避免任何可能导致患儿躯干扭转、弯曲或侧倾的动作。例如，在将患儿从地面搬运至担架上时，三人要同时蹲下，将患儿平稳托起至合适高度后，再缓慢平移至担架上，确保患儿在整个过程中脊椎始终处于稳定状态。同时，要与周围的急救人员或现场指挥保持良好的沟通，听从统一指挥和调配，确保搬运工作顺利、安全地完成。

五、多人搬运法

多人搬运法主要应用于较为复杂、严重的儿科外伤场景，如脊椎受伤较为严重的患儿。由于这类患儿的身体状况特殊，需要多人协同操作以确保搬运过程的安全与稳定。

在多人搬运时，通常会有四人或更多人参与。以四人搬运法为例，四人分别站在患儿的头、肩、臀和下肢部位。站在头部的人员，双手轻轻托住患儿的头部和颈部两侧，务必保持头部的稳定，避免任何晃动或扭转，因为头部和颈部的不当移动可能损伤患儿的颈椎和脊髓。站在肩部的人员，双手稳稳地托住患儿的肩部和上背部，使患儿的上半身得到可靠支撑，防止肩部下沉或移位。站在臀部的人员，用双手适度用力托住患儿的臀部和腰部，这一部位的支撑对于维持患儿身体的整体平衡至关重要，要确保腰部挺直，不出现弯曲或侧弯。站在下肢部位的人员，则双手托住患儿的膝关节和踝关节，使下肢保持伸直且固定的状态，避免下肢的晃动、交叉或扭曲。

在将患儿平稳移动到担架或其他搬运工具上时，协作要点和操作顺序十分关键。首先，四人要同时蹲下，动作协调一致，避免因有人动作过快或过慢而导致患儿身体受力不均。然后，在统一的口令指挥下，例如，由一人轻声但清晰地喊“一、二、三，起！”四人同时缓缓发力，将患儿水平、平稳地托起，保持患儿身体的纵轴方向不变，如同一个整体被抬起。在向担架平移患儿的过程中，步伐要小而稳，四人保持相同的节奏和速度，缓慢地将患儿放置在担架上。放置时，也要按照口令同步进行，确保患儿平稳落于担架中央，避免碰撞到担架边缘。

搬运过程中保障患儿身体整体性、避免造成额外损伤的注意事项尤为重要。整个过程中，所有搬运人员必须时刻保持专注，密切关注患儿的表情、呼吸等生命体征，任何细微的异常都可能提示搬运方式对患儿造成了不适或伤害。同时，严禁任何一人出现单独用力、扭转身体或改变姿势等行为，以免破坏整体的平衡和稳定性，导致患儿身体受力不均或出现扭曲、弯曲等危险情况。例如，在搬运过程中遇到狭窄通道需要转向时，四人要协同缓慢转动，确保患儿的头部、颈部、脊椎和四肢始终保持在同一轴线上，避免出现类似“拧麻花”的危险动作。

六、不同搬运工具的使用

（一）担架搬运

担架作为儿科外伤急救搬运中常用的工具，具有多种类型，各有其独特的特性与适用场景。

帆布担架是较为常见的一种，其主要材料为帆布，通常固定在两根长木棒上。帆布担架具有一定的柔韧性，可在一定程度上适应患儿身体的曲线，使患儿在搬运过程中相对舒适。它适用于一般伤势的患儿，如轻度骨折、软组织挫伤、轻度关节扭伤等，且在短距离搬运时较为便捷。然而，由于帆布的支撑性相对较弱，对于伤势较重，尤其是脊椎或骨骼有严重损伤的患儿，可能无法提供足够的稳定性，在搬运过程中容易造成二次伤害，因此在使用时需要谨慎评估患儿的伤势。

绳索担架则是利用一根结实的长绳均匀缠绕在两根长竹竿或木棒上制成。这种担架的优点在于制作相对简便，在紧急情况下，若缺乏其他专业担架，可迅速就地取材制作。它较为轻巧，便于在狭窄空间或崎岖地形中搬运患儿。但绳索担架的稳定性较差，在搬运过程中容易晃动，对患儿的固定效果不佳，所以只适用于伤势较轻且意识清醒、能够配合保持身体稳定的患儿，例如轻微擦伤或扭伤的患儿在短距离转移时可考虑使用。

被服担架是用两件衣服或长大衣制作而成，将袖子翻向里侧，袖管内插入两根木棒后仔细扣牢纽扣。被服担架的材料柔软，与患儿身体接触时相对舒适，可减少对患儿皮肤的摩擦和刺激。在一些寒冷的环境中，被服担架还能起到一定的保暖作用。不过，其支撑力有限，类似于帆布担架，不适用于重伤患儿，一般适用于病情较轻、身体状况相对稳定的患儿，如轻度中暑、轻度脱水等患儿的搬运。

四轮担架，通常是在救护车内配备的担架类型。它具有可调节高度的功能，方便与救护车或病床对接，使患儿能够平稳地转移，减少搬运过程中的震动和颠簸。四轮担架的床面一般较为宽敞，能够让患儿较为舒适地躺卧，并且通常配备有安全带或固定装置，可有效固定患儿的身体，防止在运输过程中发生位移。这种担架适用于伤势较重、需要长途转运或在医院内部不同科室之间转移的患儿，例如严重骨折、颅脑损伤等需要持续监测和专业医疗设备支持的患儿。

在使用担架搬运患儿时，正确的放置方法至关重要。首先，应根据患儿的伤势和身体状况选择合适的体位。对于大多数重伤患儿，如怀疑有脊椎损伤、骨折等情况，通常采用仰卧位，这样可以保持身体的自然伸展，避免对受伤部位造成额外的压力或扭曲。在放置患儿时，要确保其头部、颈部、脊椎处于同一轴线，避免出现弯曲或扭转。可在患儿头部下方放置一个薄枕，以保持头部的自然位置，但枕头不宜过高，以免影响呼吸道通畅。对于有呼吸困难的患儿，可根据情况将其背部适当垫高，使其处于半卧位，以缓解呼吸困难症状；若患儿腹部受伤，应让其双下肢屈曲，脚底踩在担架上，这样能够放松腹部肌肉，减轻疼痛；背部受伤的患儿则采取俯卧位，但需注意确保呼吸道通畅，并密切观察患儿的呼吸情况。

搬运过程中抬担架人员的数量、站位以及行进要求也有严格规范。一般情况下，至少需要两名抬担架人员，分别位于担架的两端。对于较重或伤势严重的患儿，建议增加至四名抬担架人员，分别站在担架的四个角，以确保担架的平稳抬起和移动。抬担架人员在站位时，应双脚分开与肩同宽，保持身体重心稳定，膝盖微微弯曲，利用腿部力量而非腰部力量抬起担架。在行进过程中，要保持步伐协调一致、平稳缓慢，避免急促行走、奔跑或颠簸。如遇上下楼梯或不平坦的路面，更要格外小心，确保担架始终保持水平状态，防止患儿滑落或因晃动而加重伤势。同时，抬担架人员应时刻留意患儿的情况，观察其表情、呼吸等生命体征，若发现异常应立即停止搬运，进行相应的处理。

（二）特殊担架的使用

在儿科外伤急救中，除了常见的担架类型，还有一些特殊担架，它们在特定的患儿受伤情况下发挥着极为重要的作用。

铲式担架，其构造特点是由左右两片铝合金板组合而成，两端可以相互分离。这种设计使得在搬运伤者时，无须过多移动患儿的身体，可先将患儿放置在平卧位并固定颈部，然后将担架的左右两片从患儿侧面插入背部，扣合后即可进行搬运。铲式担架主要适用于怀疑有脊柱损伤或骨折的患儿，尤其是那些伤势较重、不能随意搬动的患儿。使用铲式担架时，准备工作至关重要。首先，要确保担架的两片铝合金板能够顺畅分离和合并，检查连接部位是否牢固，避免在搬运过程中出现故障。同时，准备好足够的固定设备，如颈托、绷带等，用于固定患儿的颈部和身体其他部位。在放置患儿时，操作步骤必须谨慎精确。先由一名急救人员轻轻托住患儿的头部和颈部，保持其稳定，另一名急救人员将担架的一片从患儿身体一侧缓慢插入，尽量贴近身体但避免碰到伤口或加重疼痛。然后，用同样的方法将另一片担架从另一侧插入，确保两片担架在患儿身体下方紧密贴合。扣合担架时，要注意力度适中，避免夹伤患儿的皮肤或对身体造成压迫。在整个搬运过程中，铲式担架的优势明显，它能够最大程度地减少对患儿脊柱和身体的移动，降低二次损伤的风险。但需要额外注意的是，搬运时要确保担架的平稳，避免倾斜或晃动；同时，要密切观察患儿的生命体征，特别是呼吸和心跳，因为担架的特殊结构可能会对观察造成一定不便，但绝不能因此而忽视对患儿病情的监测。

负压充气垫式固定担架也是一种在儿科外伤急救中非常实用的特殊担架。它利用真空成型原理，将气垫内空气抽出，形成硬性固定成型体。这种担架轻巧简便，体积小、质量轻、携带方便，保护性强且坚固耐用。其外层材料通常采用阻燃材料，内衬高强离子，配有专用抽气筒。在对患儿进行搬运前，首先要将躯体/肢体固定气囊在患儿需要固定的部位展开并裹好，然后使用专用抽气筒迅速抽去气囊内的空气。随着空气的抽出，气囊会逐渐与患儿的身体形状相符并紧贴在一起，从而对受伤部位起到良好的保护作用，有效避免二次伤害。负压充气垫式固定担架特别适用于突发事故现场、群体骨伤骨折的患儿搬运，以及对固定要求较高的脊椎损伤患儿。使用这种担架时，由于其能够提供较为全面和稳定的固定效果，在搬运过程中可以减少对患儿受伤部位的干扰，有利于保持骨折部位的稳定，促进愈合。但在操作过程中，需要注意抽气的程度要适中，既要保证担架能够提供足够的固定强度，又不能因过度抽气导致气囊对患儿身体造成过度压迫，影响血液循环。同时，要定期检查气囊的密封性，确保在搬运过程中不会出现漏气现象，以免影响固定效果。

七、搬运过程中的注意事项

（一）针对患儿特殊状况的处理

在搬运途中，患儿可能会出现各种紧急情况，急救人员必须熟练掌握应对方法，确保患儿安全。若患儿出现呼吸心搏骤停，应立即停止搬运，就地进行心肺复苏。将患儿仰卧在硬板上，施救者跪在其身体一侧，找准两乳头连线中点，即胸骨下方，用一手掌根部紧贴患儿胸骨，另一只手叠放在该手上，十指交叉，双臂伸直，利用上身重量垂直下压，连续按压30次，按压频率为每分钟100～120次，每次按压深度约为5cm。随后开放气道，一只手按在患儿前额，稍用力向后压，另一只手将患儿下巴向上抬起，使口腔、咽喉轴呈直线，清理口腔分泌物，再进行口对口或口对鼻人工呼吸2次，如此反复进行，直到医护人员赶到。

当患儿发生抽搐时，要迅速将其体位保持在卧位，头偏向一侧，及时清理口腔内异物，如呕吐物、痰液等，保持呼吸道通畅，避免误吸。可给予10%的水合氯醛灌肠液保留灌肠（剂量为每次0.5～1mL//kg体重）或者静脉推注地西泮（安定）注射液迅速止痉。同时，严密观察患儿的意识状态、瞳孔及生命体征的变化，用最短时间判断抽搐的病因，针对病因治疗。若患儿出现高热，可给予退烧药物及物理降温；如有脱水电解质紊乱，及时给予液体疗法；如有颅内压增高体征，可静脉注射20%甘露醇（每次0.25～1g//kg体重，根据病情每4～8h可重复使用）。

若患儿发生呕吐，同样应将头偏向一侧，防止呕吐物误吸进入呼吸道，引起窒息或肺部感染。及时清理口腔和鼻腔内的呕吐物，保持呼吸道通畅。密切观察患儿的面色、呼吸和脉搏等生命体征，若呕吐频繁或伴有其他异常症状，如腹痛、头痛等，应尽快就医。

对于有止血带的患儿，要严格按照规定时间放松止血带，一般每隔1h放松1～2min，避免长时间使用止血带导致肢体缺血性坏死。在放松止血带期间，要用指压法等其他止血方法暂时止血，同时观察伤口出血情况。

（二）搬运姿态与环境因素

患儿在车上或担架上应保持横卧姿势，身体与前进方向成垂直角度。这样可以减少车辆行驶或搬运过程中晃动对患儿身体的影响，降低因颠簸导致的二次伤害风险。例如，在救护车转运过程中，将患儿妥善固定在担架上，并使其身体与车辆行驶方向垂直，可有效减轻震动对患儿的作用。

在不同的环境条件下，需采取相应的保护措施。在炎热的夏天，要注意防暑降温，避免患儿中暑。可在患儿头部放置湿毛巾等进行物理降温，保持车内或搬运场所通风良好。若在寒冷的冬天，要注意保暖，防止患儿冻伤。为患儿加盖毛毯、棉被等保暖物品，但需注意不要捂住患儿口鼻，影响呼吸。

搬运过程中，要尽量避免颠簸、震动，保持平稳。选择路况较好的路线进行转运，如遇不平坦的路面，搬运人员要适当减缓行进速度，调整步伐，确保担架或车辆平稳通过。在将患儿从高处搬运至低处或从低处搬运至高处时，要格外小心，避免滑落或碰撞。例如，在搬运患儿上下楼梯时，抬担架人员要密切配合，使担架保持水平，脚步缓慢而稳健。

综上，我们全面了解了儿童外伤急救的核心要点。精准止血能遏制危险的出血，恰当包扎可保护伤口、预防感染，稳固固定为骨折愈合筑牢根基，科学搬运则保障患儿安全转移。掌握这些技能，无论是家长在日常生活中，还是医护人员于紧急救治时，都能在第一时间给予儿童有效帮助，最大程度减轻伤痛、降低伤残风险，为儿童们的健康成长保驾护航，让希望之光永不黯淡。

第十五章　现场急救的一般技术

在儿科意外伤害的紧急状况下，现场急救是守护儿童生命健康的第一道防线。每一秒都至关重要，而本章所涵盖的现场急救一般技术，更是急救人员必备的技能法宝。从遭遇中毒急需去除胃内毒物，到精准测量血压判断病情轻重，再到运用药物注射技术快速给药，以及巧用冷敷疗法缓解伤痛，这些技术环环相扣，为后续的专业救治争取宝贵时间，为患儿开启生命的希望通道。

第一节　去除胃内毒物法

洗胃是儿科现场急救中一项极为重要的操作，对于误服毒物或药物过量的患儿而言，其意义非凡。通过及时有效的洗胃，可以迅速清除胃内尚未被吸收的毒物，从而显著减轻中毒症状，最大程度降低毒物对患儿身体的损害，在挽救患儿生命方面发挥着不可替代的关键作用。

洗胃的主要目的在于清除胃内的毒物、减轻中毒症状以及预防并发症的发生。当患儿误服有毒物质后，毒物会在胃内停留一段时间，若能及时洗胃，可阻止毒物进一步吸收进入血液循环，减少毒物对各个器官系统的损害。例如，在有机磷农药中毒时，洗胃能够快速去除胃内的毒物，缓解中毒引起的恶心、呕吐、腹痛等症状，降低毒物对神经系统、心血管系统等的后续危害，为患儿的后续治疗创造有利条件，大大提高抢救成功率，减少中毒导致的严重后遗症或死亡风险。

在进行洗胃操作前，需要充分准备相关物品，如合适型号的胃管、注射器、洗胃液（常用生理盐水或温开水）以及抽吸装置等，并确保设备能正常运转。同时，要对患儿的病情进行全面评估，包括意识状态、生命体征等，仔细考虑洗胃的适应证和禁忌证。对于意识清醒的患儿，要做好心理安抚工作，向其耐心解释洗胃过程，以减轻恐惧和焦虑情绪，争取患儿的配合。例如，可以用简单易懂的语言告诉患儿洗胃是为了让他快点好起来，就像把肚子里的“坏东西”清理出去一样，在操作过程中会尽量轻柔，不会让他太难受。

洗胃的具体步骤如下：首先，选择适当尺寸的胃管，从患儿的口或鼻腔缓缓插入胃内，插入过程中要确保胃管位置正确，可通过回抽胃液或注入少量空气听气过水声等方法来验证。接着，缓慢注入温盐水或特定洗胃液，每次注入量通常为50～100mL，避免注入过多导致胃内压力过高引起呕吐或胃穿孔等并发症。注入后，使用抽吸器或注射器反复抽出胃内容物，如此反复进行，直至抽出的液体清澈无明显杂质，表明胃内容物已基本清除干净。在整个洗胃过程中，要始终保持患儿呼吸道通畅，密切观察患儿的反应，如呼吸、面色、心率等，如有异常应立即停止洗胃操作，并及时进行相应处理。同时，要详细记录洗胃液注入和抽取的量，以便后续评估洗胃效果及判断毒物排出情况。

洗胃的适应证主要包括急性中毒，如误服有毒物质（如有机磷农药、药物过量等）、食物中毒（食用含毒菌或变质食物等）、某些术前准备（胃部手术前清洁胃腔）以及急性胃肠炎伴有大量胃内容物潴留且怀疑有有害物质时等情况。然而，洗胃也并非适用于所有患儿，存在一些禁忌证需要特别注意。例如，强腐蚀性物质（强酸、强碱）中毒者，洗胃可能会导致食管和胃的严重损伤，甚至穿孔；上消化道出血患儿，洗胃可能加重出血或诱发新的出血；意识不清或昏迷的患儿，洗胃时呕吐物容易误吸入肺部，导致窒息；严重心脏病患儿，洗胃过程中的刺激可能引发心搏骤停等严重并发症。此外，对于肝硬化严重伴食管胃底静脉曲张、胸主动脉瘤、腹主动脉瘤、近期有上消化道大出血、胃穿孔、胃癌、口腔严重变形无法进行食管插管以及不明毒素中毒且病情相对稳定等情况，也需谨慎考虑洗胃的必要性和风险，权衡利弊后再决定是否进行。

洗胃过程中可能会出现一些并发症，如胃出血、穿孔、吸入性肺炎、窒息、消化道黏膜损伤、电解质紊乱等。为预防这些并发症的发生，医护人员在操作时应尽可能动作轻柔、专业，避免过度用力和不当操作。例如，插胃管时要缓慢、平稳地插入，避免强行推进；控制洗胃液的注入速度和量，避免胃内压力骤升；选择合适的洗胃液，避免对胃黏膜产生过度刺激。同时，术后需要密切观察患儿的状态，包括生命体征、腹部症状、呕吐情况等，及时发现任何异常并进行处理。对于意识清醒的患儿，心理护理至关重要。在洗胃前，向患儿详细解释洗胃的过程和目的，让其有心理准备，减少恐惧和不安。在洗胃过程中，医护人员可通过语言安慰、轻柔的动作等方式给予患儿支持和鼓励，如握住患儿的小手，告诉他“宝宝很勇敢，马上就快好了”，帮助患儿顺利度过洗胃过程。

第二节　测量血压

血压测量在儿科现场急救中具有极为关键的意义。准确测量血压能够为医护人员提供重要的信息，辅助判断患儿的病情严重程度、循环系统状态以及是否存在休克等危险情况，进而为制定合理的治疗方案提供有力依据。例如，在一个疑似感染性休克的患儿中，通过测量血压发现其收缩压明显降低，结合其他症状如皮肤苍白、心率加快等，就可以快速判断患儿处于休克早期，从而及时采取扩容、抗感染等急救措施，争取宝贵的治疗时间，大大提高患儿的救治成功率。

在进行血压测量前，需要做好充分的准备工作。首先要对血压计进行仔细检查，确保其处于正常工作状态，如检查水银柱是否完好、血压计开关是否灵活、有无漏气等情况，若发现问题应及时更换血压计，有条件的情况下最好备用2台血压计。其次，根据患儿年龄大小选择合适的袖带，这一点至关重要，因为袖带大小会直接影响测量结果的准确性。一般来说，新生儿袖带充气囊宽度约4～5 cm，婴儿约6～8 cm，幼儿约8～12 cm（可根据实际上臂周长调整）。袖带充气囊宽度至少应是鹰嘴和肩峰中间上臂周长的40%，袖带过小会导致测得的血压值偏高，过大则会使血压值偏低。例如，对于一个较瘦小的幼儿，如果使用了适合大龄儿童的宽袖带，测量出的血压可能会低于实际值，从而误导医护人员对病情的判断。最后，要让患儿做好相应准备，使其休息或静坐5 min，取座位，并且完全暴露右臂，将手臂放在与第四肋软骨水平位置，外展45°，以保证测量时的体位标准。

血压测量的具体操作步骤如下：先将袖带展平，把气袋中部对准肱动脉，平稳地缚于患儿上臂，袖带下缘距肘窝2—3 cm，注意松紧度要适宜，以刚好能插入一指为宜，过紧可能会使血管受压导致血压测量值偏高，过松则会使测量值偏低。然后，将听诊器胸件准确地放在肘部肱动脉搏动处，接着向袖带内打气，待肱动脉搏动消失后，再继续将汞柱升高20～30 mmHg，之后以2 mmHg/秒的速度缓慢放气。在放气过程中，要仔细听音，听到的第一个声音（K1）所对应的压力值即为收缩压；此音逐渐增强后转为柔和杂音，随着压力进一步降低，又会出现不带杂音的声音并逐渐减弱，当该音性质突然变为低沉，然后很快消失（K5），此时动脉音消失前突然变为低沉时的压力值即为舒张压。但在一些儿童中，Korotkoff音在0mmHg仍可能被听到，这种情况下，应减轻对听诊器的按压，重复测量血压。如果K5音仍很低，应将K4音（声音变弱）记录为舒张压。

在测量血压时，还有一些注意事项需要遵循。每个儿童至少应测量两次，每测完一次，松开袖带，让儿童将右上臂举起过头顶，这样可以促进血液回流，然后再进行第二次测量。如果两次血压值相差10mmHg及以上时，应同法测量第三次。最后取两次比较接近的血压值进行记录，以提高测量结果的准确性。对于不同体位的测量，一般来说，坐位和卧位是较为常用的体位，但如果患儿病情特殊，如存在心力衰竭、呼吸衰竭、严重水肿、大面积烧伤等情况，可能需要根据具体情况调整体位，并在测量时注明体位信息，因为不同体位可能会导致血压测量值存在一定差异。若发现不同体位测量的血压数值有较大不同，应综合患儿的病情进行分析，必要时可多次测量或采用其他监测方法（如有创血压监测）进一步评估血压情况。

不同年龄段儿童的血压正常范围有所不同。通常可以用公式大致推算：收缩压（mmHg）=80+年龄×2，舒张压应为收缩压的2/3左右。例如，一个5岁儿童，其收缩压正常范围大约为90mmHg（80+5×2），舒张压约为60mmHg（90×2/3）。但这只是一个大致的参考范围，具体还会因个体差异而有所不同。一般情况下，若收缩压低于75～80mmHg可考虑为低血压，收缩压在120mmHg以上，舒张压在80mmHg以上则可能为高血压。早产儿收缩压的正常值为39～59mmHg，舒张压为16～36mmHg，平均动脉压为24～43mmHg；3kg的新生儿收缩压正常值为50～70mmHg，舒张压为25～45mmHg，平均动脉压为33～53mmHg等。了解这些正常范围有助于急救人员快速判断患儿血压状况是否正常，以便及时发现异常并采取相应措施。若测量值超出正常范围，应结合患儿的临床表现（如有无头晕、心慌、呼吸困难等症状）、病史（是否有先天性心脏病、肾脏疾病等）以及其他生命体征（如心率、呼吸、体温等）进行综合分析，判断血压异常的原因，可能是由于疾病导致（如感染性休克引起低血压、急性肾小球肾炎导致高血压），也可能是测量误差或其他因素引起，必要时需进一步检查（如血常规、肾功能、心脏超声等）以明确诊断，并及时给予相应的治疗处理。

第三节　药物注射技术

药物注射技术在儿科急救中占据着举足轻重的地位。它是实现快速给药的关键途径，能够使药物迅速进入患儿体内，在短时间内达到有效的血药浓度，从而及时缓解危急病情，为患儿的生命安全提供有力保障。例如，在过敏性休克的紧急救治中，通过快速注射肾上腺素，可以迅速收缩血管、增加心脏输出量、舒张支气管平滑肌，从而纠正休克状态，挽救患儿生命。

儿科急救中常用的药物种类繁多，每一种药物都有其独特的药理作用和适应证。肾上腺素是一种强效的急救药物，其主要药理作用包括增强心肌收缩力、加快心率、松弛支气管和胃肠道平滑肌等。它常用于心搏骤停、过敏性休克、支气管哮喘等紧急情况的抢救治疗。在心搏骤停时，肾上腺素能够刺激心脏起搏点，恢复心脏跳动；在过敏性休克中，它可以迅速缓解血管扩张和支气管痉挛等症状。尼可刹米则是一种直接兴奋延脑呼吸中枢的药物，同时也可通过颈动脉体、主动脉体化学感受器反射性兴奋呼吸中枢，提高呼吸中枢对二氧化碳的敏感性，使呼吸加深加快，主要用于中枢性呼吸功能不全和急性呼吸衰竭的治疗，能够有效改善患儿的呼吸功能，增加氧气供应。

药物注射方式多样，不同的注射方式具有各自的适用场景、操作要点以及优缺点。皮下注射是将药物注入皮下脂肪层，常用部位有上臂外侧、腹部或大腿外侧。其操作要点为：选择合适的注射部位，用酒精棉球消毒皮肤，待干后，将针头斜面向上，并与皮肤呈30°～40°角，迅速刺入针梗的1/2～2/3，缓慢推注药物。皮下注射的优点是药物吸收相对缓慢且均匀，可用于长效激素和胰岛素等药物的给药，能维持较为稳定的血药浓度；缺点是药物吸收速度较肌内注射和静脉注射慢，不适用于需要迅速起效的急救药物。肌内注射是将药物注入肌肉组织，常用部位有臀部、大腿和上臂。臀部肌注时，小儿常选髂前上棘与尾骨连线外上1/3处；大腿选前外侧肌肉丰厚处；上臂选三角肌。操作时，需先确定注射部位并消毒，针头与注射部位呈90°角，迅速刺入肌肉内，深度约为针梗的2/3，回抽无回血后缓慢注入药物。肌内注射药物吸收较快，可用于急性感染、疼痛等需要快速发挥作用且不宜或不能静脉注射的药物，如某些抗生素、止痛药等。但肌内注射可能会引起局部疼痛、硬结等不良反应，且对于小儿来说，臀部肌肉发育不完善，注射时需特别注意定位准确，避免损伤坐骨神经。静脉注射是直接将药物注入静脉血管，可使药物迅速发挥作用，常用于急救、抗生素治疗等需要立即见效的药物给药。操作时，要选择粗直、弹性好、不易滑动的静脉，在穿刺部位上方扎紧止血带，消毒后，针头斜面向上，并与皮肤呈15°～30°角，由静脉上方或侧方刺入皮下，再沿静脉方向潜行刺入静脉，见回血后，固定针头，松开止血带，再次确认回血情况正常，缓慢注入药物。静脉注射的优点是药物起效迅速，能在短时间内达到较高的血药浓度；缺点是操作要求较高，需要严格掌握无菌技术，否则容易引发感染，且可能导致静脉炎、药物外渗等并发症，对血管有一定的刺激性。

在药物注射过程中，剂量控制至关重要。其中，儿科用药剂量需根据患儿的年龄、体重、病情肝肾功能等因素进行精确计算。例如，多巴胺用于治疗休克时，小剂量可使肠系膜、肾、脑及冠状动脉扩张，增加血流量，预防急性肾功能不全；中剂量增加心肌收缩力，增加心排血量加快心率；大剂量则使外周阻力增加，血压升高。因此，必须严格按照医嘱控制剂量，避免因剂量过大导致药物中毒或不良反应加重，剂量过小则无法达到治疗效果。同时，药物的配伍禁忌也不容忽视。许多药物在混合使用时可能会发生化学反应，导致药物失效、产生沉淀、变色或增加毒性等。如头孢拉定、头孢氨苄与氨茶碱、磺胺类、红霉素、多西环素、氟苯尼考合用会分解失效；青霉素类与四环素类、大环内酯类、磺胺类、氨茶碱等药物合用可能会产生不良反应。医护人员在进行药物配伍时，必须熟悉各种药物的性质和配伍禁忌，确保用药安全。

药物注射后，密切观察患儿的身体反应是必不可少的环节。注射后应立即观察患儿的面色、呼吸、心率、血压等生命体征是否稳定，有无出现过敏反应（如皮疹、瘙痒、呼吸困难、休克等）、局部反应（如注射部位疼痛、红肿、硬结、渗血、渗液等）以及其他不良反应（如恶心、呕吐、头痛、头晕等）。例如，在注射青霉素类药物后，要特别注意观察是否有过敏反应，因为青霉素过敏反应可能在注射后数秒至数分钟内发生，且症状严重，甚至危及生命。若发现患儿出现异常反应，应立即停止注射，并根据反应的严重程度采取相应的处理措施，如给予抗过敏药物、进行心肺复苏等，同时及时通知医生进行进一步的诊断和治疗。

第四节　冷敷疗法

冷敷疗法在儿科意外伤害的现场急救中具有重要地位，适用于多种情况，如软组织挫伤、部分眼外伤、烫伤早期等。在软组织挫伤发生后，冷敷可有效减轻肿胀与疼痛，例如儿童摔倒导致局部软组织挫伤，及时冷敷能缓解不适症状；对于部分眼外伤，如眼部受到撞击但无开放性伤口时，冷敷能减少出血与炎症反应，有助于保护视力。

冷敷的具体操作方法如下：可选用冰袋、冷毛巾或化学冷敷剂等作为冷敷材料。冰袋使用前需检查有无破损，用干燥毛巾包裹后置于患处，避免冰袋直接接触皮肤导致冻伤；冷毛巾则需在冷水中浸湿后拧至半干，敷于受伤部位。通常情况下，冷敷时间一般每次15～20min，每隔1～2h可重复进行。温度应控制在4～15℃之间，不宜过冷。在冷敷不同部位时也有相应注意要点，如眼部冷敷时，要注意闭眼，避免冷敷物直接接触眼球；关节扭伤冷敷时，除了在关节处冷敷，还可对周围肌肉进行适当冷敷，但要注意观察关节活动度与皮肤颜色变化。

冷敷疗法的原理主要基于生理机制。其一，冷敷可使局部毛细血管收缩，减少伤后出血，如在皮肤擦伤出血初期，冷敷能快速止血；其二，局部降温可抑制损伤处机体代谢，减少炎性物质积累，减轻炎症反应，缓解疼痛，如肌肉拉伤后冷敷能减轻肌肉炎症反应与疼痛程度；其三，冰冷刺激抑制神经传导，提高痛阈，降低疼痛感觉，例如儿童骨折时，冷敷可在一定程度上缓解骨折部位的剧痛。

然而，冷敷过程中也存在一些禁忌情况。皮肤破损处不能直接冷敷，以免引发感染；对冷过敏的患儿禁止冷敷；血液循环不畅、慢性炎症、深层化脓性疾病等患儿也不宜进行冷敷。如患有雷诺综合征的患儿，冷敷可能会加重血管痉挛症状；有慢性骨髓炎的患儿，冷敷不利于炎症的消散与恢复。

冷敷后，可能会出现局部皮肤温度降低、皮肤颜色略显苍白等情况，这属于正常现象。后续需根据患儿的具体情况采取相应措施，如果是软组织损伤，冷敷后可适当抬高患肢，促进血液回流；若疼痛仍较明显，可在医生指导下给予适量止痛药物。若冷敷部位出现皮肤麻木、发紫或冻伤等异常情况，应立即停止冷敷，并进行相应处理，如轻度冻伤可涂抹冻伤膏，严重冻伤则需及时就医。

综上，我们详细阐述了儿科现场急救的一般技术要点。熟悉并掌握去除胃内毒物法，能在中毒初期有效遏制毒物侵害；精准的血压测量为判断病情提供关键依据；娴熟的药物注射技术可及时输送救命药物；恰当的冷敷疗法助力减轻伤痛。这些技术虽在不同场景发挥作用，却共同构建起坚实的现场急救体系。希望每位儿科急救人员牢记于心，在关键时刻冷静施展，为患儿的生命保驾护航，让希望之光永不熄灭。

第五篇　预防篇

第十六章　儿童意外伤害与中毒的预防策略

儿童作为社会的未来与希望，他们的健康和安全至关重要。在成长过程中，意外伤害与中毒时刻威胁着儿童的健康。本章将深入探讨各层面预防策略，旨在全方位筑牢防线，为儿童们撑起安全的保护伞，守护他们无忧成长。

第一节　家庭层面的预防措施

一、家居安全隐患排查与整改

儿童天性好动、好奇心强，对周围世界充满探索欲望，但缺乏对危险的认知与判断能力。家居环境作为儿童日常活动的主要场所，看似平常，实则隐藏着诸多安全隐患。若不进行全面排查与整改，极易引发各类意外伤害，如跌倒、坠落、触电、烫伤等情况，对儿童的生命安全与健康成长构成严重威胁。因此，对家居环境进行全面排查是预防儿童意外伤害的基础且关键的步骤。

需重点排查的区域包括楼梯、窗台等高处。楼梯若缺少防护栏或扶手松动，儿童在上下楼梯时可能因失去支撑而跌落摔伤；窗台附近无防护设施，儿童可能在攀爬或翻身时不慎坠落。据相关统计，在家庭意外伤害案例中，高处坠落导致的重伤及死亡事故占比不容忽视。电源插座与电线若未妥善处理，如插座位置过低、电线裸露或老化破损，儿童可能因好奇将手指或金属物品插入插座，或触碰破损电线而遭遇触电事故，其后果往往极为严重，甚至危及生命。家具方面，若桌椅、柜子等摆放不稳，容易倾倒砸伤儿童；此外，家具边角锐利，如桌角、柜角等，儿童在玩耍或奔跑过程中一旦碰撞，极易造成磕碰伤，可能导致皮肤破损、出血，严重时甚至引发颅脑损伤等。地面状况也不容忽视，若地板过于光滑且未铺设防滑垫，儿童在行走或奔跑时极易滑倒，可能造成骨折、扭伤等伤害；地面有积水或杂物堆积，同样会增加滑倒的风险。此外，家中的门窗若闭合不良、锁具损坏，则可能导致儿童自行外出而走失或遭遇其他危险；厨房中的刀具、热锅等烹饪器具若随意放置且未置于儿童无法触及的范围，儿童可能在好奇之下伸手触摸而被割伤、烫伤；卫生间的浴缸、马桶若未采取安全防护措施，如浴缸无防滑垫、马桶无盖锁，儿童在使用过程中可能滑倒溺水或被夹伤。

针对排查出的安全隐患，必须采取科学有效的整改措施，及时消除潜在危险。对于窗户无防护栏或防护栏高度、强度不足的情况，应依据相关安全标准，安装合适高度与强度的防护设施，如不锈钢防护栏，其间距应确保儿童无法钻出，且材质需坚固耐用，能承受一定外力冲击。针对家具边角锐利问题，可选用专为儿童设计的防撞角、防撞条等防护用品，这些防护用品通常采用柔软且环保的材料，如硅胶，能有效缓冲碰撞力量，避免儿童磕碰受伤。对于楼梯防护栏缺失或损坏的情况，应及时修复或安装新的防护栏，确保其牢固可靠，并检查扶手的稳定性，保证儿童在上下楼梯时能够安全抓握。若地板过于光滑，可在行走频繁的区域铺设防滑垫，防滑垫表面应有足够的摩擦力，能有效增加鞋底与地面之间的阻力，减少滑倒事故的发生。对于家具摆放不稳的问题，可将家具固定在墙上，使用专门的家具固定装置，如墙面锚栓、家具安全带等，防止家具倾倒砸伤儿童。对于家中的危险物品，如刀具、剪刀等尖锐工具，应放置在儿童无法触及的高处或有锁闭装置的抽屉、柜子里，同时教育儿童这些物品的危险性，严禁随意触碰。厨房中的热锅、热汤等高温物品，在烹饪过程中及烹饪完成后未冷却时，必须放置在儿童够不到的地方，可使用炉灶防护栏、防烫垫等工具，防止儿童误触烫伤。卫生间的浴缸在使用时应确保有大人陪伴，不使用时及时排空积水，并安装防滑垫和扶手，提高儿童使用时的安全性；马桶应安装盖锁，避免儿童玩耍时不慎跌入。

二、对儿童的安全教育与日常监管

对儿童开展安全教育是提升其自我保护意识与能力的重要途径，而日常监管则是确保儿童安全的关键防线。两者相辅相成，共同为儿童营造安全的成长环境。

可采用故事、游戏、情景模拟等多种生动有趣且契合儿童认知特点的形式，向儿童传授安全知识。通过多样化的教育方式，帮助儿童识别家居环境以及日常生活场景中存在的各种潜在危险，如尖锐物品、火源、电源插座、高处坠落风险、溺水危险等，并在潜移默化中形成主动规避危险的意识。

在日常监管方面，家长需要时刻保持警惕，密切留意儿童在不同场景下的行为举动。在家中，当儿童独自在客厅玩耍时，要确保将危险物品妥善收纳，如将药品、清洁剂等放置在高处或有锁的柜子里，并时常检查儿童的活动区域，防止其接触到剪刀、刀具等尖锐物品或攀爬家具导致摔倒受伤。在厨房，做饭时要让儿童远离炉灶、热锅等高温区域，避免烫伤事故；电器使用完毕后，及时拔掉插头，防止儿童误触而触电。卫生间内，要注意浴缸、马桶周围的安全，如在浴缸底部放置防滑垫，使用完马桶后及时盖上盖子并锁好，避免儿童滑倒溺水或被夹伤。在户外，家长要更加用心地关注周边环境安全。带儿童外出散步或玩耍时，要选择安全的场所，如公园、小区内的儿童游乐区等，避免靠近交通要道、建筑工地、河流湖泊等危险区域。过马路时，紧紧牵住儿童的手，教导他们观察交通信号灯和车辆行驶情况，严格遵守交通规则，走人行横道或过街天桥，切勿在马路上追逐打闹或随意穿行。在商场、超市等公共场所，人流量较大，要时刻让儿童处于自己的视线范围内，防止其走失或遭遇陌生人侵害。若儿童参加户外活动，如骑自行车、玩轮滑等，要确保他们佩戴好头盔、护膝、护肘等安全防护装备，并提前检查场地设施的安全性，排除潜在危险。

三、药品、化学品的妥善保管

家庭中药品与化学品的妥善保管对于预防儿童意外伤害与中毒事件的发生至关重要。许多药品和化学品具有一定的毒性或危险性，若儿童因好奇而误拿误服，可能会导致严重的后果，甚至危及生命。因此，家长必须高度重视药品与化学品的存放管理。

家庭药品存放应遵循科学、规范的原则。首先，处方药与非处方药需分开存放，便于区分与取用，同时也能避免因误服处方药而引发的健康风险。内服药与外用药应明确区分，可使用不同颜色或标识的药盒进行分类，防止因用药途径错误而影响治疗效果或导致不良反应。成人药与儿童药也要分别放置，避免儿童误服成人药物，因为儿童的身体机能尚未发育完全，对药物的耐受性与成人存在差异，误服成人药可能会造成药物过量中毒等严重后果。在摆放药品时，应按照有效期先后顺序进行排列，优先使用近有效期的药品，以确保药品在有效期内使用，避免因药品过期失效而延误治疗或引发其他健康问题。药品的存放环境应适宜，需远离潮湿、高温以及阳光直射的地方，因为潮湿的环境可能导致药品受潮变质，高温与阳光直射可能加速药品的分解而失效，影响其药效与安全性。可选择干燥、阴凉、通风的橱柜或抽屉存放药品，并定期检查药品的外观、性状与有效期，如发现药品有变色、变形、异味、潮解、霉变等异常现象，应及时处理，不得使用过期或变质的药品。

化学品在家庭中的使用也较为广泛，如洗涤剂、消毒剂、杀虫剂、化妆品等。这些化学品同样具有一定的危险性，必须妥善保管。各类化学品应储存在原包装容器中，切勿随意更换容器，尤其不能使用饮料瓶等容易引起儿童误解的容器来存放化学品，因为儿童可能会因好奇而误饮误服。存放化学品的容器应保持密封良好，防止挥发泄漏。所有化学品必须放置在儿童触及不到的高处，如橱柜顶部或有锁闭装置的柜子里，确保儿童无法轻易获取。在使用化学品时，要严格按照使用说明进行操作，避免超量使用或使用不当引发安全事故。使用完毕后，应立即将化学品放回原存放位置，并妥善保管好。若家中有儿童，在使用化学品时应尽量避免儿童在场，防止其接触到化学品。若发现儿童接触到化学品，应立即采取针对性的急救措施，并及时就医。

四、儿童安全教育与监管

家庭作为儿童成长的第一环境，在儿童安全教育中占据着基础性与根本性的重要地位。父母作为儿童的第一任老师，是儿童安全教育的首要责任人，其言传身教对儿童安全意识与习惯的养成具有深远影响。

家庭环境是儿童最早接触和了解社会的场所，父母的言行举止时刻影响着儿童的认知与行为模式。因此，父母要以身作则，树立良好的安全榜样。例如，在日常生活中，家长自己要严格遵守交通规则，过马路时走人行横道、看红绿灯，不闯红灯、不横穿马路；正确使用家电，如插拔电器插头时保持手部干燥、不随意拆解电器等；妥善存放危险物品，将药品、清洁剂等放在儿童无法触及的地方，并告知儿童这些物品的危险性。通过这些实际行动，让儿童在潜移默化中学习并养成安全习惯，明白什么是安全行为，什么是危险行为，从而在日常生活中自觉规避危险。

营造安全的家庭环境是儿童安全教育与监管的重要保障。家长应定期检查家居安全，如检查家具是否稳固、有无尖锐边角，及时修复或处理存在安全隐患的家具；检查门窗是否能正常关闭、锁具是否完好，防止儿童意外坠楼或走失；安装防护栏、防滑垫等安全设施，在楼梯、窗台等高处安装防护栏，确保其高度和强度符合安全标准，在浴室、厨房等容易滑倒的地面铺设防滑垫，减少儿童滑倒受伤的风险。家中应避免放置易燃、易爆、有毒等危险物品，如烟花爆竹、汽油、农药等，若因特殊情况需要存放，必须确保儿童无法接触到，并采取严格的安全防范措施。加强亲子沟通与陪伴也是增强儿童安全意识和自我保护能力的关键。家长可通过日常的安全知识教育，如给儿童讲解安全小故事、观看安全教育动画片等，让儿童了解各种危险情况及应对方法；在陪伴儿童进行户外活动时，如散步、玩耍等，适时地向儿童指出周围环境中的安全隐患，如路边的井盖、电线杆等，并教导儿童如何避免危险；鼓励儿童分享自己在学校或日常生活中遇到的安全事件，与儿童一起讨论如何正确处理这些情况，从而增强儿童的安全意识与自我保护能力。

第二节　学校与托幼机构的预防工作

一、校园安全设施建设与维护

（一）安全设施规划与配置

校园安全设施的科学规划与合理配置是构建安全校园的基石。学校应依据自身的规模、布局、人员密度等实际情况，全面考量各类安全设施的设置。消防设施方面，严格按照相关规定，在教学楼、宿舍楼、食堂等建筑内配备充足且适宜的消防器材，如灭火器、消防栓等，并确保其性能良好、易于取用。安全标志的设置也不容忽视，在校园的各个关键位置，如楼梯口、走廊、出入口等，清晰张贴疏散指示标志、紧急出口标志、防滑标志等，为师生提供明确的安全指引。此外，对于校园内的水池、楼顶平台、楼梯等易发生危险的区域，务必安装坚固可靠的防护栏杆，其高度、间距等参数应符合安全标准，有效防止意外坠落事故的发生。同时，根据校园的交通状况，合理规划设置交通标志、减速带等交通安全设施，以保障师生在校园内的出行安全。例如，在校园道路的交叉路口设置明显的交通信号灯和让行标志，提醒师生和车辆注意交通安全；在教学楼和宿舍楼周边设置减速带，限制车辆行驶速度，从而有效减少交通事故的风险。

（二）设施维护与更新机制

建立健全校园安全设施的维护与更新机制至关重要。学校需制定详细且周密的定期维护计划，安排专业人员对消防设施、防护栏杆、电气设备等进行全面检查、维护和保养。以消防设施为例，每月对灭火器的压力、有效期进行检查，确保其在关键时刻能够正常使用；每季度对消防栓进行试水测试，确保其阀门灵活、水带完好。对于安全标志，定期检查其清晰度和完整性，若发现有褪色、损坏或被遮挡等情况，及时进行修复或更换。防护栏杆也需定期检查其牢固性，若出现松动、锈蚀等问题，立即进行加固或重新安装。同时，密切关注安全设施的使用年限和技术发展动态，及时更新老旧或损坏的设施，确保其始终处于良好的运行状态和先进的技术水平。学校可设立专门的安全设施管理档案，记录每次维护、检查和更新的情况，为设施的管理和维护提供有力依据。此外，加强对安全设施维护人员的培训，增强其专业技能和责任意识，确保维护工作的质量和效果。

二、安全教育课程内容与形式创新

（一）课程内容设计

安全教育课程内容的设计应紧密围绕儿童意外伤害与中毒的常见类型，依据不同年龄段儿童的认知特点和接受能力，进行有针对性的编排。对于低年龄段儿童，如幼儿园和小学低年级学生，课程内容应侧重于简单、直观、形象的安全知识。例如，通过色彩鲜艳的图片、生动有趣的小故事，向他们传授识别常见危险物品的方法，如剪刀、药品、电源插座等，让他们明白这些物品不能随意触碰。同时，设置一些情景模拟，如模拟家中发生火灾时如何用湿毛巾捂住口鼻逃生，让儿童们在实践中初步掌握应对突发状况的技能。

对于小学高年级和初中学生，课程内容可适当深入和拓展。不仅要涵盖更广泛的意外伤害类型，如交通事故、溺水、运动伤害等，还要详细讲解其发生的原因、预防措施以及正确的应对方法。例如，在交通安全教育中，除了介绍基本的交通规则和标志，还可以分析交通事故发生的常见场景，如过马路时不注意观察、在马路上追逐打闹等，引导学生们深刻认识到遵守交通规则的重要性。此外，结合实际案例，向学生们传授一些急救知识，如心肺复苏、止血包扎操作等，提高他们在紧急情况下的自救互救能力。

（二）教学形式创新

为提升儿童对安全教育课程的参与度和学习效果，应采用多样化、趣味性的教学形式。利用多媒体资源是一种极为有效的方式，通过播放安全教育动画片、视频短片等，将抽象的安全知识以生动形象的画面呈现出来，吸引儿童的注意力。例如，播放关于火灾逃生的动画视频，让儿童们直观地看到火灾发生时的危险场景以及正确的逃生方法，如用湿毛巾捂住口鼻、弯腰低姿前行、不乘坐电梯等，这种教学形式相较于单纯的口头讲解，更易于理解和记忆。

游戏互动也是深受儿童喜爱的教学形式。可以设计如“安全知识大富翁”等与安全知识相关的游戏，将安全问题设为关卡，学生答题前进，答对得分，答错需接受如表演一个安全小短剧等小“惩罚”。这样的游戏既增加了学习的趣味性，又能让学生们在轻松愉快的氛围中巩固所学的安全知识。

模拟演练是安全教育课程中不可或缺的重要环节。定期组织校园火灾逃生演练、地震应急演练等，让学生们在真实的场景中实践所学的安全技能。在演练前，教师应详细讲解演练的流程和注意事项，从而确保学生们清楚每个环节的操作方法。演练过程中，引导学生们冷静应对，按照预定的逃生路线迅速有序地撤离到安全区域。演练结束后，及时进行总结和评价，指出存在的问题和不足之处，不断完善应急预案和演练方案。

三、安全教育课程与活动开展

（一）课程安排与教学计划

科学合理安排安全教育课程的频次和时长，将其有机融入日常教学活动，是实现安全教育常态化、系统化的关键。对于幼儿园和小学低年级学生，每周可安排1～2节安全教育课，每节课时长20～30min。课程可分散在周一至周五的不同时间段，如周一上午安排交通安全教育小课堂，通过简单的图片和故事向儿童们介绍如何安全过马路；周三下午进行消防安全教育，让儿童们了解火灾的危害以及如何拨打火警电话等。这样的安排既能避免学生因长时间学习产生疲劳，又能让安全知识在他们的脑海中不断强化。

对于小学高年级和初中学生，每周应保证至少1节安全教育课，每节课时长可适当延长至30～40min。教学计划应更加系统和全面，例如在一个学期内，可安排若干个安全教育主题单元，每个单元持续2～3周。第一单元为意外伤害预防，涵盖交通事故、溺水、运动伤害等内容；第二单元为中毒预防，包括食物中毒、药物中毒等知识讲解。同时，在其他学科的教学中，也应巧妙渗透安全教育内容。如在科学课上，讲解化学药品的使用安全；在体育课上，强调运动前的热身和运动中的自我保护等，使安全教育贯穿于学生的整个学习过程。

（二）安全主题活动的开展

开展丰富多样的安全主题活动是增强儿童安全意识和提升其技能的有效途径。安全知识竞赛是一种极具吸引力的活动形式。学校可定期举办不同规模的安全知识竞赛，如班级内部竞赛、年级竞赛或全校性竞赛。竞赛内容应涵盖交通安全、消防安全、居家安全、网络安全等多个方面，题目类型包括选择题、判断题、简答题和案例分析题等。通过竞赛，既能激发学生学习安全知识的积极性，又能检验他们对知识的掌握程度。例如，在交通安全知识竞赛中，设置这样的题目："在没有交通信号灯的路口，行人应该怎么做？ A.随意穿行B.观察左右车辆，确认安全后通过C.跑步快速通过"，让学生在答题过程中加深对交通安全规则的理解。

安全演练同样是必不可少的重要活动。学校应定期组织火灾逃生、地震应急、防踩踏等演练。在演练前，制定详细的演练方案，明确各班级的疏散路线、集合地点以及教师的职责分工。演练过程中，引导学生严肃对待，按照预定方案迅速有序地进行疏散。例如，在火灾逃生演练中，要求学生用湿毛巾捂住口鼻，弯腰低姿前行，沿着指定的楼梯通道迅速撤离到操场等安全区域。演练结束后，及时进行总结和评价，表扬表现优秀的班级和个人，同时针对演练中发现的问题，如疏散速度较慢、部分学生姿势不正确等，进行分析和改进，不断完善演练方案，提高学生在实际紧急情况下的应对能力。

四、校园环境安全管理

（一）安全隐患排查要点与方法

校园环境安全管理的首要任务是全面排查各类安全隐患，确保校园空间的安全性。对于教室而言，需重点检查电气设备与线路，查看是否存在老化、破损、短路以及私拉乱接等问题，同时留意插座、开关等是否正常运作且符合安全规范，以防电气火灾的发生。桌椅、讲台、门窗等设施的稳固性与完好性也不容忽视，要及时发现并修复损坏部件，避免对师生造成意外伤害。在卫生与环境方面，检查教室的通风设施能否正常运行，保证室内空气清新，减少疾病传播风险；关注卫生状况，防止病媒生物滋生；还要留意是否存在噪声污染源，如音响设备音量过大等，并评估降噪措施的有效性。

操场作为学生户外活动的主要场所，其安全排查要点包括体育设施的状况。检查各类体育器材是否老化、松动、变形或损坏，例如滑梯的滑道是否平滑、秋千的绳索是否牢固、篮球架是否稳定等，对存在安全隐患的设施应立即停用并维修或更换。地面状况也需留意，检查是否存在坑洼、积水或其他易引发滑倒、绊倒的因素。此外，操场周边的防护设施，如围栏、防护网等，需确保其完好无损，以有效防止学生意外坠落或冲出操场范围。

食堂是校园食品安全的核心区域，安全隐患排查应围绕食品采购、储存、加工制作和餐具清洗消毒等环节展开。严格检查食品原材料的来源是否正规，有无变质、过期或受污染的情况；食品储存条件是否符合要求，如冷藏、冷冻设备是否正常运行，食品是否分类存放等。在加工过程中，关注厨房卫生状况，包括厨具、餐具清洁程度，操作台面整洁度，以及烹饪人员是否遵守卫生规范（如戴口罩、手套、帽子等）。食堂的燃气管道、电气设备等也需定期检查，确保无泄漏、无故障，防止火灾或爆炸事故发生。

校园内的其他区域，如图书馆、实验室、楼梯间、走廊等，均有各自的排查重点。图书馆要检查书架的稳定性，防止倾倒伤人；实验室则需重点关注化学试剂的储存与使用安全，确保试剂瓶密封良好，存放于专门的试剂柜中，并严格遵守操作规程。楼梯间和走廊应保持畅通无阻，疏散指示标志和应急照明设备完好，消防通道不得被占用或堵塞，以便在紧急情况下师生能够迅速疏散。

安全隐患排查方法可采用定期全面排查与日常巡查相结合的方式。定期全面排查由学校组织专业人员，按照预先制定的排查清单，对校园各个区域进行细致的检查，一般每月或每季度进行一次。日常巡查则由安保人员、班主任或值日生负责，在日常工作和学习中随时留意校园环境安全状况，发现问题及时报告。同时，鼓励师生积极参与安全隐患举报，设立专门的举报渠道，如意见箱、电子邮箱或电话热线等，对及时发现重大安全隐患的师生给予适当奖励，形成全员参与校园安全管理的良好氛围。

（二）安全管理制度与应急处置

建立健全校园安全管理制度是保障校园环境安全的关键所在。明确各部门和人员的安全职责是制度建设的核心内容。校长作为校园安全的第一责任人，应全面负责学校的安全工作，制定安全战略规划，组织协调各部门开展安全管理活动，并监督检查安全制度的执行情况。副校长协助校长工作，分管具体的安全工作领域，如教学安全、后勤安全等。保卫处负责校园日常安保工作，包括门禁管理、巡逻监控、安全设施维护等；后勤管理处承担校园设施设备的建设、维护与管理职责，确保各类设施的安全运行；教务处则要在教学活动中融入安全教育，规范教师的教学行为，防范因教学活动引发安全事故；学生处负责学生的日常管理与安全教育工作，关注学生的思想动态和行为表现，及时发现并处理学生中的安全问题；各学科教师应于课堂教学中渗透安全教育，培养学生的安全意识和自我保护能力；班主任更是要密切关注班级学生的安全状况，做好班级安全管理工作，如组织班级安全活动、管理班级设施设备等。

应急处置流程的制定是校园安全管理制度的重要组成部分。学校应针对可能发生的各类安全事故，如火灾、地震、食物中毒、化学品泄漏、暴力伤害等，制定详细且可操作性强的应急处置预案。预案应包括事故发生后的报告程序、指挥体系、救援措施、人员疏散、医疗救护、后勤保障、现场清理以及事后调查与总结等环节。当事故发生时，现场人员应立即向学校保卫处或相关负责人报告，并按照预案要求迅速采取相应的应急措施。例如，在火灾发生时，应立即拨打火警电话，组织师生用湿毛巾捂住口鼻，弯腰低姿沿着预定的疏散路线迅速撤离到安全区域；保卫处人员应迅速赶到现场进行灭火和救援工作；医疗救护小组在安全区域设立临时急救点，对受伤人员进行初步救治；后勤保障小组负责提供必要的物资支持，如灭火器、消防水带、急救药品、担架等。

为确保应急处置流程切实可行，学校应定期组织应急演练。演练内容涵盖火灾逃生、地震应急、防踩踏、食物中毒应急等演练。通过演练，使师生熟悉应急处置流程，提高应对突发事件的能力和自我保护意识。演练过程中，要注重演练的真实性和实效性，模拟各种复杂情况，如烟雾弥漫、道路受阻、人员受伤等，检验师生的应急反应能力和协同配合能力。演练结束后，及时进行总结和评估，针对演练中发现的问题，如疏散速度慢、秩序混乱、应急措施不到位等，及时修订和完善应急处置预案，不断提高应急处置能力。

此外，校园安全管理制度还应包括安全培训制度、安全检查制度、安全奖惩制度等。安全培训制度要求定期对师生进行安全教育培训，增强他们的安全意识和安全技能。培训内容可包括安全法律法规、安全知识、应急处置方法、急救技能等，培训方式可采用讲座、培训课程、实践操作、案例分析等多种形式。安全检查制度规定了定期检查和日常巡查的内容、方法、频率以及责任人员，确保及时发现并消除安全隐患。安全奖惩制度则对在校园安全工作中表现突出的部门和个人给予表彰和奖励，对违反安全制度或因工作失职导致安全事故的人员进行严肃处理，通过奖惩分明的机制，激励全体师生积极参与校园安全管理工作，共同营造安全和谐的校园环境。

第三节　社会层面的预防举措

一、完善公共场所儿童安全保障法规

公共场所是儿童日常活动的重要区域，其安全保障至关重要。目前，我国已出台了一系列涉及公共场所儿童安全保障的法规，例如《中华人民共和国未成年人保护法》，该法明确规定了公共场所运营者对儿童安全的保障责任，要求其采取必要措施确保儿童在场所内的安全。在游乐场所，相关法规对游乐设施的安全标准、定期检查与维护、操作人员资质等方面均有规定，以防止因设施故障或操作不当导致儿童意外伤害。一些地方还针对商场、超市等人员密集场所制定了儿童安全管理办法，包括设置儿童专用活动区域并配备安全防护设施，规定家长在特定区域需全程监护儿童等。

然而，现有法规仍存在一些不足。部分法规的细节规定不够完善，例如对于游乐设施安全标准的界定，某些新型游乐设施可能因标准更新不及时而存在监管空白。在一些新兴公共场所，如室内儿童拓展场所、亲子餐厅等，安全规范尚不完善。这些场所的设施、活动形式多样，但相应的安全设施配备标准、人员监管责任等规定相对滞后，容易引发安全事故。一些场所可能存在安全设施老化、损坏后未及时更换的情况，或者人员监管不到位，如在儿童游乐区域未安排足够的工作人员进行巡视和引导，一旦发生意外难以及时处理，给儿童安全带来潜在风险。

为完善法规，可参考国外先进经验并结合我国国情进一步细化相关内容。在安全设施配备标准方面，可根据不同场所的特点和儿童活动需求，制定具体的设施种类、规格、安装要求等标准。借鉴英国在公共空间设置儿童专用设施的经验，如儿童停车位的合理规划、儿童活动区域的安全围栏设计等，我国可进一步规范公共场所儿童设施的建设。在人员监管责任方面，明确不同场所工作人员的安全职责与培训要求，确保其具备应对突发安全事件的能力。可学习加拿大在儿童活动中的人员监护模式，如在大型儿童活动中应按一定比例配备引导员或监护人员，加强对儿童的实时保护。通过全方位细化法规内容，切实保障儿童在公共场所的安全。

二、积极开展儿童安全知识社会宣传活动

儿童安全知识社会宣传活动的形式丰富多样，各有优势与适用场景。社区组织的

安全知识讲座是常见形式之一，可邀请专业人士如医生、警察等现场讲解，内容涵盖交通安全、居家安全、急救知识等多方面。家长和儿童可共同参与，直接互动交流，家长能及时咨询疑惑，儿童也能在熟悉的社区环境中更好地接受知识。学校开展的主题班会则针对性强，教师可依据学生年龄特点与认知水平设计内容。比如小学生的主题班会可通过播放动画视频、讲解安全小故事等方式，生动形象地传授安全知识，像讲解交通安全时，播放有趣的动画短片，让学生深刻牢记过马路的规则。

线上的安全科普短视频因便捷性和趣味性广受欢迎。它能以简短精炼的内容，快速抓住关键安全知识点，如“儿童防溺水安全要点”“家庭电器使用安全注意事项”等，方便家长和儿童利用碎片化时间学习。其表现形式丰富，动画、实景演示等可满足不同儿童的喜好，传播范围不受地域限制，能迅速为大量人群所观看分享，极大地提高了安全知识的传播效率。

针对不同年龄段儿童，宣传内容侧重点需有所不同。低龄儿童（如3～6岁）理解能力有限，宣传应注重简单易懂的安全行为引导。例如通过色彩鲜艳的图片、欢快的儿歌或有趣的小故事，告诉他们不要随意跟陌生人走、不能触摸危险物品等。像以《小兔子乖乖》的故事为蓝本，改编成防陌生人拐骗的小故事，让儿童在听故事中明白不能给陌生人开门的道理。对较大年龄儿童（如7～12岁），可增加安全原理等知识讲解。如讲解火灾逃生知识时，不仅告诉他们火灾发生时要捂住口鼻、弯腰逃生，还可解释火灾产生浓烟的危害以及弯腰逃生的科学依据，培养他们的理性思维与自我判断能力，使其更好地应对复杂安全情况。

为提高社会宣传活动的覆盖面与影响力，加强与媒体合作是重要途径。电视媒体可制作儿童安全知识专题节目或公益广告，在黄金时段播放。例如，在少儿频道播出系列安全知识动画片，将安全知识融入有趣的动画情节中，吸引广大儿童观看学习。网络媒体可利用社交媒体平台进行话题推广与知识分享。如在微博上创建儿童安全知识话题，鼓励家长、教师、儿童积极参与讨论分享，定期发布安全知识小贴士、专家解读文章等内容。还可与知名育儿博主、教育大V合作，借助他们的影响力扩大宣传范围。

社会组织的参与也能为宣传活动注入活力。公益组织可深入偏远地区或贫困社区，开展儿童安全知识普及活动。志愿者们通过组织安全知识小游戏、发放宣传资料等方式，让更多儿童受益。专业教育机构可开发儿童安全知识课程，为学校、社区提供教学资源或师资培训。例如，一些教育培训机构的专业教师可到学校开展安全知识讲座或公开课，提高宣传活动的专业性与系统性，让更多家庭和儿童接收到全面且实用的安全知识，有效增强儿童自我保护意识。

三、强化毒物管理法规与政策

我国已构建起较为完善的毒物管理法规与政策体系，在预防儿童中毒方面发挥着关键作用。在生产环节，《危险化学品安全管理条例》规定，危险化学品生产企业必须具备相应资质与安全生产条件，严格依照国家标准和行业标准进行生产，从源头上把控毒物质量与安全性。例如，化工企业生产有毒化学试剂时，需遵循严格的工艺流程与质量管控标准，确保产品纯度达标且杂质含量在安全范围内，防止因生产过程失误导致毒物泄漏或混入其他有害物质，从而降低儿童接触到高风险毒物的可能性。

运输环节，对有毒物品运输企业和从业人员有严格资质要求。车辆需配备必要应急救援器材、防护用品及警示标志，且要按规定路线和时间行驶，避开人口密集区域和学校等儿童集中场所。以运输农药的车辆为例，需采用专门密封包装与防护设施，防止农药泄漏挥发。若运输剧毒化学品，还需向公安机关申请通行证，并按指定路线时间运输，确保运输过程安全可控，减少儿童在道路上遭遇毒物运输风险的概率。

储存方面，相关法规明确规定，有毒物品储存场所应具备防火、防爆、通风等安全设施，有毒物品要分类、分项存放，严禁与食品、药品混放。例如，化学品仓库储存各类毒物时，需根据毒物特性划分不同存储区域，采用防爆电器设备、通风换气系统及防火材料建筑仓库，同时设置明显警示标识与严格出入库管理制度，防止儿童误闯或因储存不当引发毒物泄漏扩散，保障周边环境安全。

销售环节，对有毒物品销售实行许可制度，销售企业需取得相应许可证，销售人员要经过专业培训。销售剧毒化学品时，需如实记录购买单位名称、地址、经办人员姓名等信息，并向公安机关备案。如农药销售点，销售人员需具备农药知识与安全销售资质，向购买者详细说明农药使用方法、注意事项及毒性危害，避免因销售环节失误导致儿童误用误食。

违反毒物管理法规与政策的案例时有发生，后果严重。曾有某无证炼汞坊违规生产，废渣随意倾倒，致使当地环境汞污染严重。炼汞坊停工后，负责人未妥善处置遗留成品汞，三名小学生进入玩耍并将汞带入学校，造成167名小学生汞中毒。这一事件凸显了违规生产处置毒物的极大危害，以及对儿童安全的严重威胁，充分表明强化法规执行力度的紧迫性与必要性。

为进一步优化毒物管理法规与政策，可从多方面着手。针对新型毒物监管，应建立动态监测机制，及时将新发现的对儿童有潜在危害的毒物纳入监管范围，研究其特性与危害程度，制定相应管理规范。对于违规成本，可加大经济处罚力度，提高罚款数额、没收违法所得，对严重违法者吊销许可证，限制其从业资格，构成犯罪的依法追究刑事责任，形成强大威慑力。在多部门联合执法机制方面，环保、公安、市场监管等部门应加强协作配合，建立信息共享平台与联合执法行动机制，定期开展联合检查整治行动，形成监管合力，全面排查毒物生产、运输、储存、销售等环节的安全隐患，共同打击违法违规行为，从源头减少儿童接触毒物的风险，为儿童营造安全健康的成长环境。

四、加大对公众中毒预防知识普及宣传

公众中毒预防知识涵盖多方面重要内容。首先是常见毒物的种类，食物中毒较为常见，如变质食物中的细菌毒素、毒蘑菇、未煮熟的四季豆等含有的天然毒素，以及被农药、重金属污染的食物都可能引发中毒；在药物中毒方面，儿童误服成人药物或过量服用药物的情况时有发生，像退烧药、感冒药等，若使用不当，可能导致严重后果；化学物质中毒也不容忽视，家庭清洁用品中的含氯消毒剂、卫生间的洁厕灵混合后会产生有毒氯气，还有装修材料中的甲醛、苯等，都可能对儿童健康构成威胁。

中毒的症状表现多样。食物中毒常伴有恶心、呕吐、腹痛、腹泻等胃肠道症状，严重时可出现脱水、休克；药物中毒可能导致头晕、嗜睡、呼吸困难、心跳异常等，不同药物中毒症状会有所差异；化学物质中毒症状因毒物种类而异，如氯气中毒会引起咳嗽、呼吸困难、眼睛刺痛等呼吸道和眼部刺激征状，甲醛中毒可能导致眼睛流泪、咳嗽、皮肤过敏等。

了解紧急处理方法对减轻中毒危害至关重要。一旦发现食物中毒，应立即停止食用可疑食物，若中毒者意识清醒，可采用催吐法，用手指、筷子等刺激舌根部引发呕吐，减少毒物吸收；药物中毒时，若刚服用不久，可尝试催吐，并尽快携带药物包装就医；对于吸入性化学物质中毒，如氯气中毒，要迅速将中毒者转移至通风良好的空旷地带，解开衣领、腰带，保持呼吸通畅，若皮肤接触到毒物，应立即脱去污染衣物，用大量清水冲洗。

针对不同群体，中毒预防知识的宣传途径和方式应有所侧重。对于家长，家长学

校是开展系统培训的良好平台。可定期组织专业医生、药师或毒物专家举办讲座，详细讲解家庭常见毒物的种类、危害及预防措施，如家中药物的正确存放位置（应置于儿童无法触及的高处或有锁的抽屉内）、清洁用品的安全使用与保管等；发放图文并茂的宣传手册，内容涵盖各种中毒案例分析、家庭急救方法等，便于家长随时查阅学习；还可建立家长交流群，供家长们分享中毒预防经验与心得，及时解答家长疑问。

对于教师，学校可将中毒预防知识纳入安全教育课程体系。编写专门的教材或教案，针对不同年龄段学生特点设计教学内容，如小学生可通过故事、儿歌、游戏等形式传授知识，比如“小兔子不碰毒蘑菇”的故事，让儿童们明白野外蘑菇不能随意采食；中学生则可进行深入的理论讲解与实验演示，如化学课上讲解常见化学物质的毒性及防护措施，并通过简单实验展示中毒反应与急救处理，增强学生的理解与记忆；同时，对教师进行专业培训，提高其自身中毒预防知识水平与教学能力，确保教学效果。

对于儿童，采用绘本、动画等趣味形式宣传效果显著。制作色彩鲜艳、形象生动的绘本，将中毒场景与急救过程以动画形式展现，吸引儿童观看并学习；还可在幼儿园、学校设置中毒预防知识宣传栏，张贴有趣的漫画与标语，营造浓厚的学习氛围，让儿童在潜移默化中增强防范意识。

多渠道合作开展宣传意义重大。国家卫生健康委员会（简称“卫健委”）门可发挥专业优势，组织专家团队制定科学合理的中毒预防知识宣传内容，如编写宣传资料、制作科普视频等，并对其他部门及志愿者进行培训；教育部门将中毒预防知识纳入学校教育体系，督促学校开展相关课程与活动，同时与家长保持密切沟通，形成家校共育合力；社区可通过举办亲子活动、健康讲座、张贴海报、发放宣传资料等方式，将中毒预防知识传递给每一个家庭；媒体利用自身传播广泛的特点，在电视、广播、网络平台开设专题节目或公益广告，如电视台播放中毒预防公益广告，在网络媒体制作系列科普短视频，扩大宣传覆盖面；社会组织与志愿者积极参与，深入社区、学校、农村等地区开展宣传活动，如公益组织举办中毒预防知识竞赛、志愿者上门为孤寡老人讲解中毒预防要点等，提高公众的参与度与重视程度。通过多部门、多渠道协同合作，形成全社会共同参与的良好氛围，切实提升公众的中毒预防意识和能力，有效降低儿童中毒事件的发生率，为儿童健康成长筑牢坚实防线。

综上所述，我们详细阐述了儿童意外伤害与中毒的预防策略。家庭层面，家长的细心排查、教育监管是关键，学校与托幼机构凭借完善设施、创新课程保障安全，社会层面，法规完善、宣传到位不可或缺。各层面协同发力，才能构建起坚固的安全防护网。但预防之路永无止境，需持续关注新风险、更新知识，从而让每一个儿童远离伤害，在安全环境中绽放纯真笑脸，迈向美好未来。

参考文献

[1]桂永浩，杜立中. 实用儿科学[M]. 北京：人民卫生出版社，2015.

[2]封志纯，刘敬，洪小杨. 儿科急危重症诊疗学[M]. 北京：人民军医出版社，2017.

[3]赵祥文. 儿科急诊医学[M]. 北京：人民卫生出版社，2017.

[4]许积德. 小儿内科学[M]. 上海：上海科学技术出版社，2015.

[5]孙锟，陈超. 儿科影像学[M]. 北京：人民卫生出版社，2016.

[6]朱宗涵，申昆玲. 小儿呼吸病学[M]. 北京：人民卫生出版社，2017.

[7]杨锡强，赵晓东. 儿童免疫学[M]. 北京：人民卫生出版社，2016.

[8]杜立中，俞惠民. 新生儿学[M]. 北京：人民卫生出版社，2017.

[9]江载芳，申昆玲，沈颖. 诸福棠实用儿科学[M]. 北京：人民卫生出版社，2015.

[10]王慕逖. 儿科学[M]. 北京：人民卫生出版社，2018.

[11]薛辛东. 新生儿护理学[M]. 北京：人民卫生出版社，2017.

[12]毛萌，李廷玉. 儿童保健学[M]. 北京：人民卫生出版社，2018.

[13]黄敬孚. 儿科临床诊断学[M]. 北京：人民卫生出版社，2017.

[14]陈惠金. 新生儿脑损伤[M]. 北京：人民卫生出版社，2016.

[15]魏克伦，刘春峰，洪小杨. 儿科重症监护治疗学[M]. 北京：人民卫生出版社，2016.

[16]陆国平. 儿科临床技能操作手册[M]. 北京：人民卫生出版社，2018.

[17]李丽萍，陈美芬，彭琳，等. 儿童非故意伤害的原因及干预措施[J]. 中华儿科杂志，2018，56(11)：850-853.

[18]张文武，许学宏，张源，等. 儿童急性中毒的临床特点及救治策略[J]. 中国小儿急救医学，2017，24(6)：438-441.

[19]王芳，陈振飞，刘颖，等. 儿童意外伤害的流行病学特征及家庭相关危险因素分析[J]. 中华流行病学杂志，2016，37(10)：1377-1380.

[20]杨静，刘霞，王雪，等. 社区儿童意外伤害的预防干预效果评价[J]. 中国全科

医学，2015，18(34)：4239-4242.

[21]马骁，王莉，李娜，等. 幼儿园儿童意外伤害的影响因素及预防措施[J]. 中国学校卫生，2014，35(9)：1371-1373.

[22]刘爱华，吴华，李慧，等. 儿童意外伤害与家长安全意识的相关性研究[J]. 中国妇幼保健，2012，27(31)：4885-4887.

[23]赵春霞，孙梅，李玲，等. 儿童意外伤害的急救处理及预防教育[J]. 中国健康教育，2011，27(9)：701-703.

[24]李明，王丽，张辉，等. 儿童中毒的毒物种类及中毒原因分析[J]. 临床儿科杂志，2010，28(8)：759-762.

[25]李丽萍，陈美芬，彭琳，等. 儿童创伤性伤害的原因及干预措施[J]. 中华儿科杂志，2018，56(11)：850-853.

[26]张文武，许学宏，张源，等. 儿童严重创伤性伤害的临床特点及救治策略[J]. 中国小儿急救医学，2017，24(6)：438-441.

[27]赵春霞，孙梅，李玲，等. 儿童创伤性伤害的急救处理及预防教育[J]. 中国健康教育，2011，27(9)：701-703.

[28]李明，王丽，张辉，等. 儿童创伤性颅脑伤害的类型及分布特征[J]. 临床儿科杂志，2010，28(8)：759-762.

[29]陈刚，李红，刘峰，等. 儿童创伤性伤害的家庭急救知识知晓率调查[J]. 中国实用护理杂志，2008，24(11)：51-53.

[30]黄跃生. 热力烧伤的病理生理及治疗进展[J]. 中华烧伤杂志，2020，36(01)：3-7.

[31]李丽，李明. 儿童热力性伤害的急救处理及预后分析[J]. 临床儿科杂志，2018，36(07)：523-526.

[32]马强，林娜. 儿童急性中毒的临床特点与救治策略[J]. 中国急救医学，2014，34(08)：745-748.

[33]刘悦，张帆. 儿童热力性伤害合并吸入性损伤的救治体会[J]. 中华小儿外科杂志，2013，34(05)：389-392.

[34]周华，陈霞. 儿童热力性伤害的家庭急救知识普及现状及对策[J]. 中国健康教育，2012，28(04)：321-323.

[35]朱明，王艳. 儿童中毒与热力性伤害在社区预防中的关联性研究[J]. 中国全科医学，2011，14(17)：1987-1989.

[36]李丽萍，陈美芬，彭琳. 儿童异物伤害的原因及干预措施[J]. 中华儿科杂志，2018，56(11)：850-853.

[37]张文武，许学宏，张源. 儿童异物吸入导致中毒的临床特点及救治策略[J]. 中国小儿急救医学，2017，24(6)：438-441.

[38]王芳，陈振飞，刘颖. 儿童异物伤害的流行病学特征及家庭相关危险因素分析[J]. 中华流行病学杂志，2016，37(10)：1377-1380.

[39]李明，王丽，张辉. 儿童异物伤害合并中毒的毒物种类及中毒原因分析[J]. 临床儿科杂志，2010，28(8)：759-762.

[40]陈刚，李红，刘峰. 儿童异物伤害后中毒的家庭急救知识知晓率调查[J]. 中国实用护理杂志，2008，24(11)：51-53.

[41]刘华，李芳，张玲. 儿童异物伤害及中毒的预防与控制策略[J]. 中国公共卫生，2006，22(12)：1531-1533.

[42]周丽，陈勇，李阳. 儿童异物吸入中毒的早期诊断与治疗[J]. 中国小儿急救医学，2005，12(6)：509-511.

[43]王军，赵辉，李霞. 儿童异物伤害引发中毒的危险因素及预防措施[J]. 中华创伤杂志，2004，20(11)：689-691.

[44]陈丽，张健，王勇. 儿童异物伤害导致中毒的监测与预警机制研究[J]. 中国卫生统计，2003，20(10)：593-595.

[45]李鹏，刘艳，张勇. 儿童异物伤害合并中毒的临床救治与护理体会[J]. 中华护理杂志，2002，36(9)：691-693.

[46]刘霞，杨静，王雪. 儿童中暑与溺水伤害的社区急救现状及对策[J]. 中国全科医学，2015，18(34)：4243-4246.

[47]张文武，许学宏，张源. 儿童中暑和溺水伤害的临床救治特点与策略[J]. 中国小儿急救医学，2017，24(6)：442-445.

[48]王芳，陈振飞，刘颖. 儿童中暑和溺水伤害的流行病学特征及危险因素分析[J]. 中华流行病学杂志，2016，37(10)：1381-1384.

[49]赵春霞，孙梅，李玲. 儿童中暑与溺水伤害的急救处理及预防教育模式[J]. 中

国健康教育，2011，27(9)：704-706.
[50]李明，王丽，张辉．儿童中暑和溺水伤害的类型及预后相关因素分析[J]．临床儿科杂志，2010，28(8)：763-766.